MENTES
dispersas

GABOR MATÉ, M.D.

MENTES
dispersas

Traduzido por Fernanda Abreu

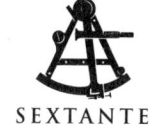

SEXTANTE

Título original: *Scattered Minds*

Copyright © 1999 por Gabor Maté
Copyright da tradução © 2025 por GMT Editores Ltda.
Copyright do prefácio © 2024 Gabor Maté

Publicado mediante acordo com Alfred A. Knopf Canada, uma divisão da Penguin Random House Canada Limited. Todos os direitos reservados, incluindo o direito de reprodução total ou parcial em qualquer forma. Nenhuma parte deste livro pode ser utilizada ou reproduzida, sob quaisquer meios existentes, para o treinamento de tecnologias ou sistemas de inteligência artificial.

Todos os direitos reservados. Nenhuma parte deste livro pode ser utilizada ou reproduzida sob quaisquer meios existentes sem autorização por escrito dos editores.

coordenação editorial: Alice Dias
produção editorial: Livia Cabrini
preparo de originais: Priscila Cerqueira
revisão: Hermínia Totti e Taís Monteiro
diagramação: Valéria Teixeira
capa: Two Associates
adaptação de capa: Natali Nabekura
impressão e acabamento: Lis Gráfica e Editora Ltda.

CIP-BRASIL. CATALOGAÇÃO NA PUBLICAÇÃO
SINDICATO NACIONAL DOS EDITORES DE LIVROS, RJ

M377m

Maté, Gabor
   Mentes dispersas / Gabor Maté ; tradução Fernanda Abreu. - 1. ed. - Rio de Janeiro : Sextante, 2025.
   304 p. ; 23 cm.

   Tradução de: Scattered minds
   ISBN 978-85-431-1027-1

   1. Saúde mental. 2. Distúrbio do déficit de atenção com hiperatividade. I. Abreu, Fernanda. II. Título.

25-95795
CDD: 616.8589
CDU: 616.89-008.47

Gabriela Faray Ferreira Lopes - Bibliotecária - CRB-7/6643

Todos os direitos reservados, no Brasil, por
GMT Editores Ltda.
Rua Voluntários da Pátria, 45 – 14º andar – Botafogo
22270-000 – Rio de Janeiro – RJ
Tel.: (21) 2538-4100
E-mail: atendimento@sextante.com.br
www.sextante.com.br

*Para meus pais, Judith (Lővi) e
Andor Maté, e para a família que construí:
Rae, Daniel, Aaron e Hannah.*

A ação só tem significado à luz dos relacionamentos. Se não compreendermos os relacionamentos, a ação só produzirá conflitos. Compreender os relacionamentos é infinitamente mais importante que buscar qualquer plano de ação.

J. KRISHNAMURTI

NOTA DO AUTOR

Mentes dispersas está dividido em sete partes. As quatro primeiras descrevem a natureza do transtorno de déficit de atenção/hiperatividade e explicam sua origem, enquanto as três últimas abordam o processo de cura. Os capítulos sobre TDAH na infância e na vida adulta ajudam não apenas pais e mães a entenderem melhor seus filhos, como também adultos a entenderem melhor a si próprios.

Apesar de ser comum a distinção entre TDA e TDAH, neste livro vou sempre usar a sigla TDAH para me referir ao transtorno geral, com ou sem predominância da hiperatividade.

SUMÁRIO

PREFÁCIO — 11

INTRODUÇÃO — 14

PARTE UM A natureza do TDAH — 17
  1 Muita sopa e muito lixo — 19
  2 Vários caminhos não trilhados — 25
  3 Poderíamos todos ficar loucos — 33
  4 Um casamento conflituoso: TDAH e família (I) — 38
  5 Esquecer de pensar no futuro — 44

PARTE DOIS Como o cérebro se desenvolve e como surgem os circuitos e a química do TDAH — 53
  6 Mundos distintos: hereditariedade e os ambientes da infância — 55
  7 Alergias emocionais: TDAH e sensibilidade — 64
  8 Uma coreografia surrealista — 69
  9 Sintonização e apego — 74
  10 As pegadas da primeira infância — 80

PARTE TRÊS As raízes do TDAH na família e na sociedade — 87
  11 Uma total desconhecida: TDAH e família (II) — 89
  12 Histórias dentro de histórias: TDAH e família (III) — 95
  13 A mais frenética das culturas: as raízes sociais do TDAH — 105

PARTE QUATRO O significado dos traços do TDAH 113

14 Pensamentos desconexos e desorganização: distração e desligamento 115
15 As oscilações pendulares: hiperatividade, apatia e vergonha 124

PARTE CINCO A criança com TDAH e a cura 133

16 Só acaba quando termina: olhar positivo incondicional 135
17 Conquistando a criança 144
18 Como peixes no mar 151
19 Só querem atenção 160
20 Os desafiadores: TDAH opositor 169
21 Desarmando a contravontade 176
22 Meu marshmallow queimou: motivação e autonomia 182
23 Confie na criança, confie em si mesmo: o TDAH em sala de aula 190
24 Só me criticam: adolescentes 199

PARTE SEIS O adulto com TDAH 209

25 Motivos para existir: autoestima 211
26 Do que é feita a memória 220
27 Lembranças do que não aconteceu: TDAH e relacionamentos 227
28 Moisés salvo pelo anjo: automaternagem (I) 238
29 O ambiente físico e espiritual: automaternagem (II) 248
30 Mascarando lágrimas e tristeza: vícios e o cérebro com TDAH 259

PARTE SETE Conclusão 267

31 Eu nunca tinha olhado as árvores: o que os remédios podem fazer e o que não podem 269
32 O que significa dar atenção 279

BIBLIOGRAFIA 283
NOTAS 291

PREFÁCIO

Publicado originalmente há 24 anos, *Mentes dispersas* foi o livro que lançou minha carreira como autor. Eu o escrevi logo após receber o diagnóstico de TDAH, e não por acaso foi o primeiro livro que *concluí*: enquanto não entendesse o funcionamento errático da minha mente, eu jamais teria a organização e a disciplina necessárias para finalizar um projeto tão grande. Além disso, havia uma motivação forte: eu intuía (e queria dividir isto com outras pessoas) que essa condição misteriosa exigia um novo olhar, algo que fosse além da ideologia simplista que equipara a genética à biologia e que até hoje influencia a medicina no campo da saúde mental. Em pouco tempo percebi que minha perspectiva estava alinhada com as descobertas mais recentes da ciência da época, e minhas obras seguintes aprofundaram esse entendimento.

Nas últimas duas décadas, um vasto conjunto de evidências deu ainda mais suporte às bases científica e filosófica desta obra. Em resumo, para compreender de forma ampla e precisa as complexas dinâmicas psicológicas, comportamentais, emocionais e biológicas associadas ao TDAH, precisamos levar em conta a relação do cérebro e da mente com o ambiente familiar e social. Explicações genéticas reducionistas, sem fundamentação científica, deixam indivíduos e famílias desamparados no processo de cura. O DNA pode até ter seu papel em muitos casos, mas não é um fator determinante. Muitas vezes me perguntam: "Ao dizer que o transtorno não é genético, você quer dizer que ele não é biológico?" Essa pergunta parte de uma percepção equivocada. No fim das contas, *tudo* é biológico. As últimas décadas de pesquisas vêm demonstrando que o ambiente – sobretudo o emocional e o social – tem um impacto decisivo tanto no desenvolvimento fisiológico do cérebro quanto na formação da mente humana.

Cada vez mais estudos apontam os efeitos negativos do estresse familiar e social no cérebro, na capacidade de atenção e na autorregulação emocional das crianças, sobretudo daquelas com mais sensibilidade genética. Por isso, este livro explora a interseção complexa entre cultura, dinâmica familiar e temperamento inato, e o modo como esses fatores influenciam nossa psicologia e neurofisiologia.

Essa visão reconhece que o ser humano é capaz de se desenvolver positivamente em qualquer idade, desde que haja compreensão e uma abordagem compassiva. A boa notícia é que nunca é tarde para estimular o desenvolvimento saudável do cérebro e das emoções – e falo por experiência própria. Não posso dizer que "curei" minhas tendências de TDAH; por exemplo, ainda sou mestre em perder coisas ou em esquecer livros, sapatos e escovas de dente quando viajo (meu feito mais recente foi esquecer meu notebook no avião, bem no início de uma longa turnê de palestras pela Europa). No entanto, após escrever cinco livros, posso dizer que me tornei muito mais eficiente em completar tarefas, alcançar objetivos e, o mais importante, me aceitar como sou, sem me repreender nem sentir vergonha de mim mesmo. Quando escrevi este livro, eu estava usando medicamentos que me ajudaram muito. Mais de vinte anos depois, para concluir minha obra mais recente (um livro muito mais longo e desafiador), não precisei deles.

O fato de *Mentes dispersas* continuar sendo lido em diversos países até hoje é prova de sua relevância na crescente crise global de saúde mental, incluindo a das crianças. Os diagnósticos de TDAH aumentam cada vez mais no mundo todo. Segundo um relatório, "na Alemanha, os índices de diagnóstico de TDAH aumentaram 381% entre 1989 e 2001. No Reino Unido, o número de receitas de medicamentos para TDAH cresceu mais de 50% em cinco anos, passando de 420 mil em 2007 para 657 mil em 2012. Em Israel, o consumo desses medicamentos dobrou entre 2005 e 2012".[1] Ao mesmo tempo, a abordagem médica tradicional, centrada no uso de estimulantes, tem demonstrado limitações e riscos. Nos Estados Unidos, por exemplo, o número de atendimentos de emergência relacionados ao uso indevido de estimulantes entre pessoas de 18 a 34 anos saltou de 5.600 em 2005 para 23 mil em 2011, segundo dados nacionais da Agência de Serviços de Abuso de Substâncias e Saúde Mental (SAMHSA, na sigla em inglês). Tudo isso reforça a necessidade de insistirmos numa abordagem que – sem ignorar o valor dos medicamentos em alguns casos – priorize a autoconsciência, envolva estratégias parentais mais gentis e atentas ao desenvolvimento infantil e traga uma visão holística de nossa humanidade complexa e frágil.

Tem sido profundamente gratificante receber mensagens de pessoas contando como *Mentes dispersas* mudou a forma como se relacionam consigo mesmas e com seus filhos, permitindo que construíssem relações familiares mais pacíficas. Por vezes, desconhecidos me abordam nas ruas, em lojas, em aeroportos, dizendo que o livro os ajudou a olhar para si e para os outros com uma compaixão renovada, que ele refletiu suas experiências e que os fez se sentirem ouvidos, vistos e compreendidos. O que antes parecia um problema sem explicação ou um diagnóstico patológico agora se mostra como algo normal, compreensível e, acima de tudo, passível de mudança.

A análise apresentada neste livro convida a uma autorreflexão que pode ser desconfortável tanto para adultos com TDAH quanto para pais cujos filhos receberam esse diagnóstico. Ainda assim, percebo que a maioria das pessoas prefere ouvir que nem elas nem seus filhos estão condenados a uma condição hereditária imutável – que na verdade não há doença alguma, apenas um atraso reversível no desenvolvimento das conexões cerebrais e no crescimento psicológico. Esse distúrbio não é resultado de falha, negligência ou falta de dedicação dos pais, e sim das pressões geracionais e sociais que impactam o ambiente da criação, pressões que se tornaram cada vez mais presentes na cultura tóxica que descrevi em *O mito do normal*.

O propósito desde livro é acolher e incentivar todos aqueles que são afetados pelos padrões comportamentais, mentais e emocionais que – a meu ver, de forma equivocada – chamamos de transtorno. E quando digo "todos aqueles" me refiro não só a adultos diagnosticados ou a pais de crianças diagnosticadas, mas também a sua família ampliada, seus professores, amigos, companheiros e comunidades.

– DR. GABOR MATÉ
Vancouver, Colúmbia Britânica
Julho de 2023

INTRODUÇÃO

Em geral, para quem acredita que ele existe, o transtorno de déficit de atenção/hiperatividade é culpa da genética; para quem não acredita, é culpa dos pais. Essa polarização nos desencoraja a discutir as influências do ambiente e da hereditariedade na neuropsicologia de crianças que crescem em famílias estressadas, numa sociedade fragmentada e competitiva, e numa cultura cada vez mais frenética.

Eu mesmo fui diagnosticado com TDAH, assim como meus três filhos. Não acho que isso se deva a uma falha genética ou de criação, mas acredito que envolva genética *e* criação. A neurociência já comprovou que o cérebro humano não é programado apenas pela hereditariedade; seus circuitos são moldados pelo que acontece depois que o bebê nasce e até antes disso, dentro do útero. As emoções e os comportamentos dos pais têm um grande impacto na formação do cérebro dos filhos, embora essas influências nem sempre sejam percebidas. A boa notícia é que os circuitos cerebrais podem se recuperar na infância, e mesmo na fase adulta, se forem criadas as condições necessárias para um desenvolvimento positivo.

O problema é que, sempre que se fala no papel da criação, alguém logo pergunta: "Então a culpa é dos pais?" É muito simplista supor que, se algo deu errado, precisa haver um culpado. Pais e mães de crianças com TDAH já são julgados o tempo todo por amigos, parentes, vizinhos, professores e até desconhecidos na rua. Apontar mais um dedo para eles não ajudaria em nada, e este livro não faz isso.

Certo dia, um médico de Ontário, no Canadá, disse para o pai de uma menina de 9 anos com TDAH: "Imagine que você está num lugar lotado, cercado por uma multidão barulhenta. De repente alguém lhe pergunta: 'O que foi que fulano acabou de dizer?' É assim que o cérebro com TDAH funciona, e é assim que sua filha se sente."

Para ilustrar a situação em que os pais se encontram, recorro a outra analogia: você está num cruzamento, num trânsito infernal, e seu carro enguiça. Todo mundo começa a gritar e buzinar furiosamente para você, mas ninguém oferece ajuda. Talvez ninguém saiba como ajudar.

Nós, que fazemos todo o esforço possível para criar nossos filhos com amor e segurança, não precisamos sentir mais culpa do que já sentimos. Precisamos de menos remorso e mais consciência sobre o que podemos fazer para promover o desenvolvimento emocional e cognitivo de nossas crianças. *Mentes dispersas* foi escrito para despertar essa consciência.

Foi escrito também para dois outros públicos. De um lado, espero que os adultos com TDAH encontrem aqui informações para entender mais profundamente a si mesmos e os caminhos da cura. De outro, pretendo oferecer a profissionais de saúde, pais e educadores uma visão abrangente sobre esse transtorno tão malcompreendido.

Espero sintetizar aqui as descobertas da neurociência, da psicologia do desenvolvimento, da teoria familiar sistêmica, da genética e da medicina modernas,[1] e combiná-las com uma interpretação das tendências socioculturais e com minha experiência como adulto com TDAH, pai e médico. Para evitar dar ao livro um viés acadêmico, apresento as referências nas notas de fim, junto com outros comentários destinados a profissionais ou leigos em busca de mais informações.

Os relatos de caso e as citações vêm de meus próprios arquivos, e alterei a maioria dos nomes para preservar a identidade dos envolvidos.

PARTE UM

A NATUREZA DO TDAH

1
Muita sopa e muito lixo

A medicina nos diz tanto sobre o significado da cura, do sofrimento e da morte quanto uma análise química nos diz sobre o valor estético da cerâmica.

IVAN ILLICH, *Limits to Medicine*

Em meados da década de 1990, eu entendia tanto de TDAH quanto a maioria dos meus colegas médicos, ou seja: quase nada. Passei a saber mais graças a um daqueles acasos que mais parecem obra do destino. Eu era colunista de medicina no *The Globe and Mail* e decidi escrever um artigo sobre esse estranho transtorno depois que uma conhecida minha, uma assistente social recém-diagnosticada, me contou sua história. Ela achou, ou mais provavelmente intuiu, que eu me interessaria. O que seria um artigo acabou virando quatro.

Ao tocar nesse assunto pela primeira vez, acabei descobrindo, sem querer, que ele vinha permeando minha vida inteira. Entrei num estágio de epifania, tomado pelo entusiasmo e pela esperança. Era como se eu tivesse achado o caminho para os recantos sombrios da minha mente, com seus pensamentos, emoções, intenções e planos caóticos. Senti ter descoberto o que sempre me impedira de alcançar o equilíbrio psicológico: a união dos fragmentos dissonantes da minha mente.

A mente do adulto com TDAH nunca descansa; voa de um lado para outro feito um pássaro desnorteado, nunca pousando por tempo suficiente para fazer um ninho. O psiquiatra britânico R. D. Laing certa vez escreveu que o ser humano teme três coisas: a morte, os outros e a própria mente. Com pavor da minha, eu sempre evitava passar qualquer segundo sozinho com ela. Tinha sempre um livro a tiracolo para me salvar dos minutos de ócio na fila do banco ou do supermercado. Alimentava minha mente com migalhas o tempo todo, como se ela fosse uma fera prestes a me devorar se não estivesse mastigando alguma coisa. Eu não sabia agir de outra forma.

O choque de autorreconhecimento que muitos adultos têm ao descobrir o TDAH é ao mesmo tempo empolgante e doloroso. Pela primeira vez, ele dá sentido a constrangimentos e fracassos, a planos abandonados e promessas não cumpridas, a arroubos de entusiasmo que surgem e desaparecem com a mesma velocidade, deixando um rastro de destroços emocionais. Ele explica a desorganização aparentemente incontrolável do cérebro, do carro, do quarto, da mesa de trabalho.

O TDAH parecia esclarecer muitos dos meus padrões de comportamento, meus processos mentais, minhas reações emocionais infantis, meu vício em trabalho e em outras coisas, meu mau humor repentino, meus lapsos de total irracionalidade, os conflitos no meu casamento e minha inconstância com meus filhos. E parecia explicar também meu senso de humor esquisito que nem sempre funcionava. Explicava minha propensão a tropeçar nos móveis, a derrubar objetos e a esbarrar nas pessoas antes de notar sua presença. Deixou de ser um mistério minha incapacidade de seguir ou mesmo lembrar orientações, ou minha raiva paralisante quando confrontado com o mais simples manual de instruções. Mais que tudo, entendi por que eu tinha passado a vida inteira me achando muito aquém do que poderia ser – o adulto com TDAH sabe que possui talentos ou habilidades que, por algum motivo, não se desenvolveram. "Consigo fazer isso com metade do cérebro", eu costumava brincar, com um fundo de verdade.

Meu caminho até o diagnóstico foi parecido com o de muitos outros adultos com TDAH. Descobri a existência do transtorno de modo quase acidental, pesquisei sobre o assunto e busquei confirmação profissional daquilo que eu já desconfiava. Eram tão poucos os profissionais de medicina ou psicologia familiarizados com o TDAH que muitos pacientes acabavam buscando informações por conta própria. Eu tive sorte. Por ser médico, consegui encontrar ajuda nas melhores fontes. Semanas após ter escrito meus artigos sobre TDAH, fui avaliado por uma excelente psiquiatra infantil que também atendia adultos com o transtorno. Ela corroborou meu autodiagnóstico e iniciou o tratamento, receitando inicialmente Ritalina (cloridrato de metilfenidato). Também me explicou que algumas das minhas escolhas de vida reforçavam meu TDAH.

Como muitos outros adultos com TDAH, eu levava a vida como um malabarista girando vários pratos ao mesmo tempo, me contorcendo ao máximo até que, inevitavelmente, tudo – ou eu mesmo – desabasse. Só que a pessoa com TDAH tem dificuldade para largar o que quer que seja. Ao contrário do malabarista, ela não consegue interromper o espetáculo.

Com a impaciência e a imprudência características do TDAH, eu já tinha começado a me automedicar antes mesmo do diagnóstico formal. É típico do transtorno esse sentimento de urgência, um desespero para conseguir imediatamente o que se quer, seja um objeto, uma atividade ou um relacionamento. E havia outra coisa também, algo que ouvi de uma mulher meses depois: "Seria bom tirar uma folguinha de mim mesma." Eu a entendia perfeitamente. Também queria escapar da minha mente exaustiva, que estava sempre girando, processando pensamentos. Tomei Ritalina numa dose maior que a recomendada logo no primeiro dia em que ouvi falar de TDAH. Em questão de minutos me senti eufórico e presente, tomado por um misto de compreensão e amor. Fiquei "chapado", segundo minha esposa.

Quando comecei a tomar Ritalina por conta própria, eu não era nenhum adolescente querendo experimentar uma substância nova. Já na casa dos 50, eu era um médico de família bem-sucedido e um colunista elogiado por minha sensibilidade. Na prática clínica, eu só prescrevia remédios quando absolutamente necessário, e é claro que desaconselhava a automedicação. Esse forte desequilíbrio entre a consciência intelectual e o autocontrole emocional e comportamental é típico de pessoas com TDAH.

Apesar de mergulhado na impulsividade, vi uma luz no fim do túnel. Agora eu entendia meu problema, e a solução era elegantemente simples: algumas partes do meu cérebro passavam metade do tempo dormindo, e eu só precisava despertá-las desse sono. Assim, as partes "boas" – calmas, maduras e vigilantes – assumiriam o controle. Mas não foi assim que funcionou. Nada pareceu mudar muito na minha vida. Passei a me entender melhor, mas o que era bom continuou bom e o que era ruim continuou ruim. A Ritalina não demorou a me deixar deprimido. A dexanfetamina, o estimulante que me foi receitado em seguida, me deixou mais alerta e me ajudou a me tornar um workaholic mais eficiente.

Desde que fui diagnosticado com TDAH, já atendi centenas de adultos e crianças com o mesmo diagnóstico. Hoje penso que os médicos e os fármacos passaram a ter um papel exagerado no tratamento desse transtorno. O que era visto como um problema social e do desenvolvimento humano passou a ser definido quase exclusivamente como um mal médico. Ainda que em muitos casos a medicação de fato ajude, a cura que o TDAH demanda não é a recuperação de uma doença, mas um processo rumo à plenitude. Em inglês, aliás, as palavras *whole* ("inteiro") e *healing* ("cura") têm a mesma origem.

Não há como negar o mau funcionamento neurofisiológico daquilo que denominamos transtorno de déficit de atenção/hiperatividade. Isso não quer dizer, porém, que possamos explicar todos os problemas da mente com TDAH simplesmente nos referindo à biologia de elementos químicos desequilibrados e rotas neurológicas em curto-circuito. É necessária uma investigação paciente e compassiva para identificar os significados mais profundos dos sinais neurais cruzados, dos comportamentos erráticos e da turbulência psicológica que, juntos, foram batizados de TDAH.

Meus três filhos também têm esse transtorno, diagnosticado por especialistas, não por mim. Um deles já tomou remédios com benefícios evidentes, mas nenhum está sob medicação enquanto escrevo este livro. Com um histórico familiar tão forte, pode parecer surpreendente que eu não considere o TDAH um distúrbio quase puramente genético, como tantas pessoas supõem que seja. Eu não o vejo como um transtorno cerebral fixo e herdado, e sim como uma consequência fisiológica de uma vida num determinado ambiente e numa determinada cultura. Sob muitos aspectos, é possível superá-lo em qualquer idade. O primeiro passo é deixar de tratá-lo como uma doença, sabendo que os remédios não resolvem tudo sozinhos.

Hoje muito se fala em TDAH, mas se engana quem pensa que ele é uma descoberta recente. O nome e a descrição exata do transtorno mudaram ao longo do tempo, mas ele é reconhecido na América do Norte desde 1902, e seu atual tratamento farmacológico com psicoestimulantes foi introduzido na década de 1930. Sua definição atual se encontra no *Manual diagnóstico e estatístico de transtornos mentais* (DSM), da Associação Americana de Psiquiatria. Esse compêndio define o TDAH segundo seus aspectos externos, não segundo seu significado emocional na vida de um ser humano. Ele chega a chamar essas observações externas de *sintomas*, palavra que, no linguajar médico, designa a experiência sentida pelo próprio paciente. Observações externas, por mais agudas que sejam, são *sinais*. Uma dor de cabeça é um sintoma; um chiado no peito auscultado pelo estetoscópio do médico é um sinal; uma tosse é ao mesmo tempo um sintoma e um sinal. O DSM se restringe aos sinais porque a medicina convencional não está familiarizada com a subjetividade. Como disse o psiquiatra infantil Daniel J. Siegel, da Universidade da Califórnia em Los Angeles: "O DSM trabalha com categorias, não com sofrimento."

O TDAH tem muito a ver com sofrimento, presente em todos os adultos e crianças que avaliei. A dor emocional profunda que eles carregam é manifestada pelos olhos baixos e esquivos, pelo fluxo acelerado e descontínuo da fala, pela postura corporal tensa, pelos pés batendo no chão, pelas mãos agitadas e pelo senso de humor nervoso e autodepreciativo. "Sofro em todos os aspectos da minha vida", me disse um homem de 37 anos em sua segunda visita ao meu consultório. As pessoas expressam surpresa quando, após uma curta interação, pareço sentir sua dor e perceber seu estado emocional confuso. "Eu mesmo sou assim", é o que lhes digo.

Às vezes desejo que os "especialistas" da mídia que negam a existência do TDAH possam encontrar alguns dos adultos severamente afetados que buscam minha ajuda. Esses homens e mulheres, na casa dos 30, 40 e 50 anos, nunca conseguiram manter nenhum tipo de emprego ou profissão a longo prazo. Para eles não é fácil engatar relacionamentos sérios, quanto mais permanecer neles. Alguns nunca conseguiram ler um livro do começo ao fim, outros não conseguem assistir a um filme inteiro. Seu humor oscila entre a letargia e a agitação. Seus talentos criativos não foram cultivados. Eles se sentem intensamente frustrados com os próprios fracassos. Sua autoestima está no fundo do poço. E geralmente acreditam que seus problemas são resultado de uma falha básica e incorrigível na própria personalidade.

Eu queria que toda pessoa cética pudesse refletir sobre este esboço de autobiografia feito por meu paciente John, um homem solteiro e desempregado de 51 anos. Com a permissão dele, cito o texto exatamente como foi escrito:

Tive empregos trabalhei Fiz o melhor Possível nunca o bastante. quando as pessoas Falam comigo perguntam se estou Escutando ou se pareço

Entediado. Me empolgo ou me distraio quando vou fazer Alguma Coisa não consigo terminar ou então começo a fazer Alguma Coisa depois começo Outra. quando eu às vezes geralmente espero até a Última hora para Fazer as coisas. Fico com uma sensação de ansiedade preciso fazer senão. me sinto pressionado. Pareço ficar com o pensamento vagando ou sonhar acordado. vivo deixando as coisas no lugar errado, perdendo as coisas. não consigo lembrar onde guardei. "esquecido" confuso, pensamentos embaralhados. fico bravo à toa me perguntam qual o problema eu não respondo. não consigo saber o que as pessoas querem de mim não consigo entender. quando era criança. não conseguia ficar parado. Os boletins da escola vinham sempre escritos tipo não presta Atenção na aula, não fica sentado quieto eu levava mais tempo para Aprender ou para entender. Vivia fazendo besteira e me mandavam sentar na frente da turma ou no fundo da sala ou na sala da coordenação (preso) me amarravam na cadeira. vivia falando com orientadores. os professores viviam dizendo senta fica quieto. Me mandavam sentar no corredor meu pai vivia dizendo fica quieto que preguiçoso no meu quarto. vivia gritando comigo.

A fala de John é bem mais articulada que sua escrita, mas não menos comovente: "Meu pai vivia esfregando na minha cara que eu devia ter sido médico ou advogado, ou não seria ninguém. Depois do divórcio, minha mãe só falava com meu pai quando ligava para dizer 'dá uma dura nele'." Certo dia, John também comentou comigo: "Vi um vídeo semana passada e me identifiquei com o título: 'Me sentir doente e cansado me deixou doente e cansado'."

Meus pacientes costumam expressar seus estados mentais de maneira explícita, quase lírica. "Ah, minha vida não passa de muita sopa e muito lixo", me disse um homem de 47 anos com um aceno desanimado e um sorriso ao mesmo tempo resignado e travesso. O que essas palavras queriam dizer exatamente, eu não sei. Assim como a poesia, elas transmitem seu significado por meio dos sentimentos e das imagens que evocam. Pensamos na fila da sopa comunitária, em lixeiras reviradas, numa pessoa que é tratada e se sente como lixo... Imagens de dificuldade, solidão e confusão, apresentadas com certo humor. O retrato de uma alma atormentada que achou a realidade difícil, tão difícil que a mente precisou se fragmentar para fragmentar a dor.

2
Vários caminhos não trilhados

Para avançar dia após dia, naturezas um pouco aceleradas, como a minha, são equipadas com várias marchas, como os carros. Há dias montanhosos e árduos que se leva um tempo infinito para galgar, e dias com declives que se pode descer a toda a velocidade, cantando.

MARCEL PROUST, Em busca do tempo perdido

O TDAH se define por três aspectos principais, e dois deles já bastam para o diagnóstico: baixa capacidade de concentração, descontrole de impulsos e hiperatividade.

A marca do TDAH é um "desligamento" automático e involuntário, uma frustrante ausência mental. A pessoa de repente percebe que não ouviu nada do que estava escutando, não enxergou nada do que estava vendo, não registrou nada do que estava tentando entender. Não presta atenção em informações e instruções, perde as coisas com frequência e tem dificuldade para acompanhar as conversas. Essa dispersão não só cria dificuldades práticas, como impede a pessoa de aproveitar a vida. "Não sei o que é apreciar uma música do início ao fim sem interrupções", me disse uma professora do ensino médio. "Minha mente sai vagando depois dos primeiros acordes. Para mim, o simples fato de escutar uma música inteira no rádio do carro é um esforço enorme." A pessoa se sente fora da realidade, quase desencarnada do presente físico. "Pareço uma girafa humana", foi como um homem se descreveu. "Minha cabeça fica flutuando em outro mundo, muito acima do meu corpo."

Essa ausência mental é um dos fatores que fazem com que o adulto ou a criança com TDAH se distraia com facilidade, exceto em atividades que gerem grande interesse e motivação. Há uma falta de atenção quase proposital, como se a pessoa fizesse questão de ignorar aquilo que está à sua volta. Geralmente, quando elogio minha esposa por ter mudado a decoração da nossa casa, ela me diz que aqueles móveis e objetos já estão ali há meses ou anos.

Essa facilidade de distração gera o caos. Você decide arrumar seu quarto – que em geral parece ter sido atingido por um tornado –, pega um livro do chão e vai recolocá-lo na estante. Ao fazer isso, repara que dois volumes de poesia de William Carlos Williams não estão arrumados lado a lado. Esquecendo a bagunça ao redor, você pega um dos volumes para guardá-lo ao lado do par. Vira uma página e começa a ler um poema. O poema tem uma referência clássica que leva você a consultar seu guia de mitologia grega; então você se perde, porque uma referência leva a outra. Uma hora mais tarde, com seu interesse por mitologia clássica momentaneamente exaurido, você volta à sua tarefa inicial. Está caçando uma meia que sumiu, talvez para sempre, quando uma camisa no chão lembra que você precisa pôr roupa na máquina antes do anoitecer. Quando está indo para a área de serviço com o cesto de roupa suja nas mãos, o telefone toca. Lá se foi seu plano de arrumar o quarto.

A mente com TDAH é totalmente desprovida de um modelo de ordem. Você até pode imaginar um quarto limpo e organizado, mas o mindset para cumprir essa tarefa não existe. Para começar, há uma relutância profunda em jogar qualquer coisa fora: sabe-se lá quando você vai precisar daquela revista empoeirada que nunca foi aberta. Há pouco espaço para o que quer que seja. Você nunca se sente capaz de domar a bagunça de livros, papéis, revistas, roupas, CDs, cartas a serem respondidas e outros objetos diversos; apenas transfere parte do caos de um lugar para outro. Mesmo que de vez em quando consiga alcançá-la, você sabe muito bem que a ordem é temporária. Em breve você vai voltar a espalhar – e perder – coisas pelos cantos. A lei da entropia domina tudo: a ordem é passageira; o caos, absoluto.

Algumas pessoas com TDAH têm habilidades mecânicas extraordinárias e conseguem desmantelar e montar objetos complexos, peças de maquinário e coisas do tipo de modo quase intuitivo. Mas a maioria tem dificuldades de coordenação motora fina. Objetos empilhados durante uma arrumação fatalmente desmoronam; telefones são anotados com números trocados e caligrafia precária.

Como muitas outras pessoas com TDAH, eu tenho dificuldade de pensar tridimensionalmente e de entender a relação espacial entre as coisas, por mais que ela seja bem explicada. Quando estou lendo um romance, por exemplo, e encontro a descrição de um quarto com uma escrivaninha, uma cama, uma janela, uma mesinha de cabeceira, simplesmente não consigo visualizar o cômodo. Ao pedir orientações na rua, a pessoa com TDAH perde o fio da meada antes mesmo que seu interlocutor conclua a primeira frase. Felizmente, ela se tornou mestre na arte de menear a cabeça. Com vergonha de confessar sua incompreensão e sabendo que é inútil pedir mais esclarecimentos, a pessoa finge com maestria que está entendendo. Então se afasta e decide contar com a própria sorte. "A probabilidade de virar a esquina errada é de 50%, mas eu erro em 75% das vezes", me disse um paciente com TDAH. A falta de orientação espacial funciona em sinergia com a facilidade de distração. A ordem não tem a menor chance.

Mas a facilidade de distração do TDAH não é constante, o que confunde muitos pais e professores. Em algumas atividades, a criança com esse transtorno consegue apresentar uma atenção compulsiva e hiperconcentrada. Só que esse hiperfoco que bloqueia a consciência do entorno também é sinal de uma atenção desregulada. Além disso, o hiperfoco costuma estar associado à *atenção passiva*, que acontece quando se está vendo TV ou jogando videogame, por exemplo. A atenção passiva permite que a mente funcione no automático, sem exigir que o cérebro se esforce para despender energia. Já a *atenção ativa*, que acontece quando o cérebro está concentrado e trabalhando ao mesmo tempo, só é alcançada em circunstâncias especiais de forte motivação. É a atenção ativa que falta ao cérebro com TDAH toda vez que uma tarefa metódica ou desinteressante precisa ser feita.

Uma pessoa com TDAH pode se concentrar facilmente naquilo que desperta seu interesse, mas, para isso, ela precisa de um nível muito maior de motivação. Muitos médicos já erraram diagnósticos por ignorarem esse fato. "Nosso paciente consegue focar a atenção em algo no qual está realmente interessado, coisa que para pacientes que sofrem de TDAH é muito difícil", escreveu o psiquiatra de um professor universitário que eu havia diagnosticado com o transtorno, mas cujo clínico geral quis uma segunda opinião. Não é isso que é muito difícil para a pessoa com TDAH. O que pode ser muito difícil, quase impossível, é despertar o mecanismo motivacional do cérebro quando não há interesse pessoal.

A manifestação do TDAH depende das circunstâncias e pode variar muito no mesmo indivíduo. Por exemplo, a criança com TDAH pode ter um ótimo desempenho em certas aulas na escola, enquanto em outras fica dispersa, improdutiva e talvez malcomportada. Os professores podem concluir que é a criança quem está decidindo não prestar atenção em determinados momentos. Muitos alunos com TDAH são repreendidos e constrangidos em sala de aula devido a comportamentos involuntários. Essas crianças não são desatentas ou desobedientes de propósito; há forças emocionais e neuropsicológicas em jogo decidindo por elas. Falaremos mais sobre isso nas próximas páginas.

A segunda característica quase onipresente no TDAH é a impulsividade – que se expressa em palavras ou ações –, acompanhada de uma reatividade emocional descontrolada. O adulto ou a criança com TDAH interrompe os outros com frequência, acha uma tortura esperar a sua vez em qualquer atividade e muitas vezes age ou fala de modo impulsivo, como se não tivesse filtro. É claro que as consequências disso tudo são negativas. "Eu quero me controlar, mas minha mente não deixa", me disse um homem de 33 anos em sua primeira visita ao meu consultório. A impulsividade pode se manifestar em gastos exagerados e desnecessários por impulso. "Se eu tivesse dinheiro, compraria o mundo inteiro sem pensar duas vezes!", exclamou outro homem durante nosso primeiro encontro.

A hiperatividade é a terceira característica proeminente do TDAH. Sua manifestação clássica é a dificuldade de se manter fisicamente parado, mas também pode estar presente de maneiras mais sutis. A agitação geralmente é visível: dedos tamborilando, pernas se balançando, unhas sendo roídas, dentes mordendo o interior da boca. Falar demais também é uma forma de hiperatividade. Na minoria dos casos, em especial nas meninas, a hiperatividade pode estar totalmente ausente. Elas podem ser desatentas e distraídas na escola, mas, como não criam problemas, acabam passando despercebidas ano após ano. Embora a hiperatividade não seja obrigatória para o diagnóstico de TDAH, ela pode ser bastante dramática para alguns pacientes. "Eu sempre dirigia acima da velocidade permitida e só desacelerava quando ouvia a sirene da polícia", me disse uma mulher de 27 anos.

Muitas crianças com TDAH são conhecidas pela tagarelice. Um menino do segundo ano do fundamental chegou a ser apelidado de Papagaio pelos colegas. Os pais também viviam lhe pedindo para ficar quieto. Uma criança que não para de falar no fundo está dizendo: "Me sinto isolada e acho que vou ficar sozinha se não me esforçar para manter contato. Só sei fazer isso por meio das palavras." Alguns adultos com TDAH me disseram que falavam depressa porque as palavras e frases surgiam aos borbotões em sua mente e eles temiam esquecer as mais importantes se não falassem tudo de uma vez só.

O indivíduo com TDAH sente que sua mente é uma máquina de moto-contínuo. Uma intensa aversão ao tédio o domina assim que ele passa a não ter um foco imediato de atenção. Ele sente uma inquietação permanente: uma estática constante no cérebro, um "ruído branco", como descreveu o Dr. John Ratey, psiquiatra de Harvard. Essa pressão implacável faz a mente avançar sem qualquer meta ou direção específica. Em 1934, um artigo no *The New England Journal of Medicine* já identificava uma característica perturbadora que os autores chamaram de "compulsão orgânica" na vida de algumas pessoas. Eu, por exemplo, raramente conseguia relaxar sem a sensação imediata e perturbadora de que deveria estar fazendo outra coisa, e meu filho seguiu meus passos. Aos 8 ou 9 anos, ele me disse: "Eu sempre acho que devia estar fazendo algo, mas não sei o quê." A pessoa mais idosa a quem receitei um estimulante foi uma mulher de 85 anos que, ao tomar Ritalina, conseguiu passar mais de quinze minutos sentada sem fazer nada pela primeira vez em toda a vida.

A agitação coexiste com longos períodos de procrastinação. A ameaça do fracasso ou a promessa de uma recompensa precisam ser imediatas para o mecanismo da motivação ser ligado. Sem a enxurrada de adrenalina causada pela correria, o que prevalece é a inércia. No ensino médio ou na universidade, nenhuma vez sequer comecei a fazer um trabalho ou prova antes da véspera. Naquela época de máquinas de escrever, meus rascunhos precisavam ser as versões finais. Eles pareciam uma salada mista acadêmica: folhas cheias de pedacinhos de papel colados com correções escritas às pressas. Por outro lado, quando a pessoa com TDAH quer muito alguma coisa, não há paciência ou procrastinação que a parem. É preciso fazer, conseguir, ter, vivenciar... imediatamente.

Lapsos de memória frustram todo dia a pessoa com esse transtorno. Meu amigo Brian, que também tem TDAH, faz passeios diários com seu cachorro. Enquanto Brian põe o casaco, o gorro e as botas, o cachorro fica deitado embaixo da mesa da cozinha, à espera. Brian sai de casa e o cachorro não se mexe. O cachorro só se levanta depois que Brian entra em casa pela terceira vez para pegar a chave, a carteira ou qualquer outro objeto que tenha esquecido. O animal aprendeu com a experiência; seu tutor, não.

Meu lapso de memória mais recente foi quatro dias atrás. Fui com minhas malas até o aeroporto Ben Gurion, em Tel Aviv, pronto para pegar o avião de volta para Vancouver. Estava todo satisfeito por ter chegado a algum lugar na hora, para variar. No guichê da companhia aérea, a atendente verificava meus documentos de viagem quando franziu o cenho, confusa. "Mas seu voo está marcado para amanhã", disse ela por fim. Talvez eu estivesse inconscientemente tentando compensar todas as outras vezes em que saí atrasado para o aeroporto.

Muitas vezes me perguntam como consegui encarar o difícil curso de medicina. A resposta genérica é que muita gente demonstra alto desempenho apesar do TDAH. Esse transtorno pode prejudicar vários aspectos da vida, o que é mascarado pelo aparente sucesso profissional de um workaholic. Além disso, assim como tantas outras coisas, o TDAH tem muitos graus, variando bastante de um extremo a outro do espectro.

Embora eu tivesse planos de virar médico desde que me entendo por gente, só entrei para a faculdade de medicina aos 28 anos, após vários desvios. No início da vida adulta, minhas ambições acadêmicas foram diminuindo gradualmente, pois eu não conseguia me manter dedicado aos estudos. Num dia memorável do segundo ano de faculdade, entrei na sala de prova com os olhos vermelhos, após ter lido cinco peças de Shakespeare da meia-noite às sete da manhã. Infelizmente eu tinha confundido as datas: a prova daquele dia não era sobre Shakespeare, mas sobre literatura europeia. E assim fui levando um semestre após o outro. No terceiro ano, larguei a faculdade. Mais tarde, já cursando medicina, tive dificuldade nos dois primeiros anos, quando a ênfase era em ciências básicas ensinadas com detalhes excruciantes. Mesmo então, eu invariavelmente começava a estudar para as provas na noite anterior. Me senti mais motivado nos últimos anos, conforme as matérias ficavam mais práticas e humanizadas. E, por mais desafiadora que seja, a faculdade de medicina é feita de prazos consecutivos, provas a serem realizadas, obstáculos a serem superados. Ela é menos um projeto de longo prazo e mais uma longa série de metas curtas.

Quando um adulto com TDAH olha para o que já viveu, ele vê incontáveis planos abandonados e promessas descumpridas. "Eu sou uma pessoa de eterno potencial", me disse um paciente. Ondas de entusiasmo inicial perdem rapidamente a força. As pessoas relatam obras em casa que se estendem por mais de uma década, barcos parcialmente construídos ocupando espaço na garagem ano após ano, cursos iniciados e interrompidos no meio, livros lidos pela metade, projetos profissionais abandonados, histórias ou poemas não escritos: vários, vários caminhos não trilhados.

As habilidades sociais também são problemáticas. Algo no TDAH prejudica a capacidade de identificar limites interpessoais. Embora algumas crianças com TDAH não gostem de ser tocadas, na primeira infância a maioria literalmente escala os adultos e exibe um desejo quase insaciável de contato físico e emocional. Elas abordam outras crianças com uma espontaneidade ingênua que com frequência é rechaçada. Com dificuldade de entender os sinais sociais, elas podem acabar excluídas. Para pais e mães, é desolador testemunhar a exclusão de seu filho das brincadeiras no recreio, dos passeios, das festinhas de aniversário.

Embora seja comum, nem sempre a falta de habilidade social acompanha o TDAH. Algumas crianças com esse transtorno são socialmente hábeis e muito queridas pelas outras. Na minha experiência, esse sucesso esconde uma falta de autoconfiança em áreas importantes do funcionamento e mascara uma autoestima muito frágil, mas isso pode só aparecer no final da adolescência ou no início da vida adulta.

Adultos com TDAH podem ser considerados distantes e arrogantes, ou então falastrões e grosseiros. Muitos são conhecidos por fazer piada o tempo todo, por falar muito e rápido, por mudar de assunto de modo aparentemente aleatório e por não conseguir expressar uma ideia sem fazer rodeios. "Nunca concluí um raciocínio na vida", lamentou um rapaz comigo. Homens e mulheres com TDAH têm uma intensidade quase palpável que provoca nos outros um incômodo e um afastamento instintivo. "É como se eu fosse de Marte e todo mundo fosse da Terra", me disse uma mulher de 40 anos. Ou, como afirmou outra: "Todo mundo parece fazer parte de um clube de gente legal, menos eu." É muito comum essa sensação de estar sempre do lado de fora olhando para dentro, de por algum motivo não estar entendendo o que se passa. Nos eventos sociais, minha tendência é sempre manter certa distância, sabendo que por algum motivo não conseguiria me entrosar. Observo pessoas conversando, inclusive amigos meus, e sinto que não tenho nada a dizer a ninguém. A socialização sempre foi um mistério para mim. Já observei pessoas entretidas num papo animado e quis ser invisível para poder entreouvir o que estavam dizendo, não no intuito de bisbilhotar, mas de finalmente descobrir o que serve de assunto. Meus pacientes com TDAH me dizem basicamente a mesma coisa. "Não sei jogar conversa fora e vivo com medo de falar besteira", me revelou uma mulher de 26 anos. E a verdade é que, quando um adulto com TDAH entra numa conversa, geralmente se entedia com a atenção que as pessoas dedicam a temas que ele considera superficiais.

Entrevistar adultos com TDAH muitas vezes significa ouvir uma piada atrás da outra. Suas histórias de vida não têm nada de engraçado, mas eles as contam com uma inesperada leveza. "Graças a Deus é só TDAH", me disse um homem depois de eu confirmar seu diagnóstico. "Sempre achei que fosse um parafuso a menos." Crianças com TDAH geralmente são as mais engraçadas da turma.

O humor da criança com TDAH é volátil, e um sorriso feliz se transforma numa testa franzida ou numa careta de desespero em questão de segundos. Eventos aguardados com expectativa e iniciados com euforia costumam terminar com decepção e cara emburrada. Essas oscilações também são rápidas e imprevisíveis entre adultos com TDAH. Dias bons e ruins se alternam sem motivo aparente.

Mas o que está sempre presente, nos dias bons ou ruins, é a sensação de ter perdido algo importante na vida.

3
Poderíamos todos ficar loucos

No pensamento cotidiano sobre situações muito complexas e com forte carga emocional, as generalizações simplistas tendem a ser valorizadas.

DOROTHY DINNERSTEIN, *The Mermaid and the Minotaur*

O TDAH já foi chamado de "modinha dos anos noventa". Um fator que contribui para o ceticismo em relação à sua verdadeira prevalência é que nenhum aspecto do transtorno é tão singular a ponto de não poder ser encontrado, em maior ou menor grau, na população como um todo. Juntar um grupo de traços de personalidade num manual de psiquiatria não estabelece automaticamente uma patologia. Muitas pessoas se perguntam, com razão, por que traços comuns são definidos como sintomas de um transtorno médico. Daqui a pouco todas as características humanas serão redefinidas como doenças, alertam os críticos. A *Harper's Magazine* de fevereiro de 1997 trazia uma crítica cruel e inteligente de L. J. Davis à quarta edição do DSM. Segundo o compêndio, escreveu Davis, "todo aspecto da vida humana (exceto, é claro, o exercício da psiquiatria) pode ser interpretado como patologia".

As estatísticas do sistema de saúde do Canadá indicam que a quantidade de Ritalina consumida no país em 1997 era mais de cinco vezes maior que em 1990, incluindo um salto de 21% no último ano do período.[1] Nos Estados Unidos, o diagnóstico de TDAH também está disparando. Será que as crianças estão sendo medicadas porque é mais conveniente para os adultos? Há quem argumente que o diagnóstico é apenas mais uma muleta da medicina que visa trazer paz de espírito para pais incompetentes e professores preguiçosos, e para adultos que vivem se vitimizando e são imaturos demais para encarar as demandas da vida.

Mesmo para quem, como eu, reconhece as insuficiências neurofisiológicas e psicológicas denominadas coletivamente como transtorno de déficit de atenção/hiperatividade, existem perguntas legítimas a serem feitas: sobre como o TDAH é diagnosticado, sobre como deveria ser entendido e, em especial, sobre seu tratamento. A América do Norte tenta enterrar muitos problemas debaixo de toneladas de remédios, preferindo ignorar as causas sociais e culturais dos estados mentais estressados das pessoas. As consequências sociais a longo prazo do consumo massivo de medicamentos para tratar depressão, TDAH e uma série de outros transtornos ainda são desconhecidas. Também me preocupo com isso, apesar de receitar remédios para meus pacientes e de eu mesmo seguir tomando um.

Muitas pessoas também acham que uma explicação neurofisiológica visa culpar a biologia por falhas de comportamento e delitos. Não deveríamos nos responsabilizar pelos nossos atos?, perguntam. O TDAH por acaso torna aceitável um comportamento egoísta ou ofensivo? Na Colúmbia Britânica, os advogados de defesa de um caso de estupro seguido de morte argumentaram que seu cliente não poderia ser responsabilizado pelo crime porque sofria de transtorno obsessivo-compulsivo e TDAH. Sabiamente, o júri rejeitou a alegação. Todos devemos assumir responsabilidade pelo que fazemos, do contrário o mundo se tornaria inabitável. No entanto, seria um imenso avanço social se fizéssemos um esforço para entender que experiências transformam as pessoas em seres humanos falhos, irresponsáveis ou mesmo antissociais. Nesse caso, abordaríamos a questão do crime, por exemplo, de modo muito diferente. Responsabilização não significa necessariamente a desumanidade punitiva do sistema jurídico praticado no Canadá e, em especial, nos Estados Unidos, cuja população carcerária é maior que a de qualquer outro país ocidental. Há poucas dúvidas de que uma porcentagem significativa dos detentos tem

TDAH ou outro transtorno de autorregulação evitável.* Poucas dúvidas, também, de que as condições prisionais foram diabolicamente projetadas para exacerbar todas essas disfunções mentais.

Não somos impotentes diante do TDAH, então de nada adianta atribuir a circuitos cerebrais a responsabilidade por comportamentos negativos. Isso relegaria a pessoa a um papel de vítima. Por mais embasadas que sejam as explicações neurofisiológicas, a pessoa com TDAH não tem o direito de desrespeitar ou ferir seus familiares, amigos, colegas ou quem quer que seja. Aprender sobre os mecanismos psicológicos e biológicos do TDAH fornece um mapa para chegar a si mesmo, nada mais que isso. Embora esse mapa ajude o indivíduo a sair do atoleiro de desolação a respeito dos próprios fracassos, ele não deve ser confundido com a jornada. Ainda cabe a cada um planejar a própria rota.

Alguns pais e maes resistem à ideia do TDAH por medo de verem seus filhos estigmatizados. Não lhes agrada a ideia de rotular com um diagnóstico médico uma criança que, em geral, parece bastante bem em outros aspectos. Esse temor não é infundado. Com muita frequência, o TDAH parece não passar de um julgamento que rotula uma criança como problemática, incapaz de se comportar direito. A própria linguagem que se usa é bastante reveladora: há quem diga que tal pessoa "é TDAH". Isso de fato é rotular, é resumir alguém a uma área de fraqueza ou insuficiência. Ninguém *é* TDAH, e ninguém deveria ser definido ou categorizado segundo esse ou qualquer outro problema específico.

Reconhecer o TDAH de uma criança deveria servir para ajudá-la com abordagens embasadas e criativas, não para decretar que há algo fundamentalmente errado com ela. O diagnóstico deveria ajudar a criança a alcançar seu potencial, não limitá-la ainda mais.

Por incrível que pareça, até pessoas de mente aberta têm dificuldade de aceitar esse diagnóstico. Nossa maneira habitual de pensar sobre as doenças (ou sobre qualquer outra coisa) não suporta a ambiguidade. Um paciente está com pneumonia ou não; tem um transtorno mental ou não. Qualquer condição mental percebida como "anormal" gera desconforto. Mas e se a doença não for uma categoria separada? E se não houver distinção entre

---

* Um estudo sueco de 1998 mostrou que a presença de TDAH é muito comum na população carcerária.

"saudável" e "doente"? E se "anormalidade" significar apenas que determinado indivíduo tem uma concentração maior de perturbações cerebrais encontradas em todo mundo? Nesse caso talvez não existam transtornos cerebrais fixos, imutáveis, e possamos todos estar vulneráveis a sofrer colapsos nervosos ou disfunções devido à pressão de circunstâncias estressantes. Poderíamos todos ficar loucos. Talvez já tenhamos ficado.

O TDAH desafia as categorias de normalidade ou anormalidade. Se diagnosticarmos com TDAH qualquer pessoa que exiba algum traço desse transtorno, a solução mais fácil será pôr Ritalina na água potável e obrigar a maioria do mundo industrializado a fazer terapia em grupo. Como observam os doutores Hallowell e Ratey em *Tendência à distração*, o TDAH é um diagnóstico não de categoria, mas de dimensão. Em determinado ponto da evolução contínua que é o ser humano, as características associadas ao TDAH se tornam intrusivas o suficiente para prejudicar de uma forma ou de outra o funcionamento da pessoa.

Entre os profissionais que trabalham com crianças ou adultos com TDAH, é mais fácil encontrar consenso em relação a como o TDAH se apresenta do que em relação ao que ele é. A palavra *transtorno* em si é um equívoco. Em termos médicos, transtorno significa mal ou doença, o que com toda a certeza o TDAH não é. Mas transtorno tem outro significado que antecede sua adaptação à terminologia da medicina: significa também *desordem*. "Se você tiver muitos dos aspectos do TDAH e eles desordenarem sua vida, então você tem TDAH", é o que digo às pessoas. "Ordem é um sentimento de organização, uma sequência conscientemente planejada de atividades. É saber onde estão as coisas, o que você fez e o que ainda precisa ser feito. Uma pessoa desordenada é uma pessoa transtornada."

Eu mesmo não aceito o TDAH como um transtorno no sentido clínico da palavra. TDAH não é doença, embora algumas autoridades influentes o tenham chamado assim. É uma *insuficiência*, como, por exemplo, um distúrbio visual desatrelado a uma doença específica.

A questão é: de onde vêm essas insuficiências, as disfunções fisiológicas subjacentes e os comportamentos e problemas psicológicos a elas associados? A ciência atual ainda não tem uma resposta definitiva, apesar do crescimento espantoso de nosso conhecimento sobre o cérebro nas últimas décadas.[2] Considerando o que hoje sabemos – e o que não sabemos –, o único teste para qualquer explicação do TDAH é se ela faz sentido à luz da experiência pessoal e das pesquisas disponíveis, e se pode ser usada produtivamente para ajudar as pessoas.

Praticamente todos os autores famosos que escrevem sobre o tema afirmam que o TDAH é um transtorno genético hereditário. Com algumas exceções importantes, a abordagem genética também domina boa parte do debate nos círculos profissionais – visão da qual discordo.

Acredito que o TDAH possa ser mais bem compreendido se examinarmos a vida das pessoas, não apenas fragmentos de DNA. A hereditariedade tem, sim, uma influência importante, mas muito menos do que em geral se pensa. Ao mesmo tempo, de nada adianta estabelecer uma falsa oposição entre ambiente e herança genética. Nenhuma divisão desse tipo existe na natureza, nem na mente de qualquer cientista que se preze. Se neste livro eu enfatizo o ambiente, é para enfocar uma área que a maioria dos livros sobre o tema negligencia e que nunca é explorada em detalhes. Essa negligência muitas vezes torna ineficaz o tipo de tratamento que se oferece às pessoas.

Como muitos eventos biológicos que envolvem o corpo e a mente não são diretamente programados pela hereditariedade, dizer que o TDAH não é primordialmente genético não significa de forma alguma negar seus aspectos biológicos, sejam os herdados, sejam os adquiridos como resultado da experiência. O mapa genético da arquitetura e do funcionamento do cérebro humano se desenvolve num processo de interação com o entorno. O TDAH de fato reflete disfunções biológicas em determinados centros cerebrais, mas muitos de seus aspectos – entre eles a própria biologia subjacente – têm também uma ligação intrínseca com as experiências físicas e emocionais da pessoa no mundo.

Existe no TDAH uma *predisposição* que é herdada, mas isso é bem diferente de dizer que existe uma *predeterminação* genética. Uma predeterminação assegura que algo vai acontecer *com certeza*. Uma predisposição apenas torna esse algo *mais provável*, dependendo das circunstâncias. O desfecho em si é influenciado por muitos outros fatores.

4
Um casamento conflituoso: TDAH e família (I)

> *Uma das marcas de um casamento conflituoso é a insatisfação mútua entre os cônjuges. Embora uma relação conflituosa seja intensamente negativa em boa parte do tempo, ela costuma ser pontuada por períodos de proximidade igualmente intensa e às vezes muito apaixonada. [...] O conflito pode ter uma qualidade viciante: ele é ao mesmo tempo uma cena conhecida e um lembrete comovente de quão envolvidas duas pessoas estão. O casal não quer o conflito, mas não encontrou um jeito alternativo de interagir.*
>
> DR. MICHAEL E. KERR, *Family Evaluation*

Eu e minha esposa, Rae, temos três filhos: dois rapazes de 23 e 20 anos, e uma menina de 10. Todos os três, como eu, foram diagnosticados com TDAH.

Nossa família quase poderia servir de modelo para o argumento da genética: um casal estável de classe média, financeiramente seguro, casado já há quase trinta anos, que se ama e ama os filhos. Não há alcoolismo nem vício em drogas, nem violência doméstica, nem abuso. Se nossos filhos têm TDAH, com certeza deve ser por causa dos genes. O que, nesse ambiente, poderia ter causado o transtorno?

O ambiente não *causa* TDAH, e os genes também não. O que acontece é que, se um determinado material genético se juntar a um determinado ambiente, o resultado pode ser o TDAH. O transtorno não existirá sem esse material genético, mas também não existirá sem esse ambiente. E o ambiente formativo é nossa família de origem.

Em matéria de casamento, o nosso certamente pode ser chamado de "conflituoso". Nós fizemos dar certo, mas isso demandou muita energia ao longo de décadas. Sentimos calafrios ao relembrar nossos piores momentos do passado, em especial aqueles que afetaram diretamente nossos filhos.

Hoje temos orgulho do nosso casamento. Nossos navios enfrentaram mares revoltos, mas finalmente chegaram com segurança ao mesmo porto. Só que nossos filhos pagaram um preço pelas tempestades. Em 1972, em seu artigo maravilhosamente honesto "My Own Marriage" (Meu próprio casamento), o grande psicoterapeuta e professor norte-americano Carl R. Rogers escreveu sobre as dificuldades que seus filhos adultos estavam enfrentando nos relacionamentos. "O fato de termos conseguido criar um relacionamento satisfatório para nós mesmos não foi garantia nenhuma para nossos filhos", concluiu ele. Filhos são um grande incentivo para pais e mães aprenderem mais sobre si mesmos, um sobre o outro e sobre a própria vida. Infelizmente, boa parte desse aprendizado pode acontecer às custas das crianças.

Nunca faltou amor em nosso lar. Mas o amor que um pai ou mãe sente não se traduz automaticamente numa experiência amorosa para a criança. O clima comum lá em casa era de conflito emocional declarado ou reprimido entre mim e minha esposa, de expectativas mutuamente não atendidas e de ansiedades profundas das quais nem mesmo nós tínhamos consciência.

Minhas frustrações com a vida podiam, sem aviso, explodir contra Rae ou diretamente contra as crianças na forma de frieza ou ataques de raiva. Eu podia ser absolutamente compassivo e atencioso com totais desconhecidos, mas ser inconstante com minha família, demonstrando ora amor, ora hostilidade. Em nenhum outro lugar minhas ansiedades e tensões mal resolvidas – ou seja, minha tristeza mal resolvida – se expressavam de maneira tão aberta e prejudicial quanto na minha própria casa.

Quando meus filhos ainda eram pequenos, eu não me sentia à vontade comigo mesmo a não ser no papel de médico extremamente ativo e requisitado. Costumava aceitar projetos desafiadores para conciliar com minhas responsabilidades profissionais. Andava com meu pager como se fosse uma medalha de honra ao mérito. Sobretudo naqueles primeiros anos, torcia para o pager tocar e mostrar aos outros como eu era importante. Posso até ter sentido satisfação em todas essas atividades, mas nunca me senti satisfeito comigo mesmo ou com minha vida. Tinha muita dificuldade para recusar qualquer nova responsabilidade que surgisse... a não ser as de casa. Era praticamente impossível dizer não para qualquer pedido de ajuda, fosse qual fosse o custo para minha vida pessoal. Ao honrar esse senso de responsabilidade exagerado com os outros, eu negligenciava minha responsabilidade com as únicas pessoas para quem eu era de fato indispensável. Esse sentimento de dever para com o mundo inteiro não se limita ao TDAH, mas é típico dele. Ninguém com TDAH deixa de tê-lo.

Fico exausto só de pensar nas diversas atividades que estava fazendo na época em que tomei consciência de meus padrões de TDAH. Além do consultório movimentado, do trabalho obstétrico e do aconselhamento psicológico de pacientes, eu também era o coordenador da Unidade de Cuidados Paliativos do Hospital de Vancouver, uma das maiores unidades de atendimento a pacientes terminais do Canadá. Dei plantão ali quase todas as noites e todos os fins de semana por cinco anos, menos quando estava de férias. A qualquer momento, podia ser chamado para fazer um parto ou cuidar das necessidades de algum paciente terminal. Para completar, escrevia uma coluna semanal sobre medicina para o *The Globe and Mail*. E, só para ter o que fazer no tempo livre, estava elaborando o esboço de um livro, que larguei feito uma batata quente assim que o TDAH despertou meu interesse.

Não se pode viver assim e sair ileso. Eu vivia em deslocamento de um lugar para outro, sempre atrasado. Minhas colunas para o jornal eram enviadas tarde da noite, pouco antes do fechamento. Meu consultório vivia lotado de pacientes que tinham sido obrigados a esperar tempo demais. Eu quase não prestava atenção no fato de que meu estilo de trabalho frenético e desregrado significava que os outros precisavam fazer ajustes de horário que eu nunca tinha negociado formalmente com eles. As enfermeiras da unidade paliativa, com quem eu tinha uma relação mútua de respeito e cordialidade, diziam que trabalhar comigo era como trabalhar no olho de um furacão. No seu estilo eficiente, discreto e calmo, a enfermeira Maria Oliverio – merecedora de um Nobel, na minha opinião – se desdobrava no meu consultório. As pessoas me achavam tenso, desesperado, insistente.

O efeito desse malabarismo camicase na minha família foi devastador. Rae viu cair nas suas costas toda a responsabilidade de organizar e manter não só nosso lar, mas toda a família. Sem qualquer conversa ou tomada de decisão consciente, ela teve que servir de alicerce emocional para todos nós. Abandonada, sentiu que eu considerava sua vocação de pintora algo de importância secundária.

Havia também o que chamo de "desespero do fim de semana". Nas manhãs de sábado, tudo desmoronava. Eu sentia uma espécie de letargia irritadiça, me escondendo atrás de um livro ou jornal ou olhando desanimado pela janela. Além de estar exausto por causa do turbilhão da semana, eu também não sabia o que fazer. Sem a onda de adrenalina dos dias úteis, eu me sentia sem foco, sem propósito e sem energia. Era um homem fraco e irritado, nem ativo nem capaz de descansar.

Rae ficava magoada, ansiosa e zangada, e acabou se retraindo emocionalmente. Isso culminou num círculo vicioso ao despertar meu medo e minha raiva por ser abandonado. Foi nesse estado de espírito que criamos nossos filhos.

Uma criança pequena não tem como entender as motivações dos adultos. Ela pode ser muito amada pelos pais, mas isso pouco importa se eles vivem desaparecendo a qualquer momento. Uma criança nessa situação se sente abandonada, acha que não merece a atenção dos pais e conclui que há coisas no mundo muito mais importantes que ela. Começa a sentir, no início inconscientemente, que deve haver algo de errado com ela. Também começa a se esforçar demais para ter suas necessidades atendidas: exigindo contato, fazendo birra ou tentando agradar aos pais para conseguir aprovação e atenção.

Houve muitos momentos bons, é claro, nos quais eu e minha esposa estávamos em harmonia e nossos filhos podiam perceber que nos amávamos. Nossos álbuns de fotografias estão repletos de lembranças felizes. Mas os momentos difíceis aconteciam com frequência suficiente para tornar desafiador para as crianças formarem seu senso de segurança. O clima emocional era muito imprevisível e confuso.

Eu não só passava boa parte do tempo fisicamente longe, como também tinha dificuldade para me manter focado no presente. Crianças pequenas vivem o tempo inteiro no mundo dos sentimentos, no lado direito do cérebro, no aqui e agora, justamente onde eu me sentia menos à vontade.

Minha distração decorrente do TDAH e meu desligamento eram tão fortes que eu era capaz de ler uma história para meus filhos sem acompanhar uma palavra sequer, com o pensamento distante. Se um deles me fizesse uma pergunta sobre o enredo, eu era incapaz de responder. Mesmo sem esses indícios, as crianças sentem a ausência do adulto. E sofrem com isso.

Entre nossos momentos mais estressantes estão duas gestações de Rae e os primeiros anos de vida dos nossos filhos. Quando um deles estava com 1 ano, Rae teve uma depressão clínica severa. Durante a pior fase, ela mal dormia e quase não conseguia dar conta das demandas físicas da maternidade. Tinha a dolorosa consciência de não estar provendo o contato emocional de que o bebê necessitava, e ao mesmo tempo se sentia impotente. Ela demorou muitos meses para receber um diagnóstico ou o tratamento adequado. O fracasso talvez tenha ocorrido por ela ser esposa de médico; isso não é incomum. Eu estava próximo demais da sua experiência, ameaçado demais pelo que estava acontecendo, envolvido demais no processo para conseguir ver com clareza.

Eu me arrependo de ter feito certas coisas durante os primeiros anos dos meus filhos, mas me arrependo mais do que não fiz: não proporcionei a eles uma figura parental presente, segura e confiável. Queria ter conseguido relaxar, me libertar das compulsões que me moviam e aproveitar plenamente as maravilhosas pessoinhas que eles eram.

Pode parecer que me considero o vilão da história quando o assunto é nossa família. Não é isso. Não pretendo julgar a mim mesmo nem mais ninguém. Em primeiro lugar, tenho apenas metade da culpa pelos meus conflitos com Rae. Como veremos nos próximos capítulos, os casais se escolhem com um instinto infalível para encontrar a pessoa que corresponderá exatamente ao seu próprio nível de ansiedade inconsciente, espelhando suas próprias disfunções e desencadeando toda a sua dor emocional mal resolvida. Isso com certeza se aplicava ao nosso caso. Em segundo lugar, julgar ou culpar não é a questão; a questão é entender. Hoje Rae e eu conseguimos ver que, durante todos aqueles anos, estava ocorrendo entre nós um processo coerente. Tudo que aconteceu tinha que acontecer, considerando aquilo que sabíamos, quem éramos e o que tínhamos vivido antes do casamento. Também é verdade que demos a nossos filhos o melhor que pudemos, e seguimos fazendo isso até hoje.

Nada nessa história pessoal teria importância se ela fosse apenas um relato isolado das agruras emocionais de uma família. Só que não é. Em absolutamente todas as famílias que atendi nas quais um ou outro filho tem TDAH, encontrei histórias que, embora diferentes nos detalhes, falam igualmente de tensão e estresse. Embora a maioria dos pais e mães tenha consciência do estresse que acometeu a família, alguns relatam que o período em que os filhos eram bebês foi de pura felicidade para eles. Também costumam reconhecer que, misturados aos momentos bons, havia estresses consideráveis que no início passaram despercebidos. O fato é que nós, na sociedade em que vivemos, geralmente estamos muito afastados de nossa própria realidade emocional. (Falaremos mais sobre TDAH e família no Capítulo 12.) Acredito que seja nesse estresse vivido por pais e mães que se encontram as raízes ambientais do TDAH – por mais que queiramos o melhor para nossos filhos. Os dados atuais sustentam essa opinião, ainda que nem todos os pesquisadores tenham chegado à mesma conclusão com base nos indícios à sua frente. Voltaremos a esse assunto daqui a pouco. Por enquanto, vamos examinar como a fascinante interação entre hereditariedade e experiência na primeira infância molda o desenvolvimento do cérebro humano.

5
Esquecer de pensar no futuro

O problema do TDAH não é não saber o que fazer; é não fazer o que se sabe.

RUSSELL A. BARKLEY, Ph.D., *"Impaired Delayed Responding"*

Não é que eu queira me atrasar. É que não imagino sequer por um segundo que *vou* chegar tarde. Tenho reunião marcada às nove horas com a enfermagem e outros médicos no Hospital de Vancouver, a quilômetros da minha casa. Às 8h50 entro no banho, confiante: como ainda não são nove, não estou atrasado.

Não me vem à mente o fato de o trajeto sempre levar mais tempo do que imagino, de que será preciso raspar o gelo do carro, de que vou demorar a encontrar as chaves, de que posso ficar preso no engarrafamento. Dois sistemas de pensamento competem por controle no meu cérebro: um é lógico e consciente; o outro é a noção de tempo de uma criança pequena. É este segundo que me domina com mais frequência.

Só quando dá nove horas e estou procurando a chave do carro é que a irritação começa a se instalar. Quando saio e me dou conta de que o gelo embaçou todo o para-brisa, começo a praguejar. Quando preciso subir correndo a escada duas vezes para encontrar minha pasta, minha marmita ou meu estetoscópio, me sinto absolutamente frustrado.

Com sorte, chego ao hospital com apenas quinze minutos de atraso e vou tirando o casaco e puxando as galochas de borracha de um pé enquanto saltito apressado pelo corredor com o outro. Inspiro fundo do lado de fora da porta e me acalmo. Entro na sala; a reunião já começou. "Certo, podemos começar", digo. Reparo que nem todo mundo ri.

Todo adulto com TDAH tem histórias como essa: engraçadas de contar, não tão engraçadas assim de viver, e nunca agradáveis para as outras pessoas, que são obrigadas a suportar nossos atrasos e nossa desorganização. A mente com TDAH sofre de uma espécie de analfabetismo temporal, aquilo que o Dr. Russell Barkley chamou de "cegueira temporal". Ou a pessoa fica com um tempo irremediavelmente curto, correndo de um lado para outro feito uma barata tonta, ou então age como se fosse abençoada pela dádiva da eternidade. É como se a noção de tempo tivesse parado de se desenvolver no início da infância.

Para uma criança pequena, todo intervalo de tempo parece infinito. Se você lhe diz que o jantar vai ficar pronto em três minutos, ela se desespera como se fosse morrer de fome. Se você a manda se apressar porque o tempo está se esgotando, ela simplesmente não entende. Como pode o infinito se esgotar? Para ela, só existem duas unidades de tempo: o agora e o não agora. E o não agora é infinito.

A noção de tempo da pessoa com TDAH também é distorcida de outras formas. Pergunte a alguém com TDAH quanto tempo vai ser preciso para executar determinada tarefa e ele com certeza vai subestimar esse tempo. O que domina é uma espécie de pensamento mágico característico das crianças pequenas: se eu quiser, vai acontecer. Na magia tudo é possível. Castelos podem ser construídos ou derrubados com o aceno de uma varinha de condão, mundos são atravessados com botas de sete léguas e é possível ir de Oz até o Kansas estalando os calcanhares. A magia vence o tempo.

Nenhum bebê nasce com noção de tempo. Essa aquisição gradual se inicia no começo da infância. A princípio, o bebê não entende conceitos como tempo e espaço, nem tem qualquer consciência de que um acontecimento leva a outro. É só por volta dos 7 anos, como descobriu Jean Piaget, que as crianças começam a ter uma compreensão plena do tempo como um fluxo contínuo. Até então, a criança está no que esse grande psicólogo suíço chamou de "estágio pré-operacional", quando tudo é observado e interpretado a partir de um único ponto de vista, o da criança. "A criança pré-operacional, ao seu modo egocêntrico, acredita ser capaz de parar o tempo, de apressá-lo ou de desacelerá-lo."[1] As redes de células nervosas responsáveis pelas diversas atividades cerebrais não se desenvolvem todas da mesma forma, ao mesmo tempo, ou necessariamente no mesmo grau. Com o TDAH, o que vemos é uma maturação retardada ou permanentemente interrompida da noção de tempo equilibrada, que a maioria das pessoas alcança na idade adulta. No TDAH, o circuito da inteligência temporal fica subdesenvolvido.

Esse subdesenvolvimento explica melhor outra disfunção relacionada ao tempo: a incapacidade crônica de considerar o futuro. O adulto com TDAH, assim como a criança pequena, parece pressupor que apenas o presente existe e precisa ser levado em consideração. A pessoa vive como se seus atos não tivessem qualquer implicação nas necessidades, nos relacionamentos ou nas responsabilidades do futuro. O objetivo de curto prazo é sempre escolhido em detrimento de metas longas, a menos que a atividade ou projeto seja capaz de despertar o lento mecanismo de motivação e recompensa do cérebro. O que domina é o impulso do presente. Não à toa dizem que as pessoas com TDAH se esquecem de pensar no futuro. No instante da ação ou da tomada de decisão, os adultos levam as consequências tão pouco em conta quanto uma criança pequena.

Alguns aspectos do funcionamento mental e emocional da pessoa com TDAH são normais para a idade cronológica; outros permanecem atolados na fase inicial da infância. "Ele pode ser muito cooperativo e maduro num instante, e no seguinte se comportar como um menino de 2 anos", dirá uma mãe exasperada sobre o filho pré-adolescente. "Muitas vezes eu me sinto uma criança", já me disseram muitos adultos com TDAH. "Às vezes parece que eu sou mãe dele. É como se eu tivesse três filhos: dois bebês e um de 32 anos", diria uma esposa amargurada.

As principais insuficiências do TDAH – dificuldade de conter a distração, a hiperatividade e a impulsividade – refletem, cada qual a seu modo, uma falta de autorregulação. A autorregulação faz a pessoa ser capaz de direcionar sua atenção para onde quiser, de controlar seus impulsos, e de estar conscientemente atenta e no controle do que seu corpo está fazendo. Assim como o letramento temporal, a autorregulação é uma etapa específica do desenvolvimento humano, alcançada gradualmente desde a primeira infância até a adolescência e a idade adulta. Nascemos sem qualquer capacidade de autorregular nossas emoções ou ações. Para que a autorregulação seja possível, centros específicos do cérebro precisam se desenvolver e criar conexões com outros centros nervosos, e circuitos químicos precisam ser estabelecidos. O TDAH é um exemplo perfeito de como o adulto segue lutando com os problemas mal resolvidos da infância. Ele tem dificuldade justamente onde a criança não se desenvolveu, e fica atrasado nas áreas em que o bebê ou a criança pequena parou durante o processo de desenvolvimento.

Podemos falar num subdesenvolvimento da inteligência emocional. Em seu best-seller *Inteligência emocional*, Daniel Goleman, psicólogo e colunista do *The New York Times*, diz que a pessoa com esse tipo de inteligência "consegue se motivar e persistir diante das frustrações; controla os impulsos e retarda a gratificação; regula o próprio humor; e impede que as perturbações prejudiquem a capacidade de pensar".[2] Basta incluir um "não" antes dos verbos ("não consegue", "não controla", "não regula", "não impede") e teremos uma descrição sucinta da personalidade com TDAH.

As reações podem ser maduras num momento e perturbadoramente infantis no outro. Se alguma ansiedade profundamente inconsciente for estimulada, a pessoa pode reagir com a falta de autorregulação emocional característica de um bebê. Um adulto que demonstra a mesma raiva de um bebê é algo aterrorizante e potencialmente perigoso.

Como mães e pais, todos nós já tivemos experiências das quais nos envergonhamos e desejaríamos apagar da memória. Esses momentos sempre representam falhas de autorregulação e controle de impulsos. O que acontece é que os centros cerebrais nos quais são geradas as emoções mais profundas de medo ou raiva simplesmente dominam os centros superiores que deveriam controlá-las, como normalmente acontece numa criança pequena.

O fato de esse "modo bebê" ser tão frequente no TDAH reflete um desenvolvimento incompleto de circuitos no córtex cerebral, e entre o córtex e as áreas inferiores do cérebro. *Córtex* significa "casca" e designa a fina crosta de massa cinzenta que circunda a massa branca do cérebro. Constituído principalmente pelos corpos celulares das células nervosas, ou neurônios, o córtex é onde são processadas as atividades mais desenvolvidas do cérebro humano. Se esticado, teria mais ou menos o tamanho e a espessura de um guardanapo de pano. Provavelmente é possível localizar boa parte da base orgânica do TDAH naquilo que se denomina córtex pré-frontal direito, a área do cérebro logo atrás da testa. Indícios disso provêm dos mais recentes estudos radiológicos, de testes psicológicos sofisticados, de experimentos com animais e da observação de seres humanos que sofreram lesões nessa parte do cérebro.

Em geral, as funções do córtex pré-frontal direito incluem o controle de impulsos, a inteligência socioemocional e a motivação. Ele também ajuda a direcionar a atenção. Seres humanos lesionados nessa área, os chamados pacientes pré-frontais, apresentam facilidade de distração, desregulação de impulsos e outros sinais clássicos de TDAH. Macacos lesionados de propósito no córtex pré-frontal direito perdem a capacidade de captar pistas sociais e participar de atividades coletivas essenciais, como a catação. Eles não demoram a ser excluídos pelos outros integrantes do grupo. Quando separados da mãe, filhotes lesionados dessa mesma forma se tornam hiperativos, o que também acontece com ratos de laboratório.

Imagens neurológicas de tomografias computadorizadas e ressonâncias magnéticas, que revelam a arquitetura e o funcionamento das estruturas cerebrais, também apontam para o córtex pré-frontal direito. Ressonâncias mostraram estruturas menores que o normal no córtex pré-frontal direito em pacientes com TDAH.

Outra forma de estudar o cérebro é usando eletroencefalogramas (EEGs), que medem a atividade de ondas elétricas. Estudos de EEG feitos em Edmonton, na Universidade de Alberta, ajudaram a esclarecer um pouco a maneira como o TDAH se reflete no funcionamento do cérebro.[3] Os EEGs de um grupo de meninos pré-adolescentes com TDAH foram comparados aos de um grupo equivalente sem TDAH. Ambos os grupos tinham EEGs normais em repouso, mas o grupo com TDAH exibia uma atividade de "ondas lentas" excessiva durante tarefas dirigidas, como leitura ou desenho. Como era de esperar, o grupo sem TDAH apresentou reações elétricas de ondas rápidas aumentadas ao executar as mesmas tarefas. Em outras palavras, a atividade elétrica no córtex cerebral, ou na massa cinzenta, do grupo com TDAH se tornava mais lenta justo quando teria precisado acelerar.

Pode parecer um paradoxo considerar que a hiperatividade da mente ou do corpo possa ser causada por uma atividade insuficiente do córtex. Também pareceria esquisito pensar que a hiperatividade seja impedida por um medicamento estimulante. Para entender melhor esse paradoxo, podemos recorrer a uma analogia. Imagine um cruzamento urbano com tráfego intenso. Nesse cenário, os motoristas não conseguem se organizar sozinhos. Eles dependem da sinalização de um guarda de trânsito, que garante que, quando o tráfego estiver fluindo em um sentido, os carros do eixo perpendicular fiquem parados, esperando. Ou seja, o fluxo do tráfego é alternadamente inibido numa direção e permitido em outra. Existe *ordem*. Agora imagine que o guarda pegue no sono durante o trabalho. Haverá uma atividade incessante, com carros tentando passar pelo cruzamento em todas as direções, motoristas cada vez mais frustrados, buzinas ensurdecedoras. Haverá muita confusão e pouco progresso. Cada vez menos carros conseguirão se movimentar. Haverá *desordem*.

O córtex pré-frontal atua como esse guarda de trânsito. Uma de suas principais tarefas é a inibição. Ele avalia a profusão de impressões, pensamentos, sensações e impulsos que vêm do entorno, do corpo e dos centros inferiores do cérebro. Precisa escolher aquilo que é essencial e útil e inibir estímulos e impulsos que não sejam úteis para o organismo numa determinada situação. Nossa resposta inicial a um estímulo, seja ele gerador de ansiedade ou de prazer, é inconsciente. Ela vem não do córtex, mas de centros cerebrais inferiores onde se originam as emoções. O córtex tem uma fração de segundo para decidir se permite o impulso ou se o cancela.[4] Uma das formas de compreender neurologicamente o TDAH é como uma *falta de inibição*, uma atividade insuficiente crônica do córtex pré-frontal. O córtex cerebral do lobo frontal não consegue executar sua tarefa de priorizar, selecionar e inibir. O cérebro, soterrado por múltiplos fragmentos de dados sensoriais, pensamentos, sentimentos e impulsos, não consegue se concentrar, e a mente ou o corpo não consegue se aquietar. Resumindo: o guarda pegou no sono e precisamos acordá-lo se quisermos desafogar o tráfego. Da mesma forma, o córtex está funcionando num nível semiadormecido, como indica a atividade reduzida vista no EEG. Daí a eficácia de remédios estimulantes: eles despertam a função inibitória. Acordam o guarda e alertam os circuitos insuficientemente desenvolvidos e ativos do córtex pré-frontal.

Reconhecer que o TDAH é um problema de desenvolvimento, não uma patologia, nos leva numa direção inteiramente distinta daquela ditada por uma abordagem médica limitada. Quando perguntamos por que o transtorno clínico TDAH se desenvolve, estamos adotando um *modelo de doença*. Nesse modelo pressupõe-se a presença de uma entidade patológica no cérebro, análoga, digamos, a uma inflamação das articulações na artrite reumatoide ou a uma invasão bacteriana no pulmão em caso de pneumonia. Essa explicação de como o TDAH se origina quase nos obriga a tratá-lo com medicamentos. Afinal, estamos buscando uma explicação estritamente biológica e fisiológica.

Se optarmos por não considerar o TDAH como um transtorno clínico ou uma doença, veremos a questão da causalidade de um ângulo oposto. Ao reconhecer que a noção de tempo, a autorregulação e a automotivação são etapas cruciais do desenvolvimento conduzidas pela natureza, nos perguntaremos o seguinte: que condições são necessárias para a maturação fisiológica e psicológica do ser humano? Que condições inibiriam ou afetariam esse processo de crescimento? *Em vez de perguntarmos o que causa um transtorno ou doença, perguntaríamos o que impede o desenvolvimento de uma personalidade humana plenamente automotivada e autorregulada.*

Pode-se dizer que, ao tornar a fase de desenvolvimento de um ser humano relativamente longa (dezoito anos ou mais), a natureza tem um propósito: a maturação de um indivíduo autônomo e automotivado em harmonia com a comunidade e o entorno do qual faz parte. No TDAH, esse propósito da natureza não se concretiza. Por quê? Quando formulamos a pergunta assim, entendemos como podem os "sintomas de um transtorno" estarem tão amplamente distribuídos na população, mesmo em pessoas sem o suposto transtorno. Não são muitos os indivíduos que nascem em condições ideais. Em todo o mundo industrializado, e em especial na América do Norte, famílias são submetidas a uma enorme pressão pelo estilo de vida frenético e pelo desmantelamento das redes de apoio tradicionais. Como é quase impossível criar filhos com perfeição, haverá falhas parciais no desenvolvimento, em maior ou menor grau, em praticamente todo mundo. "Tão poucas crianças crescem em circunstâncias verdadeiramente ótimas", escreveu o proeminente psiquiatra infantil Stanley Greenspan, "que não temos a menor ideia de quais sejam de fato os parâmetros para o desenvolvimento".[5]

Em algumas pessoas haverá uma concentração maior de problemas do desenvolvimento. Isso pode se dar porque suas circunstâncias específicas foram piores, ou porque elas eram mais sensíveis, profundamente afetadas por condições que outros indivíduos conseguiriam suportar melhor. São essas pessoas que têm mais probabilidade de ser diagnosticadas com TDAH ou algum outro "transtorno".

Na costa oeste do Canadá, em Vancouver Island, pode-se ver pequenas coníferas raquíticas e retorcidas, parentes atrofiadas dos magníficos abetos que dominam a paisagem alguns quilômetros mais para o interior. Engana-se quem pensa que esses pequenos e valentes sobreviventes sofrem de algum tipo de doença vegetal: eles se desenvolveram ao máximo considerando as condições relativamente árduas de clima e solo. Se quisermos entender por que essas árvores são tão radicalmente diferentes de suas parentes do interior, precisamos saber em que condições os abetos de altura majestosa e tronco robusto conseguem prosperar. O mesmo vale para os seres humanos. Não precisamos procurar doenças para explicar por que algumas pessoas não conseguem desabrochar seu pleno potencial. Basta investigar que condições possibilitam o total desenvolvimento humano e quais o atrapalham.

A resposta para o subdesenvolvimento é o desenvolvimento, e esse desenvolvimento só ocorre em condições adequadas. Por mais que consigam despertar os centros cerebrais superiores, os medicamentos só oferecem uma solução parcial para o problema do TDAH. Talvez não tenhamos como receitar o desenvolvimento propriamente dito, mas podemos promover um ambiente que o torne possível. Felizmente, como veremos nos capítulos sobre o processo de cura, a maturação neurológica e psicológica pode ocorrer a qualquer momento ao longo da vida, não só na infância.

PARTE DOIS

COMO O CÉREBRO SE DESENVOLVE E COMO SURGEM OS CIRCUITOS E A QUÍMICA DO TDAH

6
Mundos distintos: hereditariedade e os ambientes da infância

> *A família na qual cresci não foi a família na qual meus irmãos cresceram. Eles cresceram numa família que passava a vida na estrada e nunca ficava no mesmo lugar por mais que poucos meses. Cresceram numa família em que viam o pai bater regularmente na mãe até transformar seu rosto num borrão roxo de hematomas. Cresceram numa família em que sofriam agressões físicas e verbais por qualquer motivo bobo. [...] Eu cresci num mundo tão diferente do de meus irmãos que poderia muito bem ter recebido outro sobrenome.*
>
> MIKAL GILMORE, *Tiro no coração*

A opinião pública tem sido marcada pelo fundamentalismo genético, a crença de que quase todas as doenças e todos os traços humanos são ditados pela hereditariedade. Matérias simplistas publicadas na mídia, com base em pesquisas semidigeridas, declaram que as leis inflexíveis do DNA regem o mundo da biologia.

Em 1996 se noticiou que, segundo alguns psicólogos, os genes determinam cerca de 50% da propensão humana à felicidade. O traquejo social e a obesidade são outras duas das muitas características humanas que hoje se alega serem genéticas. "Toda semana se descobre um gene associado a alguma doença ou traço", observou ironicamente um colaborador do *The New York Times*. "Com milhares ainda a serem descobertos, só nos resta imaginar o que existe por aí, ou melhor, aqui dentro. [...] O gene de quem ama dançar quadrilha, o gene de quem ama culinária britânica, [...] o gene de quem ama passar vergonha em programas de TV."

Verdadeiras ou não, as explicações genéticas limitadas para o TDAH e todos os outros distúrbios da mente têm seus atrativos. Elas são fáceis de entender, socialmente conservadoras e psicologicamente tranquilizadoras. Não levantam a desconfortável questão de como uma sociedade talvez esteja erodindo a saúde de seus cidadãos, ou como a vida em família pode afetar a fisiologia ou a estrutura emocional de alguém. Como descobri por minha própria experiência, sentimentos de culpa são quase inevitáveis para pais e mães de uma criança "problemática". E essa culpa costuma ser reforçada pelo julgamento desinformado de amigos, vizinhos, professores ou mesmo completos desconhecidos. A culpa parental, mesmo que mal atribuída, é uma dor que a hipótese genética ajuda a aliviar.

Existe um componente hereditário importante no TDAH – a sensibilidade, tema do próximo capítulo –, mas não creio que qualquer fator genético seja *decisivo* no surgimento de traços de TDAH em uma criança.[1] Os genes são códigos para a síntese das proteínas que dão a uma determinada célula sua estrutura e função características. Eles são, por assim dizer, esboços arquitetônicos e mecânicos, vivos e dinâmicos. Se o esboço vai ou não se concretizar depende de muito mais do que o gene em si. Depende, em sua maior parte, do entorno. Em outras palavras: os genes carregam *potenciais* inerentes às células de determinado organismo. Qual dos múltiplos potenciais será expressado biologicamente é uma questão de circunstâncias de vida.

Se fôssemos adotar o modelo médico – apenas para fins de argumentação –, uma explicação genética por si só seguiria sendo inadequada. Distúrbios clínicos pelos quais a herança genética é total ou primordialmente responsável, como a distrofia muscular, são raros. "Poucas doenças são puramente genéticas", afirma Michael Hayden, renomado geneticista da Universidade da Colúmbia Britânica e pesquisador da doença de Huntington. "O máximo que podemos dizer é que algumas patologias são fortemente genéticas." A doença de Huntington é uma degeneração fatal do sistema nervoso baseada num único gene que, se herdado, quase invariavelmente causará o distúrbio. Mas nem sempre. O Dr. Hayden menciona casos de pessoas com o gene que vivem até uma idade avançada sem qualquer sinal da doença em si. "Mesmo no caso da doença de Huntington, deve existir algum fator protetor no entorno", diz ele.

Os genes podem ser ativados ou desligados por fatores ambientais. Na população *cree* do noroeste de Ontário, por exemplo, o diabetes é encontrado numa taxa cinco vezes superior à média nacional canadense, apesar da incidência tradicionalmente baixa de diabetes entre povos originários. A carga genética do povo *cree* não pode ter mudado em poucas gerações. Os responsáveis pelo aumento alarmante nas taxas de diabetes são a destruição do modo de vida fisicamente ativo desse povo; a substituição de sua dieta tradicional, pobre em gorduras e carboidratos, por dietas com alto teor calórico; e os níveis de estresse muito aumentados. Embora a hereditariedade influencie o diabetes, ela não explica essa epidemia entre os povos originários do Canadá nem no restante da população da América do Norte. Veremos que, de modo semelhante, mudanças sociais estão fazendo cada vez mais crianças serem afetadas pelo transtorno de déficit de atenção/hiperatividade.

É fácil tirar conclusões precipitadas sobre as informações genéticas. Alguns estudos identificaram, por exemplo, determinados genes supostamente mais comuns entre pessoas com TDAH ou outros problemas correlatos, como depressão, alcoolismo e dependência química. Mas, mesmo que a existência desses genes seja comprovada, não há motivo para pressupor que eles possam, sozinhos, induzir o desenvolvimento do TDAH ou de qualquer outro transtorno. Em primeiro lugar, nem todo mundo com esses genes terá um transtorno. Em segundo lugar, nem todo mundo com um transtorno terá esses genes.

Estudos de fato mostram que, se pais ou irmãos tiverem TDAH, uma criança dessa família terá um risco estatístico muito aumentado de também ter. Além disso, o TDAH é encontrado com mais frequência em pessoas cujos parentes de primeiro grau são alcoólatras ou sofrem de depressão, ansiedade, dependência química, transtorno obsessivo-compulsivo ou síndrome de Tourette. Poderíamos concluir com isso que esse conjunto heterogêneo de síndromes relacionadas seja em grande parte hereditário, mas pressupor isso seria como crer que, se existem três gerações de açougueiros, padeiros ou fabricantes de velas numa família, então o corte de carnes, a panificação e a fabricação de velas também devem ser genéticos. A atmosfera familiar na qual a criança passa seus primeiros e formativos anos tem um impacto preponderante no desenvolvimento cerebral. É evidente que problemas do cérebro ou da mente, como o TDAH, têm uma probabilidade muito maior de se manifestar em famílias nas quais os genitores também têm disfunções ou problemas psicológicos. Seria espantoso se crianças criadas nesse ambiente intranquilo não desenvolvessem alguns dos mesmos problemas. Nenhum gene precisa estar envolvido para que esses problemas se disseminem na família.[2]

Por muito tempo os estudos de psicologia adotaram a concepção equivocada de que comparar gêmeos idênticos adotados por famílias diferentes poderia distinguir os efeitos da genética daqueles do entorno. Como gêmeos idênticos adotados por pais diferentes são expostos a condições distintas, pressupõe-se que quaisquer semelhanças nos traços de personalidade se devam à hereditariedade comum; já quaisquer diferenças de temperamento são atribuídas a diferenças no entorno. Esse equívoco influenciou muito o entendimento convencional do TDAH. Mostrou-se, por exemplo, que, se um dos gêmeos tivesse TDAH, o outro teria entre 50% e 60% de chance de também ter. O termo técnico para essa probabilidade é *concordância*. Um grau de concordância alto assim é considerado prova de causalidade hereditária... mas só se ignorarmos a pergunta mais óbvia: *já que gêmeos idênticos têm exatamente os mesmos genes, por que a concordância não é mais próxima de 100%?* Ignora-se também um poderoso fator ambiental: *a adoção em si*.

Todo bebê humano precisa de um cuidador disponível e constante. Adotar um bebê significa separá-lo da mãe biológica a cujo corpo, voz, batimentos cardíacos e biorritmos o recém-nascido já estava acostumado na hora do parto. Não podemos simplesmente descartar o efeito devastador que tal separação pode ter no impressionável sistema nervoso do bebê. Não são poucas as adoções – muitas delas examinadas nos estudos publicados – que ocorrem vários meses ou até anos após o nascimento. Muitos bebês adotados precisam passar por vários cuidadores, sem uma figura materna única e disponível para lhes proporcionar uma relação estável e segura. Como a segurança emocional é uma necessidade absoluta do bebê humano, é espantoso que a adoção seja tantas vezes esquecida como uma influência possivelmente crucial.

Como me disseram várias mães adotivas, também é fato que, mesmo quando o recém-nascido é adotado logo após o nascimento por uma família amorosa e dedicada, pode levar um tempo para que se estabeleça entre mãe e bebê uma relação verdadeiramente simbiótica, de mão dupla, fisiológica e emocionalmente sintonizada. O processo seria mais fácil se essa mesma mãe tivesse carregado o bebê dentro do útero durante nove meses.

O útero, aliás, é outro ambiente que gêmeos adotados dividiram. O estresse sentido pela mãe durante a gestação pode desequilibrar seus níveis hormonais, em especial do hormônio do estresse, o cortisol. Tanto durante quanto após a vida intrauterina, o cortisol afeta diretamente o sistema nervoso em desenvolvimento. A grande maioria das gestações que terminam em adoção envolve mães submetidas a forte estresse. São com frequência gestações indesejadas, muitas de adolescentes que enfrentam pressões pessoais, familiares e sociais gigantescas. Bebês adotados – gêmeos ou não – costumam ter sido expostos a altos níveis de hormônios do estresse durante os nove meses da gravidez, uma influência negativa para o cérebro em desenvolvimento mesmo antes do nascimento.[3]

Por esses motivos, podemos esperar que toda criança adotada apresente um risco mais alto que o habitual de ter problemas psicológicos em geral, e TDAH em particular, sem qualquer recurso a explicações genéticas. E, de fato, é o que vemos. Qualquer profissional de saúde que lide com o TDAH se espanta com a grande proporção de pacientes, crianças ou adultos, que foram adotados na primeira infância. Um estudo de 1982 constatou que "a taxa de adoção entre pacientes com TDAH na população clínica era *8 a 16 vezes maior que a prevalência de crianças adotadas na população geral*".[4] Se você tiver TDAH, tem uma chance bem maior do que a média de ter sido adotado.

Nada disso quer dizer que todos os bebês nascem iguais, ou que não existem diferenças congênitas importantes nos sistemas neurológicos entre um bebê e outro. Mães relatam perceber determinados aspectos característicos na personalidade de seus bebês desde o nascimento, e até antes. Alguns, por exemplo, podem ser mais difíceis de despertar, outros de acalmar. Alguns podem ser extremamente sensíveis, outros relativamente insensíveis a estímulos do entorno, como ruído ou toque. Stanley Greenspan chama isso de "padrões de reatividade". Em seu livro de 1997, *A evolução da mente*, ele observa que a mesma combinação de traços biológicos –

exatamente o mesmo padrão de reatividade – pode vir a significar muitas qualidades humanas positivas ou então servir de base para características altamente perturbadas. "Se esses aspectos se tornarão talentos ou problemas depende, em suma, de como a natureza da criança é cultivada", escreve ele.[5] A diferença crucial são os ambientes nos quais as crianças são criadas.

Examinar o TDAH reconhecendo a importância do entorno é uma abordagem inerentemente otimista. Se as causas ambientais são em grande parte responsáveis por um problema, talvez abordagens ambientais possam ser usadas para ajudar a solucioná-lo. Nos capítulos que falam sobre o tratamento do transtorno, veremos que mudanças positivas a longo prazo são de fato possíveis se mudarmos o contexto em que as crianças e até os adultos estão inseridos.

Um exemplo dramático de como o entorno influencia a personalidade é a história da família Gilmore.

Em 17 de janeiro de 1978, em Utah, o criminoso Gary Gilmore, condenado por duplo assassinato, foi executado por um pelotão de fuzilamento após se recusar categoricamente a recorrer da sentença de morte, o que lhe valeu certa notoriedade internacional. A história dilacerante de sua infância, assombrada por violência familiar, alcoolismo e sofrimento, foi contada mais tarde por seu irmão Mikal Gilmore no livro de memórias *Tiro no coração*. Mikal, o caçula de quatro meninos, nasceu quando Gary estava com 11 anos. Teoricamente, se crianças criadas na mesma família dividiram o mesmo entorno, as diferenças entre irmãos teriam que vir da herança genética. No caso dos Gilmores, é fácil ver por que Mikal, nascido numa fase de relativa estabilidade na família, sentia ter sido criado em outro mundo, e por que a infelicidade da sua infância, como ele mesmo disse, foi tão radicalmente diferente da infelicidade da infância dos seus irmãos. Mesmo sem tamanho abismo entre duas experiências, o ambiente de cada irmão nunca é o mesmo.

O entorno tem um impacto ainda maior nas estruturas e circuitos do cérebro humano do que se pensava há apenas dez anos. É ele que molda o material genético herdado. E creio que seja o fator decisivo para determinar se as insuficiências do TDAH vão aparecer ou não numa criança.

Muitas variáveis influenciam o ambiente específico que uma criança vivencia, e a ordem de nascimento é uma delas. O irmão mais velho precisa suportar a dor de ver o amor e a atenção parentais serem direcionados ao novo integrante da família. O caçula talvez tenha que aprender a sobreviver num ambiente que contém um rival mais forte e potencialmente hostil, e nunca chega a conhecer nem o status especial nem o peso de ser filho único. As expectativas parentais inconscientes têm uma probabilidade muito maior de pesar mais sobre o primogênito. Estudos históricos afirmam que a ordem de nascimento é uma importante influência na formação da personalidade, comparável ao sexo.[6]

A situação econômica dos pais pode estar melhor na época do nascimento de um dos filhos. Ou então, como no caso da minha família de origem, circunstâncias históricas ou sociais podem ter enormes consequências no estado emocional dos pais e, portanto, na personalidade das crianças. Filho de judeus, nasci em 1944 em Budapeste, na Hungria, cometendo o erro de cálculo de vir ao mundo dois meses antes da ocupação de meu país natal pelos nazistas, mais de um ano antes do fim da Segunda Guerra Mundial. O primeiro de meus dois irmãos nasceu dois anos e meio depois, numa época de paz, otimismo e gigantesco alívio emocional. Nem preciso dizer que o equilíbrio psicológico dos meus pais deve ter mudado radicalmente entre o meu nascimento e o de meu irmão, assim como o nível de ansiedade que eles transmitiram aos filhos.

Meu irmão caçula nasceu no Canadá, menos de dois anos após minha família e eu nos instalarmos no país como refugiados sem um tostão. Tínhamos fugido da Hungria depois da revolução de 1956, quando meus pais, então próximos da meia-idade, decidiram deixar para trás de uma vez por todas as inseguranças e atribulações do Leste Europeu. Felizmente, talvez, eles não poderiam ter previsto as dificuldades de se adaptar a uma vida nova em outro continente. Seu terceiro filho chegou em meio a dificuldades econômicas e incertezas sobre o futuro. Minha mãe recorda ter passado os nove meses da gravidez chorando e ainda se sente culpada pela depressão pós-parto sofrida durante o primeiro ano de vida do caçula.

Três irmãos e, diria eu, três duplas distintas de pai e mãe. Não creio ser coincidência que tanto meu irmão mais novo quanto eu tenhamos recebido tratamento para depressão e TDAH. Nosso irmão do meio, não.

Mesmo sem guerras mundiais, revoluções e emigração, irmãos criados na mesma casa quase nunca compartilham o mesmo entorno. Mais exatamente, compartilham alguns ambientes – em geral os menos importantes –, mas quase nunca o único cujo impacto na formação da personalidade é mais potente. Eles podem morar na mesma casa, comer a mesma comida, compartilhar muitas atividades. Esses são ambientes de importância secundária, mas aquele que mais profundamente influencia a personalidade humana é invisível: a atmosfera emocional na qual a criança vive durante os primeiros e críticos anos de seu desenvolvimento cerebral. O entorno invisível pouco tem a ver com filosofias e estilos de criação. Tem a ver, isso sim, com coisas intangíveis, e a mais importante delas é a relação entre os pais e seu equilíbrio emocional como indivíduos. Isso também pode variar muito entre o nascimento de uma criança e a chegada de outra. Estou convencido de que a tensão psicológica na vida dos pais durante os primeiros meses da criança é uma grande e universal influência no surgimento subsequente do TDAH. Voltaremos a isso nos próximos capítulos.

Um fator oculto de grande importância é a atitude inconsciente que os pais têm com um filho: o que ou quem, no nível mais profundo, a criança representa para eles; o quanto eles se veem na criança; as necessidades que eles podem ter e subliminarmente esperam que a criança atenda.

Para o bebê não existe uma realidade abstrata, "externa". O meio emocional com o qual o cercamos é o mundo tal como ele o vivencia. Nas palavras da psiquiatra infantil e pesquisadora Margaret Mahler, para o recém-nascido o pai ou mãe é "o principal representante do mundo".[7] Para o bebê e a criança pequena, o mundo se revela na imagem desse adulto: no contato visual, na intensidade do olhar, na linguagem corporal, no tom de voz e, acima de tudo, na alegria ou no cansaço emocional cotidianos exibidos na presença da criança. Seja qual for a intenção de um genitor, são esses os meios pelos quais a criança recebe suas mensagens mais formativas. Embora tenham uma importância primordial no desenvolvimento da personalidade, essas influências sutis e muitas vezes inconscientes não são captadas por questionários psicológicos ou observações dos pais em contextos clínicos. Não há como medir a brandura ou um leve tom de ansiedade na voz, o calor de um sorriso ou a profundidade dos vincos numa testa. Não temos instrumentos para avaliar a tensão no corpo de um pai ao pegar seu bebê no colo, ou para registrar se o olhar de uma mãe está anuviado de preocupação ou cristalino de tranquilidade e expectativa.

Pode-se dizer que duas crianças nunca têm os mesmos pais, no sentido de que *cuidado parental* que cada uma recebe pode variar de modo significativo. Sejam quais forem as esperanças, os desejos ou as intenções do pai ou da mãe, a criança não tem uma experiência direta desse genitor: *o que ela vivencia é o cuidado parental*. Já vi dois irmãos discordarem veementemente em relação à personalidade do pai durante a infância. Nenhum dos dois precisa estar errado se entendermos que eles não receberam a mesma *paternagem*, que foi o que moldou suas impressões. Já cheguei inclusive a ver uma mãe criar seus gêmeos idênticos com uma diferença sutil, mas significativa.

No caso dos Gilmores, dois dos quatro irmãos – Gary e Galen – viraram homens "maus" e tiveram fins violentos, enquanto os outros dois – Frank e Mikal – conseguiram conquistar a duras penas uma autoimagem respeitável. Ao relembrar a infância, Frank e Mikal identificam claramente que seus pobres irmãos ficaram com o lado mais sombrio de seus pais, enquanto eles próprios foram agraciados com um mínimo de leveza.

Os efeitos do entorno no desenvolvimento do cérebro e na formação da personalidade variam de criança para criança. Como podemos ver, essas influências já são diferentes desde o início. Elas também agem sobre indivíduos distintos. O modo como o bebê reage ao entorno tem um grande impacto na maneira como ele experiencia o mundo. Seria praticamente impossível duas crianças habitarem o mesmo ambiente, ainda que o mundo pareça exatamente o mesmo até nos mínimos detalhes.

7
Alergias emocionais: TDAH e sensibilidade

> *Se uma mãe tiver oito filhos, haverá oito mães. Isso não se deve apenas ao fato de ela se comportar de modo diferente com cada um deles. Ainda que ela consiga ser a mesma com todos... cada filho terá sua própria mãe, vista por seus próprios olhos.*
>
> D. W. WINNICOTT, *Tudo começa em casa*

Hora do jantar. A filha de 8 anos não quer saber de largar o brinquedo, o livro ou os devaneios. "Vem logo. A gente quer comer", diz o pai, tenso por causa da fome e da sobrecarga de trabalho.

A filha tapa os ouvidos. "Não grita comigo", reclama ela.

"Não estou gritando", responde o homem, dessa vez levantando a voz.

O rosto da menina se transforma num retrato de sofrimento e desespero. "Mãe, o papai brigou comigo", choraminga ela.

Se a contagem de decibéis nessa cozinha fosse medida na primeira vez em que o pai disse à filha para se apressar, sua voz não teria alcançado níveis que a maioria das pessoas chamaria de grito. Mas a reação da filha é genuína. Ela percebe, sente, experimenta a tensão na voz do pai, o viés de impaciência e frustração contidas. É isso que se traduz no cérebro dela como "grito". Ela está sentindo exatamente o mesmo medo e a mesma mágoa que sentiria qualquer outra criança diante de um grito enraivecido.

É uma questão de sensibilidade, de grau de reatividade ao entorno. Essa criança é emocionalmente hipersensível.

Graus de sensibilidade refletem graus de sentimento. Entre as diversas definições de *sensível* no dicionário, três descrevem extremamente bem a criança com TDAH: *1. Que recebe facilmente as impressões ou sensações externas. 2. Que facilmente se ofende ou se melindra. 3. Que registra a menor diferença ou alteração.* A palavra tem outra conotação também: a de ter empatia, respeito pelos sentimentos alheios. Esses significados podem coexistir no mesmo indivíduo, mas não em todos os casos. Algumas das pessoas mais sensíveis em termos de reação podem ser as menos atentas aos sentimentos dos outros.

Alguns indivíduos são hiper-reativos. Um estímulo relativamente irrelevante provoca neles uma reação intensa. Quando isso acontece em relação a estímulos físicos, dizemos que a pessoa é alérgica. Um alérgico a veneno de abelha, por exemplo, pode ter falta de ar quando picado. As pequenas vias aéreas dos pulmões podem sofrer espasmos, os tecidos da garganta podem inchar, os batimentos cardíacos podem ficar irregulares. A pessoa pode até morrer. Já alguém sem alergia não sentiria nada além de uma dor passageira e ficaria com uma marquinha e uma coceira irritante. Foi a picada de abelha que provocou uma crise fisiológica na primeira vítima? Não diretamente. O que a levou à beira da morte foi sua própria reação fisiológica. Mais exatamente, a combinação do estímulo com a reação. O termo médico exato para designar uma alergia, essa reatividade exacerbada, é *hipersensibilidade*.

Pessoas com TDAH são hipersensíveis. Isso não é uma falha ou fraqueza; elas nasceram assim. É seu temperamento nato. É esse o principal fator hereditário do TDAH. A herança genética por si só não tem como explicar a presença de traços de TDAH nas pessoas, mas a hereditariedade pode tornar muito mais provável que esses traços surjam em determinado indivíduo, a depender das circunstâncias. O que é transmitido pela hereditariedade é a sensibilidade, não o transtorno. Na maioria dos casos, o TDAH é causado pelo impacto do entorno em bebês particularmente sensíveis.

A sensibilidade é o motivo pelo qual as alergias são mais comuns entre crianças com TDAH do que no restante da população. Isso é um fato conhecido e confirmado repetidamente na prática clínica: crianças com TDAH têm uma probabilidade maior de apresentar um histórico de resfriados frequentes, infecções do trato respiratório superior, infecções auditivas, asma, eczema e alergias, fato que alguns interpretam como indício de que o TDAH se deve a alergias. Embora as crises alérgicas com certeza possam agravar os sintomas do TDAH, uma coisa não causa a outra. Em vez disso, são expressões do mesmo traço subjacente congênito: a sensibilidade. Como as reações emocionalmente hipersensíveis não são menos fisiológicas que as reações alérgicas do corpo a substâncias químicas, podemos afirmar que pessoas com TDAH têm alergias emocionais.

Quase qualquer pai ou mãe de uma criança com TDAH, ou qualquer adulto que viva com um cônjuge com TDAH, terá notado nessa pessoa uma certa fragilidade. Pessoas com TDAH vivem escutando que são "sensíveis demais" ou que deveriam deixar de ser "tão cheias de não me toques". Seria como aconselhar uma criança com alergia a pólen a deixar de ser "tão alérgica".

Com sua costumeira sabedoria, a linguagem popular encontrou uma expressão que descreve muito bem a hipersensibilidade: costumamos dizer que uma pessoa muito sensível vive "à flor da pele". Se alguém, por exemplo, tivesse uma perna queimada por água fervente, a pele nessa região ficaria mais fina: as terminações nervosas ficariam mais próximas da superfície. Uma leve rajada de vento poderia causar uma sensação altamente desagradável, ou mesmo dor, ao passo que a perna sem lesão pouco ou nada sentiria. Pode-se dizer que, na pessoa emocionalmente sensível, as terminações nervosas que enviam estímulos emocionais para os centros do cérebro vivem muito próximas da superfície. Assim como os nervos expostos da pele queimada, elas se irritam com muita facilidade. Daí a queixa da minha filha de que eu estava gritando. É claro que o pai impaciente do exemplo era eu. Os jantares na nossa casa eram quase sempre assim.

Pais, professores e médicos podem duvidar dos relatos de uma criança sobre as próprias sensações. Algumas crianças hipersensíveis podem demonstrar um abalo emocional exagerado diante da dor ou do desconforto físico. São acusadas de estar fazendo manha e drama para chamar atenção. Na verdade, não existe qualquer dissimulação no seu comportamento em relação à dor ou ao desconforto, mas simplesmente, para usar uma expressão de Friedrich Nietzsche, "uma suscetibilidade refinada à dor". A sensibilidade é afetada pelo estado emocional. A tolerância à dor é mais baixa quando a pessoa está ansiosa ou deprimida, em parte porque isso impacta o nível das endorfinas (os analgésicos naturais) e dos hormônios do estresse no organismo.

Crianças sensíveis passam a ser tachadas de "difíceis" porque os adultos têm dificuldade para entender seu temperamento, e porque métodos de criação que funcionam com outras crianças se revelam improdutivos nesse grupo. A expressão "criança difícil" denota o ponto de vista de uma pessoa adulta. Na experiência da criança, difícil é lidar com gente grande. Se os árbitros da linguagem fossem as crianças, o que ouviríamos seria "pai difícil", "mãe-problema".

Diferenças fisiológicas no sistema nervoso humano ajudam a explicar as discrepâncias nos níveis de reatividade emocional de uma criança para outra. Em algumas, o sistema nervoso vive sempre em estado de alerta. Pesquisadores da Universidade de Washington, em Seattle, mediram a atividade elétrica de um nervo importante, o nervo vago, em bebês com 5 meses de vida.[1] (O nervo vago faz a ligação entre o sistema nervoso central e o coração, os pulmões e o estômago.) Bebês com um "tom" de base mais alto no nervo vago se mostravam também "mais reativos emocionalmente tanto a estímulos positivos quanto a estímulos levemente estressantes". Aos 14 meses, esses mesmos bebês eram mais reativos quando separados da mãe.

Assim como instrumentos hipersensíveis, crianças sensíveis registram até mudanças ínfimas em seu entorno emocional. Não é uma questão de escolha para elas: seu sistema nervoso apenas reage. É como se elas tivessem antenas invisíveis se projetando em todas as direções, captando e conduzindo para dentro do corpo e da mente as emanações psíquicas à sua volta. Elas podem não ter nenhuma noção consciente disso, assim como um instrumento musical não tem noção consciente das medições que está registrando. Ao contrário dos instrumentos, porém, o equipamento sensorial dos seres humanos não é fácil de desligar. Minha esposa e eu aprendemos a reconhecer as oscilações de humor e comportamento da nossa filha como impressões instantâneas do clima psicológico da nossa casa. Se quiséssemos saber como estávamos nos saindo como indivíduos ou casal, bastava checar as expressões faciais e reações emocionais da nossa filha. O que víamos registrado nem sempre nos tranquilizava.

As cólicas nas crianças sensíveis costumam ser indícios de tensões mal resolvidas no ambiente familiar. É um problema comum e geralmente mal interpretado. Essas crianças, acometidas por dores de barriga "inexplicáveis", são arrastadas de médico em médico, da clínica ao pronto-socorro, para serem submetidas a consultas, exames, radiografias, e repetidamente consideradas "em perfeita saúde". Os pais são tranquilizados; não há motivo para aquela dor. Só que há motivo, sim. O corpo da criança é um barômetro do estresse do sistema familiar inteiro, e seus sintomas são as marcações de um instrumento minuciosamente calibrado.

Como vimos no capítulo anterior, existe um pequeno número de patologias com forte base genética, como a distrofia muscular e a doença de Huntington. São distúrbios raros, que afetam cerca de uma a cada 10 mil pessoas ou mais. Não representam uma ameaça significativa à sobrevivência da espécie. No entanto, se somarmos a quantidade de pessoas afetadas por depressão, TDAH ou outros problemas psicológicos comuns na nossa sociedade, incluindo alcoolismo e ansiedade, teremos identificado nada menos que um terço da população da América do Norte. As explicações genéticas para esses problemas partem do princípio de que, após milhões de anos de evolução, a natureza permitiu que uma quantidade muito grande de genes defeituosos, capazes de debilitar um terço da humanidade, passasse pela peneira da seleção natural: trata-se de uma hipótese muito improvável.

Tudo fará mais sentido se considerarmos que o que está sendo transmitido geneticamente não é o TDAH nem outros transtornos semelhantes, e sim a *sensibilidade*. A existência de pessoas sensíveis é uma vantagem para a humanidade, porque esse é o grupo que expressa melhor os impulsos e anseios criativos da espécie. Por meio de suas reações instintivas, é possível interpretar melhor o mundo. Em circunstâncias normais, essas pessoas se tornam artistas, artesãos, guias espirituais, inventores, xamãs, poetas, profetas. Em termos evolutivos, haveria motivos válidos e potentes para a disseminação de um material genético que codificasse a sensibilidade. Não são doenças que estão sendo herdadas, e sim um traço intrinsecamente favorável à sobrevivência humana. A sensibilidade só é transmutada em sofrimento e transtornos quando o mundo é incapaz de escutar as reações fisiológicas e psíquicas extremamente afinadas da pessoa sensível.

O TDAH não é um estado natural. Ele é, parafraseando Sigmund Freud, um mal-estar na civilização.

8
Uma coreografia surrealista

> *Uma das peculiaridades mais notáveis do cérebro humano é o grande desenvolvimento dos lobos frontais: eles são muito menos desenvolvidos nos outros primatas e quase imperceptíveis em todos os outros mamíferos. São a parte do cérebro que mais cresce e se desenvolve após o nascimento.*
>
> DR. OLIVER SACKS, *Um antropólogo em Marte*

O cérebro humano é a entidade mais complexa do Universo. É formado por 50 a 100 bilhões de neurônios, cada qual ramificado para criar milhares de conexões possíveis com outras células nervosas. Estima-se que, se desdobrados, os filamentos nervosos de um único cérebro humano formariam um fio com várias centenas de milhares de quilômetros de extensão. O número total de conexões, ou *sinapses*, chega aos trilhões.[1] A atividade paralela e simultânea de incontáveis circuitos e redes cerebrais produz milhões de padrões de disparo a cada segundo da nossa vida. O cérebro já foi adequadamente descrito como um "supersistema de sistemas". Embora metade dos cerca de 20 mil genes do organismo humano seja dedicada ao sistema nervoso central, o código genético simplesmente não consegue carregar informação suficiente para predeterminar a quantidade potencial infinita de circuitos cerebrais. Por esse único motivo, a hereditariedade biológica não poderia por si só explicar a psicologia e a neurofisiologia intimamente relacionadas do TDAH.

A experiência no mundo é o que determina os circuitos finos do cérebro. Como afirma o neurologista e neurocientista português António Damásio: "Grande parte do circuito de cada cérebro, em qualquer momento da vida adulta, é individual e única, e reflete de fato a história e as circunstâncias daquele organismo específico."[2] Isso não é menos válido para crianças e bebês. Nem mesmo no cérebro de gêmeos geneticamente idênticos serão encontrados os mesmos padrões no formato das células nervosas, ou na quantidade e na configuração de suas sinapses com outros neurônios.

O microcircuito do cérebro é formatado por influências durante os primeiros anos de vida, período em que o cérebro humano apresenta um crescimento celular espantoso. Cinco sextos das ramificações dos neurônios no cérebro ocorrem após o nascimento. Em determinados momentos do primeiro ano de vida, as novas sinapses se estabelecem ao ritmo de 3 bilhões por segundo. Em grande parte, as experiências individuais de cada criança nos primeiros anos estabelecem as redes que controlam o comportamento e determinam quais estruturas cerebrais vão se desenvolver e até que ponto, e quais centros nervosos se conectarão a outros centros nervosos.[3] As interações intrincadamente programadas entre hereditariedade e entorno que resultam no desenvolvimento do cérebro humano são determinadas por uma "coreografia fantástica, quase surrealista de tão complexa", na pertinente descrição do Dr. James S. Grotstein, do departamento de psiquiatria da Universidade da Califórnia em Los Angeles. O TDAH é resultado de falhas nos circuitos cerebrais, em bebês suscetíveis, durante esse período crucial de crescimento.

Dentre todos os mamíferos, o ser humano é aquele que nasce com o cérebro menos maduro. Já no início da vida, outros animais executam tarefas que um humano só conseguirá realizar muitos meses depois. Um cavalo consegue andar no primeiro dia de vida; filhotes de macaco se agarram ao pelo da mãe poucas semanas após o nascimento. Os seres humanos só conseguem coordenar minimamente habilidades visuais, controle muscular, equilíbrio e orientação espacial perto de completarem 1 ano de idade.

No período que se segue ao nascimento, o cérebro humano, ao contrário do que acontece com nosso parente evolucionário mais próximo, o chimpanzé, segue crescendo ao mesmo ritmo que crescia dentro do útero. Enquanto o cérebro do chimpanzé não fará mais que dobrar de tamanho entre o nascimento e a fase adulta, a massa cerebral dos humanos terá *triplicado* aos 4 anos. Na idade adulta, o tamanho do nosso cérebro já terá *quadruplicado*, ou seja: três quartos do nosso crescimento cerebral ocorrem fora do útero após o nascimento, com a maior parte ocorrendo nos primeiros anos.

Podemos pensar nisso como um meio-termo negociado pela natureza. Quando nos tornamos bípedes, nossos membros anteriores viraram braços e mãos capazes de muitas atividades delicadas e complexas. Esse desenvolvimento impulsionou uma grande expansão no tamanho do cérebro, em especial dos lobos frontais. São esses lobos que coordenam o movimento das mãos. São eles também que possibilitam a resolução de problemas e as competências sociolinguísticas que tornaram a humanidade capaz de prosperar numa grande variedade de habitats. Se nascêssemos com nossos circuitos rigidamente fixados pela hereditariedade, os lobos frontais seriam bem mais limitados em sua capacidade de aprender e se adaptar aos muitos ambientes possíveis que os seres humanos habitam.

Para possibilitar nossa postura ereta, a pelve humana precisou ficar mais estreita, de modo que um crescimento intrauterino que se alongasse por mais de nove meses teria resultado em bebês grandes demais para nascerem em segurança. Ao final dos nove meses da gestação humana, a cabeça já constitui a maior parte do corpo do feto, a mais provável de entalar no canal de parto. O meio-termo que nossos ancestrais se viram obrigados a aceitar foi que o enorme cérebro humano se desenvolvesse fora do ambiente relativamente seguro do útero, muito vulnerável a circunstâncias adversas.

Segundo os últimos achados da neurociência moderna, o desenvolvimento cerebral no bebê humano envolve um processo de competição que já foi descrito como "darwinismo neural".[4] Células, circuitos, redes e sistemas nervosos competem entre si para sobreviver. Os neurônios e as conexões mais úteis para a sobrevivência do organismo em seu ambiente específico são mantidos; os outros definham e morrem. Rotas nervosas que não tenham plenas condições de crescer não se desenvolvem, ou se desenvolvem de modo disfuncional e incompleto. As reservas de elementos químicos subutilizados diminuem, e a capacidade do cérebro de produzi-los declina. Por meio da eliminação de células e sinapses não utilizadas, e da formação de células novas favorecida pelo entorno, desenvolvem-se, aos poucos, circuitos especializados que guiam as diversas e múltiplas atividades do cérebro humano.

Esse darwinismo neural significa que nosso potencial genético de desenvolvimento cerebral só consegue alcançar sua expressão plena se as circunstâncias forem favoráveis. Para entender isso, basta imaginar um bebê mantido num quarto totalmente escuro, sem que ninguém jamais fale com ele. Mesmo que o bebê fosse alimentado e cuidado, após um ano de uma privação assim seu cérebro não seria comparável ao de seus pares, fosse qual fosse seu potencial genético. Apesar de ter nascido com olhos perfeitos e nervos saudáveis capazes de levar as imagens visuais até o cérebro, as cerca de trinta unidades neurológicas que, juntas, formam o sentido da visão não se desenvolveriam. Até mesmo os componentes neurológicos da visão presentes ao nascimento se atrofiariam e se tornariam inúteis caso essa criança passasse cerca de cinco anos sem ver luz alguma. O resultado seria uma cegueira irreversível. Se ela não ouvisse ninguém falando durante os primeiros dez anos, nunca seria capaz de aprender a linguagem humana. O TDAH é outro exemplo de como os circuitos neurais e a bioquímica do cérebro podem ser impedidos de se desenvolver de maneira ideal quando se interfere nos estímulos adequados do entorno. Quais são, então, as condições ideais para o pleno desenvolvimento do cérebro?

Pode ser que, dentro da matriz uterina, passem despercebidas as três condições indispensáveis para um crescimento saudável. São elas: nutrição, um ambiente fisicamente seguro e a inter-relação estável e constante com o organismo materno. A palavra "matriz" vem do latim *matrix*, que significa "útero", e tem a mesma origem da palavra "mãe". O útero é a mãe, e sob muitos aspectos a mãe continua sendo o útero mesmo após o parto. No ambiente uterino, nenhuma ação ou reação é exigida do feto em desenvolvimento para que ele tenha suas necessidades atendidas. A vida intrauterina é com certeza o protótipo da vida no jardim do Éden, onde nada nunca falta nem precisa ser obtido à custa de trabalho. Se não há consciência – pois ainda não comemos o fruto proibido –, tampouco há privação ou ansiedade.

Exceto em condições de extrema pobreza – incomuns mas existentes no mundo industrializado –, as necessidades nutricionais e as exigências de abrigo dos bebês são mais ou menos atendidas. A terceira exigência fundamental – um ambiente emocional seguro e relativamente tranquilo – é a que mais corre o risco de não ser atendida nas sociedades ocidentais.

O bebê humano não é capaz de seguir os pais ou se agarrar a eles logo depois de nascer, e é subdesenvolvido em muitos outros aspectos do ponto de vista neurológico e bioquímico. O período que compreende mais ou menos os primeiros nove meses de vida extrauterina parece ter sido previsto pela natureza como uma segunda etapa da gestação. O antropólogo Ashley Montagu chamou essa fase de *exterogestação*, ou seja, a gestação que continua fora do corpo materno.[5] Durante esse período, a segurança do útero precisa ser provida pelo ambiente parental. Para permitir a maturação do cérebro e do sistema nervoso – que em outras espécies ocorre no útero –, o vínculo que até o parto era diretamente físico precisa agora ser prolongado em níveis tanto físicos quanto emocionais. Física e psicologicamente, o ambiente parental deve abrigar e prover o bebê com a mesma segurança que ele tinha dentro do útero.

Durante esses nove meses adicionais de gestação, a natureza de fato oferece um quase-substituto para a conexão umbilical: a amamentação. Além de seu valor nutricional insubstituível e da proteção imunológica que ela confere ao bebê, a amamentação funciona como uma etapa de transição de um vínculo físico ininterrupto para a separação completa do corpo da mãe. Agora fora da matriz uterina, o bebê mesmo assim é mantido próximo ao calor do corpo materno do qual o alimento continua a fluir. A amamentação também aprofunda o sentimento de conexão da mãe com o bebê, aprimorando a relação de vínculo emocionalmente simbiótica. Sem dúvida o declínio na prática da amamentação, particularmente acelerado na América do Norte, contribuiu para as inseguranças emocionais tão prevalentes nos países industrializados.

Mais ainda do que a amamentação, um desenvolvimento cerebral saudável exige segurança emocional e carinho no entorno do bebê. Essa segurança significa mais do que o amor e as melhores intenções possíveis dos pais. Depende também de uma variável menos controlável: de esses pais estarem livres do estresse capaz de prejudicar seu próprio equilíbrio psicológico. Um ambiente emocional calmo e consistente ao longo de toda a primeira infância é uma exigência essencial para a formação dos circuitos neurológicos de autorregulação. Quando esse fator é comprometido, como acontece com frequência em nossa sociedade, o desenvolvimento cerebral sofre efeitos adversos. O TDAH é uma das consequências possíveis.

9
Sintonização e apego

Desde o início da infância, parece que só conseguimos regular nosso estado emocional se sentirmos que alguém importante em nossa vida está vivenciando simultaneamente um estado mental parecido.

DR. DANIEL J. SIEGEL

As áreas do córtex responsáveis pela atenção e pela autorregulação se desenvolvem em resposta à interação emocional com a pessoa que podemos chamar de figura materna. Em geral se trata da mãe biológica, mas pode ser também outra pessoa, homem ou mulher, a depender das circunstâncias. Embora, por conveniência, eu às vezes me refira a essa pessoa apenas como "mãe", a palavra sempre vai representar a figura cuidadora mais importante: pai, mãe, avô, avó, pai ou mãe adotivos, etc. Como a formação dos circuitos cerebrais da criança é influenciada pelos estados emocionais da mãe, creio que a origem do TDAH seja o estresse que afeta as interações emocionais da figura materna com o bebê. É esse estresse que provoca os circuitos elétricos e químicos perturbados do TDAH. O apego e a sintonização, dois aspectos fundamentais do relacionamento entre bebê e figura materna, são os fatores determinantes. E são eles o tema deste capítulo.

O hemisfério direito do cérebro materno, o lado onde residem nossas emoções inconscientes, programa o hemisfério direito do bebê. Nos primeiros meses, as comunicações mais importantes entre mãe e bebê são inconscientes. Incapaz de decifrar o significado das palavras, o bebê recebe mensagens que são puramente emocionais. Elas são transmitidas pelo olhar da mãe, por seu tom de voz e por sua linguagem corporal, que refletem seu ambiente emocional interno inconsciente. No cérebro do bebê, qualquer coisa que ameace a segurança emocional da mãe pode abalar os circuitos elétricos e os estoques de substâncias químicas em formação dos sistemas reguladores da emoção e da atenção.*

Minutos após o parto, os cheiros da mãe estimulam a ramificação de milhões de células nervosas no cérebro do recém-nascido. Um bebê com 6 dias de idade já consegue distinguir o cheiro da mãe do cheiro de outras mulheres. Mais tarde, estímulos visuais associados às emoções vão assumindo gradualmente o papel de influência mais importante.

Com 2 a 7 semanas, o bebê já prefere virar o rosto em direção à mãe em detrimento de outras pessoas, inclusive do pai, a menos que o pai seja a figura materna. Com 17 semanas, o olhar do bebê acompanha mais de perto os olhos da mãe do que os movimentos de sua boca, concentrando-se assim no que já foi chamado de "porção visível do sistema nervoso central da mãe". Durante trocas intensas de olhares, o cérebro direito do bebê lê o cérebro direito da mãe. Segundo um artigo publicado na revista *Scientific American*: "Do ponto de vista embriológico e anatômico, o olho é uma extensão do cérebro: é quase como se uma parte do cérebro estivesse visível."[1] Os olhos comunicam com eloquência os estados emocionais inconscientes da mãe:

> Uma pessoa usa o tamanho da pupila da outra como fonte de informação sobre seus sentimentos e atitudes; esse processo costuma ser inconsciente. A dilatação das pupilas ocorre em estados de prazer e é um indicador de "interesse". [...] Experimentos mostraram que os olhos das mulheres se dilatam em reação à imagem de um bebê. Mais importante ainda, [...] as pupilas também se dilatam em quem observa as pupilas dilatadas de outra pessoa. Num estudo sobre desenvolvimento, bebês sorriam mais quando as pupilas de uma mulher participante do experimento estavam dilatadas do que quando estavam contraídas.

---

* Os circuitos e a química cerebral envolvidos nesse processo serão descritos no próximo capítulo.

Todo mundo já sentiu mudanças fisiológicas e psicológicas intensas ao trocar olhares com outra pessoa; essas mudanças podem ser muito prazerosas ou desagradáveis. A maneira como uma pessoa nos olha pode alterar os padrões elétricos do nosso cérebro, conforme registrado por EEGs, e pode também causar mudanças fisiológicas no nosso corpo. O recém-nascido é muito suscetível a esse tipo de influência, o que afeta diretamente a maturação das estruturas cerebrais.

Os efeitos do estado mental materno nos circuitos elétricos do cérebro do bebê foram demonstrados por um estudo da Universidade de Washington, em Seattle.[2] Emoções positivas estão associadas a uma atividade elétrica aumentada no hemisfério esquerdo, e sabe-se que a depressão em adultos está associada a uma atividade elétrica *diminuída* nesse hemisfério. Com isso em mente, o estudo de Seattle comparou os EEGs de dois grupos de bebês: um cujas mães apresentavam sintomas de depressão pós-parto, e outro cujas mães não apresentavam esses sintomas. "Durante interações lúdicas com a mãe, projetadas para provocar emoções positivas", relataram os pesquisadores, "bebês de mães não deprimidas apresentaram uma ativação cerebral frontal maior à esquerda do que à direita". Os filhos de mães deprimidas "não apresentaram diferenças hemisféricas de ativação", ou seja: as atividades cerebrais à esquerda que deveriam ocorrer durante uma interação positiva e alegre entre mãe e bebê não ocorriam, por mais que a mãe se esforçasse. É interessante destacar que esses efeitos só eram notados nas áreas frontais do cérebro, onde estão localizados os centros de autorregulação das emoções. Além das peculiaridades no EEG, bebês de mães deprimidas se mostraram menos ativos, desviaram mais o olhar e apresentaram menos emoções positivas e maior irritabilidade.

A depressão materna está associada a atenção reduzida nos bebês. Ao resumir vários estudos britânicos, Dale F. Hay, pesquisador na Universidade de Cambridge, sugere que "a experiência da depressão materna nos primeiros meses de vida pode abalar processos sociais de ocorrência natural que estimulam e regulam as capacidades de atenção em desenvolvimento do bebê".[3]

A importância da conexão próxima e constante entre mãe e bebê foi ilustrada por um inteligente estudo conhecido como "experimento da dupla TV", no qual bebês e mães interagem por meio de um sistema de circuito fechado de televisão. Em cômodos separados, mãe e bebê se observavam e, num "feed ao vivo", comunicavam-se por meio de gestos, sons, sorrisos e expressões faciais. Os bebês ficavam felizes durante essa fase do experimento. "Quando se transmitia para os bebês, sem que eles soubessem, o vídeo das 'reações felizes' da mãe gravadas um minuto antes", escreveu o psiquiatra infantil Daniel J. Siegel, "eles ficavam tão incomodados quanto os bebês dos experimentos clássicos de 'expressão neutra', nos quais a mãe ficava presente mas não esboçava nenhuma reação emocional à demanda de sintonização de seu bebê".[4]

Por que os bebês ficaram tão incomodados mesmo vendo o rosto feliz e simpático da mãe? Porque sinais de felicidade e simpatia não bastavam. Eles também precisavam sentir que a mãe estava alinhada ao seu estado mental, participando de cada um de seus momentos. Isso não era possível no vídeo gravado, já que o rosto da mãe não reagia às mensagens que o bebê estava transmitindo em tempo real. Chamamos o compartilhamento de estados emocionais de *sintonização*.[5] O estresse emocional da mãe influencia o desenvolvimento cerebral do bebê porque tende a interferir nessa sintonia.

A sintonização é necessária para o desenvolvimento normal dos circuitos cerebrais e do aparato neuroquímico da atenção e da autorregulação emocional. Trata-se de um processo finamente calibrado, que exige que a mãe se mantenha num estado mental relativamente livre de estresse, ansiedade e depressão. Isso se expressa sobretudo quando mãe e bebê trocam olhares intensos, num universo emocional só deles, excluindo o restante do mundo como acontecia no útero.

Sintonização não é o mesmo que imitação mecânica do bebê. É algo que não tem como ser simulado, por melhores que sejam as intenções. Como todos sabemos, há diferenças entre um sorriso autêntico e um sorriso fingido. Os músculos ativados pelo sorriso são exatamente os mesmos nos dois casos, mas os sinais que fazem esses músculos funcionarem não vêm dos mesmos centros cerebrais. Consequentemente, os músculos reagem de modo distinto dependendo da origem dos sinais que os ativam. É por isso que apenas atores e atrizes talentosos conseguem imitar um sorriso genuíno e sincero. O processo de sintonização é sutil demais para ser mantido pelo mero esforço voluntário do pai ou da mãe. Os bebês, em especial os mais sensíveis, intuem as diferenças entre uma emoção autêntica e uma emoção fingida para tranquilizá-lo ou protegê-lo. Um cuidador amoroso que esteja deprimido ou ansioso pode até tentar esconder esse fato do bebê, mas será em vão. Na verdade, quando se trata de emoções fingidas, é bem mais fácil enganar um adulto do que um bebê, cujo radar sensorial ainda não foi confundido. O bebê consegue ler com clareza os sentimentos por trás das palavras ou dos gestos forçados. É triste, mas verdadeiro: ficamos muito mais burros quando chegamos à idade adulta.

Na sintonização, quem conduz é o bebê; a mãe acompanha. "O papel de cada um se distingue pela rapidez das reações", escreve John Bowlby, um dos grandes pesquisadores de psiquiatria do século XX.[6] O bebê inicia a interação ou se retira dela segundo seus próprios ritmos, como Bowlby descobriu, ao passo que "a mãe regula seu comportamento para se encaixar no dele. [...] Assim, ela lhe permite ditar o ritmo, criando um diálogo por meio de um hábil entrelaçamento de reações". A figura materna tensa ou deprimida não conseguirá acompanhar o bebê até um estado relaxado e feliz. Ela também pode não conseguir captar plenamente sinais da perturbação emocional do bebê nem reagir a eles de modo tão eficaz quanto gostaria. A dificuldade da criança com TDAH para interpretar sinais sociais tem por origem o fato de seus próprios sinais de relacionamento não terem sido interpretados pelo adulto cuidador, que estava distraído pelo estresse.

Na interação sintonizada, a mãe não só segue o bebê, como também lhe permite interromper temporariamente o contato. Quando a interação alcança determinado nível de intensidade para o bebê, ele desvia o olhar para evitar um nível desconfortável de estimulação. Então uma nova interação tem início. Uma mãe ansiosa pode tentar estimular o bebê para trazê-lo de volta à interação. Nesse caso, o sistema nervoso do bebê não tem tempo de "esfriar", e a sintonização fica prejudicada.

Bebês cujos cuidadores, por qualquer motivo, estão estressados demais para lhes proporcionar sintonização suficiente acabam crescendo com uma tendência crônica a se sentir sozinhos com as próprias emoções, a terem a sensação – certa ou errada – de que ninguém consegue sentir o que eles estão sentindo, de que ninguém consegue "entendê-los" de verdade.

A sintonização é o principal componente de um processo maior chamado *apego*.[7] O apego nada mais é que nossa necessidade de estar perto de alguém. Representa a necessidade absoluta que o vulnerável bebê humano tem de uma proximidade sólida com pelo menos uma figura parental que o alimente, proteja e esteja constantemente disponível. Essencial para a sobrevivência, o impulso do apego faz parte da natureza dos animais de sangue quente na primeira fase da vida, em especial nos mamíferos.

Nos seres humanos, o apego modula o comportamento por mais tempo do que em qualquer outro animal. Para a maioria de nós, ele está presente ao longo de toda a vida, embora possamos transferir nossa necessidade de apego de uma pessoa (mãe ou pai) para outra (cônjuge ou filho, por exemplo). Podemos também tentar preencher a falta de contato humano de diversas outras formas, como recorrendo aos vícios, ao fanatismo religioso ou à realidade virtual da internet. Boa parte da cultura popular – incluindo livros, filmes e canções – não expressa nada além das alegrias ou tristezas que provêm de nossas experiências de apego. A maioria dos pais tem com os filhos algum misto de comportamento amoroso e nocivo, cuidadoso e negligente. As proporções variam de uma família para outra, de um cuidador para outro. As crianças com TDAH que menos tiveram suas necessidades de carinho parental atendidas terão o transtorno mais exacerbado na vida adulta.

Com apenas poucos meses de vida, um bebê já registra por meio de expressões faciais seu desagrado com o distanciamento emocional inconsciente da mãe, apesar de ela seguir presente fisicamente. O bebê "se deleita com a atenção da mãe", escreve Stanley Greenspan, "e sabe quando essa fonte de deleite está ausente. Se a mãe estiver preocupada ou distraída na hora de brincar com ele, seu rostinho demonstrará tristeza ou desalento".[8]

10
As pegadas da primeira infância

A mente emana da interface entre os processos neurofisiológicos e as relações interpessoais. A experiência molda seletivamente o potencial neuronal genético, exercendo uma influência direta na estrutura e na função do cérebro.

DR. DANIEL J. SIEGEL

Atrás da testa, próximo ao olho direito, localiza-se um dos centros regulatórios mais importantes do cérebro: o córtex orbitofrontal (COF).[1] Ele integra o córtex pré-frontal, a área de massa cinzenta que mais participa da inteligência social, do controle dos impulsos e da atenção. Ele também é importante para a memória operacional de curto prazo. O córtex orbitofrontal – assim chamado devido à sua proximidade com a órbita ocular – é mais desenvolvido do lado direito e parece dominar seu equivalente esquerdo.

Um distúrbio complexo como o TDAH não pode ter suas origens atribuídas somente a uma parte do cérebro. É necessário o envolvimento de muitos circuitos e sistemas. Segundo vários indícios recentes, porém, perturbações no COF estão de fato relacionadas a transtornos da inibição de impulsos e da autorregulação emocional, incluindo o TDAH. É provavelmente ali que são mais pronunciados os efeitos neurofisiológicos do estresse sobre a sintonização e o apego.

Durante o crescimento de um ser humano, o objetivo da natureza é torná-lo um adulto automotivado, autorregulado e autônomo. Como o bebê carece desses atributos, podemos dizer que o objetivo da natureza é na verdade transformar a dependência em independência, a regulação externa em regulação interna. Essa mudança demanda o desenvolvimento do córtex pré-frontal – situado na parte mais anterior do cérebro –, em especial do COF.

O COF direito tem conexões com praticamente todas as outras partes do córtex. Também é rico em conexões com as estruturas inferiores do cérebro, onde os estados fisiológicos internos do corpo são controlados e monitorados, e onde são geradas as emoções mais primitivas e potentes, como o medo e a raiva. Ele ocupa o centro do sistema de recompensa e motivação do cérebro, e contém mais das substâncias químicas associadas ao prazer e à alegria – dopamina e endorfinas – do que quase qualquer outra área do córtex.

Por meio das conexões com os centros visuais do córtex, o COF influencia a orientação visuoespacial, ou seja, a localização dos objetos no espaço. O indivíduo com orientação visuoespacial comprometida tende a esbarrar o tempo todo em objetos e pessoas e tem dificuldade de seguir indicações geográficas – aspectos do TDAH com os quais estou bem familiarizado.

O COF tem um papel preponderante no controle da atenção. Nosso cérebro é bombardeado o tempo todo por informações sobre o ambiente externo e o interno, e o COF nos ajuda a escolher quais merecem nosso foco. Enquanto o hemisfério esquerdo analisa o significado do que foi dito, o COF direito interpreta o conteúdo emocional das mensagens: a linguagem corporal, o movimento dos olhos, o tom de voz. Ele computa de modo constante e instantâneo o significado emocional das situações, e se preocupa muito com a avaliação das relações entre o eu e os outros. Segundo vários estudos, ele é "crucial para o processamento, a expressão e a regulação das informações emocionais".[2]

O COF atua também no controle dos impulsos, ajudando a inibir os centros inferiores do cérebro nos quais se originam os impulsos emocionais urgentes. Quando está funcionando bem, pode retardar as reações emocionais por tempo suficiente para permitir reações maduras e mais sofisticadas. Quando suas conexões são abaladas, ele perde essa capacidade. Nesses momentos, emoções primitivas e não processadas inundam a mente, sobrepujando os pensamentos e controlando o comportamento.

Por fim, o COF registra e armazena os efeitos emocionais das experiências, principalmente das interações do bebê com seus cuidadores primários durante os primeiros meses e anos de vida. O armazenamento dessas primeiras interações é o modelo inconsciente a partir do qual todas as reações e interações emocionais subsequentes vão se formar. Grupos de neurônios no COF codificam as pegadas emocionais dessas importantes experiências, pegadas que, inconscientemente, tendemos a seguir no futuro, repetidas vezes.

O grande pesquisador canadense Donald Hebb mostrou que grupos de neurônios que disparam juntos tendem a continuar disparando juntos no futuro. As primeiras impressões emocionais ficam codificadas na forma de padrões neuronais: grupos de células nervosas preparadas para disparar ao mesmo tempo. Percebemos isso mais tarde na vida, quando alguns estímulos relativamente pequenos, como levar uma fechada no trânsito, desencadeiam em nós uma raiva irracional, nos deixando perplexos diante da nossa reação. Na verdade, segundo o princípio de Hebb, essa reação tem raízes na nossa primeira infância, quando o COF se deparou pela primeira vez com a raiva e a frustração. Toda vez que gritamos com alguém no trânsito, estamos refletindo nosso passado como bebês.

Inúmeras pesquisas sustentam essa teoria sobre as funções do córtex pré-frontal direito. Isso é ainda mais evidente em quem sofreu lesões nessa área do cérebro.[3] O comportamento e as reações emocionais dos chamados "pacientes pré-frontais" parecem gabaritar os critérios diagnósticos do TDAH: por exemplo, eles muitas vezes divagam e precisam ser lembrados de concluir um raciocínio; distraem-se com facilidade; não costumam prestar atenção numa conversa inteira, mas apenas em trechos que captem seu interesse; durante a realização de tarefas, muitas vezes parecem esquecer quais eram as instruções; são propensos a rompantes emocionais infantis; têm dificuldade de inibir seus impulsos físicos; acham quase impossível aprender pela experiência.

Danos físicos, como uma lesão no cérebro, não são os únicos fatores que podem abalar as funções químicas e elétricas do córtex pré-frontal. No TDAH não existe lesão cerebral, e sim um desenvolvimento cerebral comprometido. Como já vimos, *o que acontece não é o desenvolvimento de um transtorno, mas a falta de desenvolvimento de determinados circuitos cerebrais importantes. A falta de condições ideais para o desenvolvimento saudável do córtex pré-frontal, creio eu, é o que explica praticamente todos os casos de TDAH.*

As interações emocionais estimulam ou inibem o crescimento de células e circuitos nervosos por meio de processos complexos que envolvem a liberação de substâncias químicas naturais. Para dar um exemplo bastante simples, quando um bebê tem experiências "felizes", seu organismo libera endorfinas, que são os opioides naturais do cérebro, as "substâncias químicas da recompensa". As endorfinas incentivam o crescimento de células nervosas e as conexões entre elas. Por outro lado, estudos com animais demonstram que níveis cronicamente altos de hormônios do estresse, como o cortisol, fazem com que importantes centros cerebrais encolham.

As emoções afetam não só a liberação de substâncias químicas a curto prazo, mas também o equilíbrio a longo prazo dos neurotransmissores, os mensageiros moleculares que telegrafam impulsos elétricos de uma célula nervosa para outra. Além de ajudar a moldar a estrutura dos centros e circuitos cerebrais, as primeiras interações do bebê com os cuidadores também influenciam a composição química do cérebro. Ao longo da vida do ser humano, há uma constante interação de mão dupla entre os estados psicológicos e a neuroquímica dos lobos frontais, fato que muitos médicos negligenciam. Um dos resultados disso é a dependência excessiva dos remédios para tratar transtornos mentais. A psiquiatria está ouvindo demais o Prozac e não o suficiente os seres humanos: a história de vida de uma pessoa deveria ser considerada no mínimo tão importante quanto a composição química de seu cérebro.

Distúrbios mentais tendem a ser atribuídos a deficiências nos mensageiros químicos do cérebro, os neurotransmissores. Como observou enfaticamente Daniel J. Siegel: "Hoje em dia ouvimos dizer por toda parte que a experiência do ser humano vem de suas substâncias químicas." Segundo a abordagem meramente bioquímica, a depressão – assim como a agressividade excessiva – se deve a uma falta de serotonina. A solução então seria o Prozac (cloridrato de fluoxetina), que aumenta os níveis de serotonina no cérebro. Considera-se que o TDAH se deva em parte a uma insuficiência de dopamina, crucial para regular a atenção e vivenciar estados de recompensa. Nesse caso, a solução seria a Ritalina. Assim como o Prozac aumenta os níveis de serotonina, considera-se que a Ritalina e outros psicoestimulantes aumentem a disponibilidade de dopamina nas áreas pré-frontais do cérebro. Acredita-se que isso aumente a motivação e a atenção ao melhorar o funcionamento de áreas do córtex pré-frontal. Embora tenham um certo fundo de verdade, essas explicações bioquímicas de estados mentais complexos são simplificações exageradas e perigosas, como alerta o neurologista António Damásio:

> Quando se trata de explicar o comportamento e a mente, não basta falar em neuroquímica. [...] O problema é que não é a ausência ou a baixa quantidade de serotonina em si que "causa" determinadas manifestações. A serotonina faz parte de um mecanismo extremamente complexo que opera no nível das moléculas, das sinapses, dos circuitos locais e dos sistemas, e no qual fatores socioculturais, tanto do passado quanto do presente, também têm uma forte interferência.[4]

As insuficiências e os desequilíbrios das substâncias químicas do cérebro são tanto um efeito quanto uma causa, muito influenciados pelas experiências emocionais. Algumas experiências diminuem o fornecimento de neurotransmissores; outras o aumentam. Por sua vez, a disponibilidade – ou a falta – de substâncias químicas no cérebro pode promover determinados comportamentos e reações emocionais e inibir outras. Mais uma vez, constatamos que a relação entre comportamento e biologia não é uma via de mão única. Vejamos um exemplo: em bandos de macacos, observou-se que os machos dominantes, mais agressivos, têm menos serotonina que os demais. Isso parecia provar que níveis baixos de serotonina causam agressividade. No entanto, os níveis de serotonina só caem *depois* que esses machos alcançam o status de dominância. Assim, embora a relativa falta de serotonina possa ajudar a *manter* a agressividade do macho dominante, ela não pode ser sua *causa*. Talvez o estresse emocional tenha o mesmo tipo de efeito nos níveis de serotonina, contribuindo para sintomas de depressão. Quando receitamos Prozac, mais do que tratar a biologia da hereditariedade, estamos tratando a biologia do ser e estar no mundo.

As influências ambientais também afetam a dopamina. Graças a estudos com animais, sabemos que o estímulo social é necessário para o crescimento das terminações nervosas que liberam dopamina e para o crescimento de receptores aos quais a dopamina precisa se ligar para fazer seu trabalho. Em macacos com 4 meses de vida, alterações importantes de dopamina e outros neurotransmissores foram encontradas após apenas seis dias de separação da mãe. "Nesses experimentos", escreve Steven Dubovsky, professor de psiquiatria e medicina da Universidade do Colorado, "a perda de um vínculo importante parece reduzir a quantidade de um neurotransmissor crucial no cérebro. Quando esses circuitos param de funcionar da maneira correta, torna-se cada vez mais difícil ativar a mente".[5]

Um estudo neurocientífico publicado em 1998 mostrou que ratos adultos que, quando bebês, tinham trocado contatos físico-emocionais com a mãe desenvolveram circuitos cerebrais mais eficientes para reduzir a ansiedade, bem como mais receptores nas células nervosas para as substâncias químicas tranquilizadoras do cérebro.[6] Em outras palavras: interações com a mãe no início da vida moldaram a capacidade neurofisiológica dos ratos de reagirem ao estresse. Em outro estudo, animais recém-nascidos criados em isolamento tinham uma atividade reduzida de dopamina no córtex pré-frontal... mas não em outras áreas do cérebro. Ou seja: o estresse emocional afeta particularmente a química do córtex pré-frontal, o centro da atenção, da motivação e da autorregulação seletivas. Dada a relativa complexidade das interações emocionais humanas, a influência da relação bebê-cuidador na neuroquímica humana é mais forte ainda.

No bebê humano, o crescimento de terminações nervosas ricas em dopamina e o desenvolvimento de receptores de dopamina são estimulados por substâncias químicas liberadas no cérebro durante a experiência de contentamento, ou seja, durante o êxtase que resulta do contato visual perfeitamente sintonizado entre mãe e bebê. Interações felizes entre mãe e bebê geram motivação e estímulo, ativando células no mesencéfalo que liberam endorfinas e induzem no bebê um estado de contentamento e animação. Essas interações desencadeiam também a liberação de dopamina. Tanto as endorfinas quanto a dopamina promovem o desenvolvimento de novas conexões no córtex pré-frontal. A dopamina liberada no mesencéfalo também desencadeia o crescimento de células nervosas e vasos sanguíneos no córtex pré-frontal direito e promove o crescimento dos receptores de dopamina. Considera-se que uma relativa escassez desses receptores e desse suprimento sanguíneo seja uma das principais características fisiológicas do TDAH.

A sigla TDAH poderia muito bem ser trocada por TDS: transtorno de déficit de sintonização.

PARTE TRÊS

AS RAÍZES DO TDAH NA FAMÍLIA E NA SOCIEDADE

11

Uma total desconhecida: TDAH e família (II)

Vejo o mundo se transformar aos poucos numa selva; ouço se aproximarem as trovoadas que um dia também vão nos destruir; sinto o sofrimento de milhões.

ANNE FRANK, *O diário de Anne Frank*

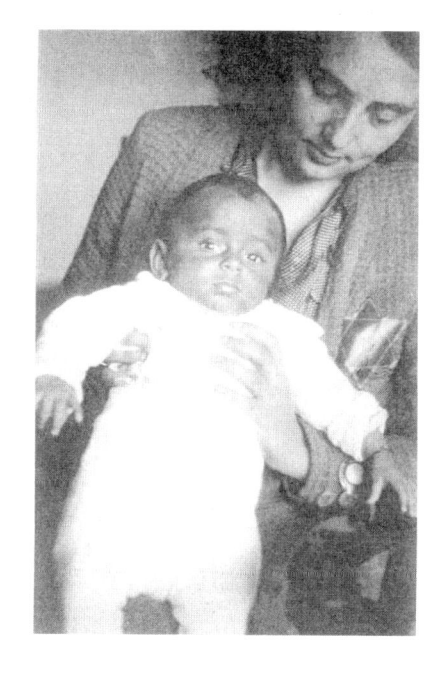

Numa foto minha aos 4 meses de idade, um rosto escuro e sério, com o olhar maduro, encara a câmera. O bebê está tenso, amedrontado até. Os olhos parecem atravessar o observador para encarar uma realidade distante qualquer. A mãe está segurando o bebê pelas axilas, talvez um pouco rígida, o rosto inclinado na direção do filho com uma expressão suave e amorosa. Para saber por que esse bebê de 4 meses parece tão experiente e desconfiado, basta olhar para a direita da foto, onde uma estrela de seda costurada no paletó da mãe reflete o flash da câmera.

É o símbolo da vergonha que os judeus eram obrigados a usar em países sob domínio nazista.

Como já mencionei, nasci em Budapeste em janeiro de 1944, o primogênito de pais judeus. Dois meses e meio depois, a Hungria foi ocupada pela Alemanha. Na esteira do Exército alemão vieram o tenente-coronel da SS, Adolf Eichmann, e seu *Sondereinsatzkommando*, encarregados de aniquilar os judeus húngaros, única grande população judaica remanescente na esfera de influência alemã. Em três meses, meio milhão de seres humanos, dois terços da população judaica da Hungria, foram deportados e mortos nos campos de extermínio. Em nenhum outro lugar a máquina da morte nazista tinha assassinado tanta gente em tão pouco tempo. Como Eichmann diria a seus captores israelenses quase duas décadas depois: "A operação correu às mil maravilhas."

Minha mãe escreveu um diário nessa época. Nele, os relatos prosaicos sobre seu recém-nascido foram entremeados por descrições explícitas da devastação que aquela terrível realidade estava causando em nossa vida. O diário, todo ele endereçado a mim, me acompanha há muitas décadas. Por estranho que pareça – ou talvez nem seja tão estranho assim –, só o li quando já estava com mais de 50 anos. Em termos neurofisiológicos, meu córtex pré-frontal não me deixava lê-lo. Um tédio e uma sonolência avassaladores me dominavam toda vez que eu abria o diário, o que raramente acontecia. Ele devia evocar emoções poderosas que eu não estava preparado para reviver.

Minha mãe tem hoje 80 anos. Três anos atrás, ela se lesionou. Ao confrontar a possibilidade da sua morte, voltei a pensar no diário. Então lhe pedi que o lesse para mim, em parte por querer gravá-lo na sua voz para as futuras gerações, mas também porque sua letra é quase ilegível (e olha que ela nem é médica). Eis minha tradução do primeiro registro, escrito dez dias depois de eu nascer:

> Ainda no leito da maternidade, posso enfim dar início à tarefa de registrar as circunstâncias de vida tão peculiares do meu pequeno Gabi. Na medida do possível, espero deixar tudo escrito para ele para que, se Deus quiser, no futuro ele possa revisitar seus primeiros anos de vida exatamente como foram. [...]
>
> O grande dia foi 6 de janeiro. Às três da madrugada, fui acordada pelas primeiras contrações. Às oito da manhã, sua avó Anyu ligou para o

Dr. Sandor, que nos mandou ir ao hospital. Chegamos lá às 9h30, acompanhadas de sua tia Viola. [...]

Às quatro da tarde acordei da anestesia e me mostraram meu filhinho. É de propósito que não escrevo sobre os detalhes do parto. Não me lembro mais da dor, apenas da alegria que senti. Meu primeiro pensamento, que expressei em voz alta, foi que meu querido Andor ficaria muito feliz ao saber que tivemos um menino. Estamos no ano de 1944, uma época em que ainda se praticam trabalhos forçados. Isso quer dizer que meu Andor está na Szentkiraly-Szabadjan, na Transilvânia, quebrando pedras, em vez de estar aqui se maravilhando com o filho recém-nascido. [...]

Meu bebê nasceu com lindos cabelos pretos, cílios escuros, boca pequena. Houve mudanças interessantes no seu nariz, que era grande como o do pai logo após o parto, mas agora está pequeno e bonito. A primeira vez que mamou no peito foi em 7 de janeiro ao meio-dia, demonstrando desenvoltura desde o início. [...] Hoje, aliás, exibiu um pequeno e notável truque. Com um jato potente e certeiro, quase fez xixi na própria boca, não tivesse a enfermeira Rozsi coberto seu rosto com a mão.

Meu pai também fez algumas anotações no diário, durante uma licença que pôde tirar para ficar com a esposa e o filho algumas semanas depois que eu nasci. Não tornaríamos a vê-lo por catorze meses. Durante boa parte desse tempo, meus pais nada souberam sobre o destino um do outro. Parte do registro dele no dia 30 de janeiro diz o seguinte:

Alguns anos atrás teve início um massacre generalizado de seres humanos, mais horrível que qualquer outro que o tenha precedido, chamado por alguns de guerra mundial. Aqui, na Europa central, essa guerra ceifa suas vítimas da mesma forma que na China ou no Japão. [...]

Como judeus, é claro que estamos mais preocupados com nossa própria situação. Hoje, como tantas vezes no passado, nos tornamos os "elementos indesejáveis". Como tal, não somos considerados aptos ao serviço militar, mas, já que ainda temos que arcar com nossas responsabilidades cívicas, fazemos isso na forma de trabalhos forçados. [...]

Chega de preâmbulos. O mais importante é que, após uma longa separação, vamos passar trinta dias juntos.

Dois dias depois da ocupação alemã, minha mãe ligou para o pediatra. "O senhor poderia vir dar uma olhada no Gabi?", pediu ela. "Ele está chorando quase sem parar desde ontem de manhã."

"É claro que posso", respondeu o médico, "mas vou logo avisando: todos os bebês judeus que tenho atendido estão chorando sem parar."

Mas o que bebês judeus sabiam sobre os nazistas, a Segunda Guerra Mundial, o preconceito ou o genocídio? O que eles conheciam, ou melhor, absorviam era a ansiedade dos pais. Eles a bebiam junto com o leite materno, a escutavam na voz dos genitores, a sentiam nos braços e corpos tensionados que os abraçavam. Esses bebês respiravam medo e ingeriam tristeza. Apesar disso, por acaso não eram amados? Não menos que qualquer criança. Se na fotografia o amor pode ser visto no rosto da minha mãe, seu medo e sua preocupação estão refletidos no meu.

Entre as vítimas de Eichmann estavam meus avós maternos, Hannah e Dr. Josef Lővi, da cidade que é hoje Kosice, no sul da Eslováquia. No dia 4 de junho, eles foram transportados de trem até Auschwitz, onde o colega de profissão do meu avô, Dr. Josef Mengele, os selecionou para a morte imediata nas câmaras de gás. Essa fotografia foi a última que eles viram de seu primeiro neto.

Depois de seus pais serem levados embora, minha mãe quis se matar. Passava horas a fio deitada na cama, inteiramente prostrada. "Você salvou minha vida", me disse ela quando estava lendo o próprio diário para mim. "Ver você ao meu lado, no berço, foi o que me deu motivo para continuar." Por volta dessa época, semanas se passaram sem qualquer registro no diário da minha mãe, com exceção de algumas receitas escritas na caligrafia do meu pediatra: fórmulas para me alimentar, destinadas a um casal de gentios que me adotariam em segredo caso minha mãe também fosse deportada. Ela se recusou a se separar de mim até o último segundo possível. "Só largo meu filho quando eles vierem me jogar dentro do vagão de animais", disse ela. "Nenhum segundo antes disso."

Em junho, o governo húngaro cessou as deportações devido a protestos e até ameaças internacionais. Os judeus de Budapeste foram poupados dos campos da morte, mas não do terror que continuou. Em 21 de junho, todos os judeus receberam a ordem de se mudarem para as superlotadas "casas estreladas" no centro da cidade, marcadas com uma estrela amarela. No dia em que fomos obrigados a sair de casa, o leite da minha mãe secou.

As deportações recomeçaram no outono. Em dezembro, buscamos abrigo numa suposta casa segura sob a proteção oficial e muito tênue da embaixada suíça. Eram 2 mil pessoas num prédio comercial de dois andares. As condições eram inimagináveis. Banheiros transbordavam e as pessoas tinham que usar latrinas escavadas no quintal. Não havia como lavar fraldas. Todo mundo vivia infestado de piolhos. Minha mãe mal tinha o que me dar de comer. Num impulso, ela me entregou para uma total desconhecida, uma gentia que tinha ido visitar o marido judeu e que aceitou me empurrar no meu carrinho até a casa de um parente. Esse primo da minha mãe tinha dado um jeito de ficar fora do gueto ao arrumar emprego numa padaria militar alemã. Com a família dele eu tinha pelo menos uma chance de sobreviver.

"Quando penso nisso hoje", diz minha mãe, "vejo que não estava no meu juízo normal. Eu mantinha uma calma estranha, como se nada incomum estivesse acontecendo."

Tornamos a nos encontrar três semanas mais tarde, quando o Exército Vermelho tomou Budapeste, mas minha mãe continuou sem saber nada sobre o destino do meu pai e tampouco sobre o da irmã, que fora transportada para Auschwitz junto com meus avós. Em abril, após o último soldado alemão deixar a Hungria, meu pai voltou para casa. Tempos depois, minha tia também. Estava pesando 40 quilos e usando a única roupa que conseguira encontrar: uma farda alemã abandonada.

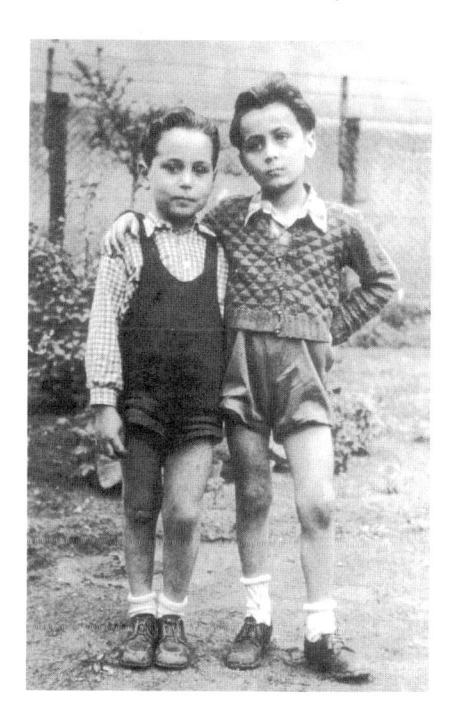

Minha mãe me conta que, quando a reencontrei depois daquelas três semanas, reagi como se ela fosse uma total desconhecida. Passei dias sem sequer olhar para ela.

Nas fotos tiradas de mim mais tarde durante a infância, pode-se ver tanto a intensidade quanto o distanciamento que já eram visíveis no retrato que minha mãe tirou comigo em maio de 1944. Essas fotos mostram um menino de expressão contemplativa e talvez perturbada. Ao contrário do meu irmão, eu evito olhar para a câmera, talvez da mesma forma que um bebê cobre os olhos para evitar ser visto. Ou talvez eu esteja vasculhando os horizontes distantes do futuro, ou do passado. É tudo a mesma coisa. O que nossos medos e fantasias em relação ao futuro refletem senão nosso passado?

Estou contando a história da minha infância por dois motivos. Primeiro, não conheço nenhum exemplo mais claro de como nossa relação com a figura materna e seus estados emocionais moldam nosso cérebro, nossa mente e nossa personalidade. Minha mãe e eu tivemos poucas experiências normais entre mãe e bebê. Isso era praticamente impossível devido às circunstâncias terríveis, ao seu estado mental entorpecido e ao fato de ela precisar concentrar as energias na sobrevivência básica. Segundo, não pode haver exemplo mais vívido de como a sintonização sobre a qual escrevi nos dois capítulos anteriores pode sofrer graves interferências apesar dos mais profundos sentimentos de amor que uma mãe possa ter.

Não estou dizendo que apenas a guerra impediu meus genitores de serem pais perfeitos. Já adulto, me ressenti deles e precisei trabalhar psicologicamente nossa relação no que diz respeito a questões sem qualquer ligação direta com meus primeiros dezoito meses de vida. Não tenho como saber se eu desenvolveria TDAH mesmo sem os penosos acontecimentos de 1944. O que sei é que consigo entender meus traços de TDAH quando os analiso à luz desse período formador da minha vida.

O que estamos investigando aqui é como os estados psicológicos dos pais formam o cérebro e a mente do bebê. Como se pode ver no exemplo da minha própria família nuclear – minha esposa e meus três filhos –, não é preciso uma guerra mundial nem um genocídio para deixar uma mãe estressada ou fazer do pai uma figura ausente. Não é preciso horror para desencadear nos pais ansiedades profundas, conscientes e inconscientes. Não é preciso privação para os bebês viverem seu período formativo numa época em que os pais estão distraídos demais, mesmo sem perceber. Esses fatores negativos podem estar presentes em qualquer família, mesmo quando as circunstâncias são favoráveis, e mesmo quando os pais amam os filhos e têm apenas as melhores intenções possíveis.

12
Histórias dentro de histórias: TDAH e família (III)

Mas aqueles que pertencem ao passado distante existem em nós na forma de um ímpeto, de um peso em nosso destino, de um sangue que se pode ouvir correndo, de um gesto saído das profundezas do tempo.

RAINER MARIA RILKE, *Cartas a um jovem poeta*

Em sua maioria, os pais e mães que me procuram preocupados com o TDAH dos filhos poderiam ser descritos da mesma forma que Rae e eu: pessoas zelosas, que amam os filhos e estão tentando fazer seu melhor. Geralmente vejo nossos problemas e estresses refletidos nos deles: estilos de vida frenéticos, problemas pessoais mal resolvidos, tensões conscientes ou não. Sem perceber, muitos desses pais claramente apresentam, eles próprios, sinais de TDAH. Com ou sem o transtorno, muitas mães e sobretudo pais são descritos com frequência como tendo o pavio curto e um temperamento imprevisível. Nenhum dos casais que recebi no meu consultório tinha sido incentivado antes, por qualquer profissional que fosse, a observar atentamente como suas emoções, sua rotina e seu casamento afetavam seus filhos. O estresse, para eles, estava associado a dificuldades financeiras, doenças graves ou mortes na família – ou quem sabe à explosão de uma bomba nuclear no quintal de casa. Rotinas frenéticas e relações estremecidas, na concepção deles, eram normais e faziam parte da existência humana. Só que crianças sensíveis, como são todas as crianças com TDAH, são particularmente afetadas por esse tipo de tensão.

Quando feitas as perguntas adequadas, esses pais e mães quase sempre confirmam que há estresse na família. Quando consigo entrevistar os pais dos adultos que me procuram para uma avaliação, eles quase invariavelmente recordam desavenças ou pressões importantes na família sobre as quais seus filhos, os adultos que estou avaliando, pouco sabem.

Às vezes, ao examinar a história dos primeiros meses e anos de vida do meu paciente, ouço um pai ou mãe dizer: "Ah, mas o divórcio só aconteceu quando minha filha já estava com 8 anos", interpretação essa que deixa de lado algo importante. O que mais afeta emocionalmente uma criança não é o divórcio em si, mas as tensões de longo prazo e o peso emocional que precedem qualquer divórcio. Nenhum casal com um matrimônio feliz acorda um belo dia de manhã e decide se separar. Os estresses que finalmente separam uma esposa de um marido passam anos causando danos subterrâneos antes de irromperem à superfície. Quase todos os divórcios são o ápice de meses e anos de decepção, amargura, abatimento e dor. Nos casos em que há abuso físico ou emocional incessante, o divórcio em si é inclusive um passo positivo, tanto para a vítima do abuso quanto para os filhos.

Nos poucos casos em que pais e mães negam categoricamente qualquer estresse em sua vida, ainda fico com a sensação de que há mais coisas sob a superfície do que o casal está psicologicamente pronto para perceber.

As pessoas podem ser profundamente afetadas por ansiedades e estresses dos quais não têm qualquer consciência. (Muitas vezes é essa a impressão que tenho, por exemplo, quando conheço alguém que se intitula uma "pessoa feliz" que gosta de "pensar positivo".) Uma mulher recentemente veio falar comigo sobre a filha de 13 anos, que já tinha recebido um diagnóstico de TDAH. Essa mãe insistia que o problema havia começado quando a garota tinha 4 anos. Por volta dessa época, seu marido ficara gravemente deprimido e o casal passara por dificuldades que acabaram resultando no fim do casamento. "Os primeiros anos depois de minha filha nascer foram os mais felizes da minha vida", disse ela. Eu garanti que aceitava seu relato de felicidade, mas que mesmo assim achava – embora, é claro, não pudesse provar – que estresses *inconscientes* e significativos tinham deixado sua sensível filha emocionalmente insegura, interferindo no processo de sintonização. Sugeri que, se o marido dela tinha ficado profundamente deprimido, talvez tivesse carregado consigo durante a vida inteira as sementes dessa depressão: os efeitos inconscientes e mal resolvidos de alguma experiência difícil na infância. "É verdade", concordou ela. "Ele teve mesmo uma infância problemática." De muitas formas, expliquei, ela talvez tenha precisado cuidar emocionalmente dele ao longo de toda a relação, mesmo antes do nascimento da filha. "Cuidei mesmo", concordou ela. "Descobri isso na terapia após o divórcio." Isso deve ter cobrado um preço emocional dela, sugeri, ainda que ela não percebesse, e o fato de ela não ter consciência de seu papel maternal em relação ao marido significava que ela também devia ter levado consigo vestígios de experiências dolorosas na infância. De alguma forma, talvez ela tivesse aprendido cedo na vida a reprimir as próprias necessidades para poder atender às dos outros. "Isso também é verdade", respondeu ela, "mas o senhor não pode me dizer que eu não estava feliz quando eu estava." Terminamos a sessão concordando em discordar. Até agora, três semanas depois da consulta original, ela ainda não voltou para uma reavaliação, nem acho que vá voltar. O que eu estava questionando não era sua lembrança de sentimentos felizes, apenas sua crença de que a infância da filha tinha sido livre de um forte estresse emocional. Não exigi que ela aceitasse minha opinião, mas entendo que ela não se sinta à vontade para seguir se consultando com um médico que, na opinião dela, faz pressuposições equivocadas.

Às vezes um casal nega as tensões no casamento e se concentra no que acredita estar errado com seu filho ou filha para evitar conflitos entre si. Um pai que claramente tinha problemas com bebida não queria sequer considerar a possibilidade de isso ter afetado (e continuar afetando) seu filho adolescente. Sem dúvida por medo de despertar raiva no marido, a esposa não o confrontava. Ambos negaram para mim quaisquer problemas no casamento, mas a tensão entre os dois era palpável.

Não é incomum que a mãe compareça sozinha à primeira consulta. "Ele disse que já tinha consultado dois médicos e não precisava consultar mais um", me explicou uma mulher, com a voz embargada, se referindo ao marido. Como aconteceu aqui em casa com Rae, muitas mães carregam a responsabilidade inteira pelo bem-estar emocional da família. Elas talvez estejam se esgotando há anos. Uma divisão desigual de esforço emocional, creio eu, é um dos principais motivos pelos quais a depressão é mais comum em mulheres. Vemos também muitas mães solo, separadas ou divorciadas. Outras se casaram de novo e estão tendo problemas com um filho ou filha do primeiro casamento.

Estresse, depressão materna, desavenças conjugais, separação e divórcio são mais comuns nas famílias de crianças com TDAH. "Além de depressão, baixa autoestima e problemas relacionados à criação dos filhos", escreve Russell A. Barkley, "pais de crianças com TDAH têm uma probabilidade maior de relatar outros tipos de estresse".[1] Ele diz ainda:

> Uma fonte de estresse é a própria relação conjugal. Pais e mães de crianças com TDAH são mais suscetíveis a crises no matrimônio. [...] Ao longo de um acompanhamento de oito anos, pais biológicos de crianças com TDAH tiveram uma probabilidade três vezes maior de passar por uma separação ou divórcio do que pais de crianças sem o transtorno. [...] Mães de crianças com TDAH foram mais propensas a relatar depressão e classificar o próprio casamento como estressante.

Pode-se argumentar, claro, que o comportamento da criança com TDAH é o que deixa a mãe deprimida e intensifica as desavenças no casamento. Cuidar de uma criança com TDAH pode ser muito estressante, mas a maneira como pais e mães reagem a isso depende muito de quais fatores de estresse e capacidades adaptativas eles carregam dentro de si. O estresse e as desavenças estão quase sempre presentes antes de a criança apresentar um comportamento típico do TDAH, e com bastante frequência antes mesmo de nascer.

Os casos que mais partem o coração são os de adultos na meia-idade ou até mais velhos que simplesmente não conseguiram dar muito sentido ao próprio mundo ou à própria vida, apesar de possuírem qualidades evidentes, como gentileza, inteligência e potencial criativo. Quando ouvimos a história dessas pessoas, descobrimos que muitas delas sofreram algum tipo de abuso, talvez sem ter sequer consciência disso. Às vezes elas se lembram dos acontecimentos, mas não das emoções envolvidas. E, mesmo quando as emoções do passado são lembradas, as pessoas não conseguem associá-las ao seu estado mental no presente.

Stefan é um homem de 30 anos que, na sua primeira visita ao meu consultório, disse: "Vim aqui porque não estou conseguindo fazer nada a não ser ficar mais velho e mais grisalho." Ele falava em tom de brincadeira, o que interpretei como um mecanismo para se distanciar de sentimentos profundamente perturbadores. "Tem um monte de coisas que eu gostaria de fazer", declarou ele, "mas agora não consigo pensar em nenhuma. Eu nem começo mais nada, porque sei que nunca vou terminar." Apesar da inteligência evidente, ele nem sequer concluíra o ensino médio. Tinha ido bem em matérias que conseguia entender durante as aulas, mas se mostrara totalmente incapaz de abrir um livro para estudar. Ele agora trabalhava num armazém.

Quando questionado sobre a infância, Stefan declarou que tinha sido "totalmente normal, eu acho". Questionado mais a fundo, falou que "na maioria das vezes era minha mãe que mandava, e ela de vez em quando sacava a colher de pau". Quando pedi que explicasse melhor, ele respondeu no mesmo tom casual e sarcástico que "quem fizesse bagunça levava colherada de pau no traseiro". Ele se lembrava do pai como uma figura distante e ausente. Segundo Stefan, a mãe tinha se casado com aquele homem por pena, mas não parecia amá-lo. "Uma das maiores decepções da minha mãe", disse ele, "foi ter tido três filhos iguaizinhos ao meu pai."

E se Stefan não tivesse aprendido a usar o humor como proteção? Ele teria dito que na sua família havia pouco amor, que seu pai era frio e que sua mãe batia nos filhos: uma realidade muito dolorosa e nada engraçada. Teria também entendido que seus problemas não vinham de algum defeito seu até então desconhecido. Na verdade, ele atribuía a culpa por tudo a algo que chamava de "biologia". "Meu termômetro emocional é desregulado, vive abaixo da média, por isso tenho tendência a me sentir deprimido, insatisfeito e desolado."

"Minha cabeça é uma bagunça", disse David, um desempregado de 37 anos. "Eu falo pelos cotovelos." Ele era muito autocrítico. Tinha feito um teste de inteligência e confirmado o que já sabia: era brilhante. Acreditava que essa inteligência deveria tê-lo impedido de ser tão esquecido e desorganizado. "Sinto que quem está no comando é minha impulsividade, minha hiperatividade; não posso confiar em mim mesmo para tomar decisões." David tem baixa tolerância à frustração. Disse ter tomado muitas decisões erradas "simplesmente para acabar logo com aquilo". Chegou a comprar um conjunto de pneus que não serviam no seu carro só por não ter tido paciência de procurar o conjunto certo.

Os pais de David se divorciaram quando ele tinha 4 anos. Depois disso ele raramente encontrou o pai, enquanto a mãe engatava um relacionamento insatisfatório atrás do outro. Tanto a mãe quanto o pai bebiam. David disse que eles ficavam alegres sob a influência do álcool, às vezes "meio zangados, nada de mais". Quando questionado sobre o que acontecia quando seus pais ficavam "meio zangados", David recordou ter apanhado da mãe com um cinto laranja aos 6 ou 7 anos. Não lembrava o motivo; só lembrava que se sentira confuso e humilhado. Recordava também ter sentido "um medo absoluto" no dia em que precisou arrancar uma vara da mão do pai. São essas as experiências que ele descrevia como "nada de mais".

Quase todos os adultos minimizam os efeitos dos traumas vividos. Eles varrem para debaixo do tapete a raiva e o desespero de uma criança pequena atacada justamente pelas pessoas em quem mais precisava confiar, ou então se convencem de que aqueles acontecimentos eram normais. Uma mulher me disse nunca ter havido violência no seu lar de origem, mas acabei descobrindo que ela costumava ser punida pelo pai com chicotadas. "É que, quando o senhor falou em *violência*", explicou ela, "achei que estivesse se referindo a algo muito pior."

Quando as pessoas falam pela primeira vez sobre uma violência sofrida dentro de casa, costumam fazer isso com um sorriso. Usam uma linguagem leve que jamais usariam se descrevessem os mesmos acontecimentos na vida de um conhecido, em especial de uma criança pequena. Acham que mereceram o castigo. "Coisas normais da infância", disse uma mulher de 36 anos que costumava apanhar do pai com uma vara. "Eu era um menino impossível", disse um homem, "e precisava ser disciplinado." "Eu só colhia o que plantava", disse outro. Pergunto a essas pessoas se elas sorririam e achariam normal se vissem uma criança ser submetida a esse tipo de "disciplina". A resposta é sempre um grave "Não".

Entre os temas recorrentes que assombram a infância dos adultos que conheci com TDAH severo estão dificuldades familiares e divórcio; adoção; depressão, sobretudo na mãe; violência, sobretudo do pai; alcoolismo; e abuso sexual. Um estudo de 1994 constatou que, num grupo de meninas vítimas de violência sexual, 28% correspondiam aos critérios de TDAH, contra 4% no grupo que não sofrera violência.[2] Qual é a conexão aqui? Embora o trauma da violência sexual possa reforçar traços do TDAH, como o alheamento, a associação entre TDAH e abuso sexual vai mais fundo, pois antecede o abuso. Há mais probabilidade de ocorrer abuso sexual em famílias que representam um ambiente psicologicamente estressante para a criança desde o nascimento. Assim, não é o abuso sexual cometido posteriormente na infância que causa o TDAH; é a atmosfera psicológica preexistente que mais tarde torna o abuso possível. Relacionamentos familiares anormais têm efeitos negativos no desenvolvimento cerebral na primeira infância.

Já se sugeriu que, de modo geral, crianças hiperativas têm mais chances de sofrer abuso. Mesmo que seja verdade, não é o TDAH da criança que torna os pais abusadores. Pelo contrário: assim como o abuso sexual, o TDAH tem mais probabilidade de surgir numa família potencialmente violenta, mesmo que os maus-tratos não passem de uma ameaça. A atmosfera psicológica nessas famílias já devia ser perturbada antes do nascimento da criança, pois os próprios pais carregam cicatrizes psíquicas de abuso. Apenas pessoas abusadas na infância abusarão dos próprios filhos, e elas farão isso de modo quase inevitável a não ser que reconheçam a própria história e assumam a tarefa de se curar.

Diversos pacientes já me disseram que sua família se mudava muito quando eles eram pequenos, o que pode muito bem refletir traços de TDAH em seus pais. Algumas pessoas me dizem ter mudado de cidade – e de escola – quase todo ano. Não havia estabilidade. "Conheci a sala da diretoria de seis colégios diferentes durante o ensino médio", me disse uma mulher que costumava ser punida por não prestar atenção nas aulas, chegar atrasada e ter outros comportamentos relacionados ao TDAH. Nas histórias que me contam, geralmente há um pai intimidador, severo e zangado. "Era preciso pisar em ovos com ele" é uma frase comum no meu consultório.

"Quando leio algum material sobre TDAH, me identifico com quase tudo", diz Anthony, um vendedor de 29 anos. Ele parece deprimido e relata falta de entusiasmo em todos os aspectos da vida, inclusive no âmbito conjugal. Como muitos adultos com TDAH, Anthony tem pouquíssimas lembranças da infância antes dos 8 ou 9 anos, embora diversos parentes tenham lhe contado que ele sofria abuso psicológico em casa. Ao que parece, seu pai o criticava sem dó e fazia "jogos mentais" para constrangê-lo. Escrevi o seguinte no meu relatório para seu médico de família:

> Anthony diz não ter lembranças claras de muitos desses incidentes. Sua lembrança mais vívida é de quando tinha uns 17 anos e o pai já estava no

segundo casamento. Eles discutiram e o pai o chamou de "preguiçoso" e "vagabundo", o que o levou aos prantos. Poucos minutos depois, seu pai se justificou dizendo que só tinha falado aquilo porque Anthony era "um rapaz incrível" e tinha potencial "para muito mais". Anthony diz ter se sentido "um lixo".

"Existem duas explicações para o fato de suas lembranças da infância serem tão vagas", costumo sugerir às pessoas. "Ou não aconteceu nada que valha a pena lembrar, ou aconteceram coisas demais que podem ser dolorosas de recordar." Como veremos nos próximos capítulos, o ser humano é capaz de ignorar períodos inteiros da própria vida que tenham sido caracterizados por dor emocional.

"Antes de eu sequer ter idade suficiente para ir à escola, precisava cuidar da minha mãe toda vez que ela caía de bêbada", recordou uma jovem. Como não tem recursos para cuidar de uma adulta autodestrutiva, uma criança que receba essa responsabilidade desenvolve inevitavelmente uma profunda sensação de inadequação. Entre 14% e 25% das crianças com TDAH tiveram um cuidador alcoólatra. Em geral, ainda que o consumo de álcool não seja excessivo, pais e mães de crianças com TDAH consomem mais bebida alcoólica do que pais e mães de crianças sem o transtorno. Isso significa que esses adultos provavelmente estão usando o álcool como um relaxante, uma automedicação para estados mentais estressados, agitados ou deprimidos.

Crianças sem TDAH têm 6% de chance de ter pais ou mães que passaram por uma depressão grave; entre crianças com o transtorno, a probabilidade é de 30%.[3] Acredito que esse número seria ainda mais alto se incluísse as muitas pessoas cuja depressão nunca chega a ser diagnosticada clinicamente, mas que passam a vida lutando contra um desânimo e uma irritabilidade que lhes parecem normais. (John J. Ratey e Catherine Johnson chamaram esses estados subclínicos de "síndromes silenciosas" em seu livro homônimo.) Muitas vezes vi pacientes que nem sabiam até que ponto estavam desanimados até os remédios ou algum outro tipo de terapia tirar de cima dos seus ombros o peso da depressão. Quando tomei antidepressivos pela primeira vez, aos 40 e poucos anos, fiquei impressionado com a diferença. Curiosamente, me senti muito mais eu mesmo. Foi como se uma névoa se dissipasse e eu visse com clareza aquilo que tinha visto tão poucas vezes ao longo dos anos: uma vida desatrelada de sentimentos negativos.

As crises familiares e a depressão parental contribuem para os problemas de TDAH na criança, mas não apenas devido à sua influência negativa na sintonização durante o desenvolvimento do cérebro. Constatou-se que mães estressadas ou deprimidas têm menos paciência, são mais controladoras e mais bravas com os filhos. A depressão, em especial na mãe, evoca também uma reação negativa de muitas crianças pequenas, muito provavelmente devido à ira da criança com o que ela interpreta inconscientemente como um afastamento da mãe. A mãe de uma menina com TDAH me contou ter passado por um período de depressão; foi nessa época que sua filha, ainda bebê, se tornou inexplicavelmente agressiva com coleguinhas e até com crianças desconhecidas.

Se quisermos entender melhor todos os fatores de estresse – a depressão, a prevalência maior de alcoolismo, os maus-tratos na infância, o TDAH reconhecido ou não reconhecido dos adultos que trazem os filhos para serem avaliados –, teremos que mergulhar um pouco mais nas histórias familiares. Marilyn, uma professora de 27 anos, tem TDAH, e seus dois irmãos receberam tratamento para depressão. "Sempre sinto lá no fundo que alguma coisa está errada", disse ela. Esse sentimento é acompanhado por uma sensação de peso que às vezes a paralisa. Mas ela enfim descobriu que só pode entender a própria infância se reconhecer as circunstâncias originais que moldaram a vida de sua mãe. "Minha mãe teve uma infância terrível", disse Marilyn. "Ela não verbalizava isso, mas eu captava nas entrelinhas."

Há pesquisas reveladoras que merecem mais atenção do que vêm recebendo: por exemplo, pais e mães de filhos com TDAH relatam menos contato com outros familiares e, "quando esses contatos acontecem, são considerados menos úteis".[4] Em outras palavras, pais e mães de filhos com TDAH parecem ser relativamente distantes da própria família de origem. Eles não convivem com a mãe, o pai, os irmãos com a mesma frequência que a maioria da população. Quando encontram os familiares, a interação tende a ser insatisfatória. Crianças com TDAH têm uma probabilidade menor de receber o conforto e o apoio que somente avós amorosos podem dar. Algo já tinha dado errado no mínimo uma geração antes de essas crianças nascerem, na família de origem de seus pais.

O jornalista e escritor Lance Morrow resumiu a natureza multigeracional do sofrimento em seu livro *Heart* (Coração), um belo e dilacerante relato sobre sua doença cardíaca e sua relação com a própria mortalidade:

"As gerações são caixas dentro de outras caixas: dentro da violência da minha mãe você vai encontrar outra caixa contendo a violência do meu avô, e dentro dessa caixa acho que você encontraria outra contendo algum material igualmente sombrio. São histórias dentro de histórias remontando ao passado."

Sei que meus filhos sofreram por causa das distorções na minha personalidade impostas por meus primeiros anos de vida. Isso não é uma desculpa, apenas um fato. Eles podem evitar passar para os filhos os sofrimentos das gerações anteriores, mas terão que se esforçar para entender a si mesmos e as influências que os tornaram quem são.

A família como instituição tem sofrido uma pressão enorme na nossa sociedade. Se quisermos encontrar as origens do TDAH, precisamos procurá-las na nossa cultura – e é o que faremos no próximo capítulo. Mas a família é o ambiente mais imediato a ter influência sobre nós. Todos fazemos parte de um sistema familiar multigeracional que não começa nem termina com nossos pais. Quando pensamos em nossa infância, também estamos pensando no efeito que as atitudes, os gestos inconscientes e os comportamentos de nossos avós tiveram sobre nossos pais durante seus anos formativos. Para compreender a nós mesmos, precisamos compreender as "histórias dentro de histórias" que culminam em nós – até que temos nossos próprios filhos.

Marilyn tinha razão. As sementes da sua infância atribulada foram plantadas bem antes de ela nascer, na infância atribulada da mãe e até mesmo muito antes disso. Legamos a nossos filhos não apenas aquilo que admiramos em nós mesmos e em nossos pais: cada geração também transmite para a seguinte, de modo um tanto involuntário, grande parte das próprias experiências negativas. Temos autonomia para decidir como a história da nossa família vai continuar no futuro, mas primeiro precisamos reconhecer os fatos e acontecimentos que moldaram nosso presente.

A culpa perde o sentido quando compreendemos que nossa história familiar atravessa gerações. "Reconhecer isso inibe rapidamente qualquer tendência a vermos nossos pais como vilões", escreveu John Bowlby, psiquiatra britânico que mostrou a importância do apego na infância.[5] Para quem devemos afinal apontar o dedo acusador? Para Adão e Eva, ou quem sabe para algum pobre ancestral antropoide que mal conseguia segurar entre a palma da mão e o polegar opositor algum graveto grosseiramente entalhado?

13
A mais frenética das culturas: as raízes sociais do TDAH

> *Para entender de maneira satisfatória o cérebro que fabrica a mente e o comportamento humano, é preciso levar em conta seu contexto sociocultural.*
>
> DR. ANTÓNIO DAMÁSIO, *O erro de Descartes*

O transtorno de déficit de atenção/hiperatividade é encontrado em taxas mais altas na América do Norte do que na Europa, mesmo quando consideramos o possível excesso de diagnóstico deste lado do Atlântico. Em *Tendência à distração*, os doutores Hallowell e Ratey sugerem que a diferença possa ser explicada pelo nosso *pool* gênico:

> As pessoas que fundaram nosso país e que o povoaram ao longo do tempo poderiam muito bem ter tido TDAH. Elas não gostavam de ficar paradas; estavam dispostas a assumir um risco imenso ao embarcar num navio e atravessar o oceano, deixando seu lar para trás; eram movidas pela ação, independentes, e queriam se afastar dos antigos costumes. [...] A maior prevalência de TDAH em nossa sociedade atual talvez se deva à sua prevalência mais alta entre aqueles que povoaram a América.[1]

Essa teoria é psicologicamente interessante e talvez explique parte da prevalência do TDAH no Novo Mundo, mas ela não se alinha inteiramente aos fatos históricos. Em sua esmagadora maioria, os imigrantes não eram aventureiros, e sim artesãos, comerciantes, agricultores e outros trabalhadores fugindo das dificuldades econômicas, da opressão política, da perseguição religiosa ou de catástrofes como a Grande Fome da Irlanda. Essa teoria tampouco poderia ser aplicada às pessoas negras africanas traficadas para a América do Norte como escravas, ou aos povos originários do continente subjugados pelo engodo e pela força. Tampouco conseguiria explicar a incidência crescente de TDAH na Grã-Bretanha. Uma teoria semelhante afirma que a população atual com TDAH é descendente dos antigos caçadores: pessoas de passo veloz e raciocínio rápido, inquietas e individualistas, em contraste com a população sem TDAH, cujos antepassados eram cultivadores: trabalhadores tradicionalistas, pragmáticos e pacientes. A metáfora é linda, mas a explicação genética é duvidosa. Não é óbvio – pelo menos não para mim – que a incapacidade de ficar parado, a falta de senso de direção e a tendência a ser desastrado, descuidado e distraído fariam de alguém um grande caçador.

A prevalência maior de TDAH na América do Norte tem raízes em algo mais prosaico e perturbador do que os genes de ancestrais aventureiros: a destruição gradual da família por pressões econômicas e sociais ao longo das últimas décadas. Esse processo está mais avançado na América do Norte do que em qualquer outro lugar do mundo industrializado.

No âmbito multigeracional, já vimos que os circuitos cerebrais de um indivíduo são profundamente influenciados pelo estado emocional de seus pais. É preciso considerar também que as famílias vivem num contexto socioeconômico determinado por forças fora do seu controle. Se o que acontece na família afeta a sociedade, a sociedade influencia mais ainda a natureza da família, que é sua menor unidade funcional. O cérebro humano é um produto tanto da cultura quanto da natureza. John Bowlby escreveu que "o equipamento comportamental de uma espécie pode se mostrar maravilhosamente adequado para viver num ambiente e, em outro, conduzir apenas à esterilidade e à morte". Cada espécie tem o que Bowlby denomina "ambiente de adaptabilidade", as circunstâncias para as quais sua anatomia, sua fisiologia e suas capacidades psicológicas são mais adequadas.[2] Em qualquer outro ambiente, não se pode esperar que o organismo ou a espécie se saia tão bem, e muitos inclusive exibem comportamentos "no melhor dos casos pouco habituais e, no pior, altamente desfavoráveis à sobrevivência". Pode-se medir quão mal o modo de vida atual na América do Norte atende às necessidades do corpo humano, por exemplo, pelas altas taxas de problemas cardíacos, diabetes e obesidade em sua população. O mesmo se aplica à situação do cérebro humano. Os circuitos prejudicados do córtex pré-frontal no TDAH são um efeito de circunstâncias pouco saudáveis da mesma forma que artérias entupidas de colesterol são um efeito da aterosclerose coronariana.

Em seu livro *Infância e sociedade*, vencedor do prêmio Pulitzer, o psicanalista Erik H. Erikson dedicou um capítulo à reflexão sobre a identidade dos Estados Unidos. "Esse país", escreveu ele, "submete seus habitantes a contrastes mais extremos e mudanças mais abruptas dentro de uma mesma geração do que normalmente acontece em outras grandes nações." Essas tendências só fizeram se acelerar a partir de 1950, quando Erikson fez essa observação. Todos conhecemos os efeitos das rápidas mudanças socioeconômicas sobre a criação de filhos. A erosão do senso de comunidade, o esfacelamento da união familiar, as pressões conjugais, o estresse nas famílias nucleares que ainda resistem e a sensação crescente de insegurança mesmo quando há relativa riqueza se combinaram para criar um entorno emocional que torna assustadoramente difícil criar nossos filhos de maneira tranquila e sintonizada. O resultado, em sucessivas gerações de crianças, pode ser visto na alienação, no uso de drogas e na violência, o que Robert Bly tão bem descreveu como "a fúria dos não criados". Em *The Sibling Society* (A sociedade dos irmãos), Bly observa que "em 1935, o trabalhador médio tinha quarenta horas livres semanais, incluindo o sábado. Em 1990, esse tempo tinha caído para dezessete horas. As 23 horas perdidas de folga semanal desde 1935 são justamente as horas em que o pai poderia se recalibrar e ser mais presente, e a mãe poderia sentir que de fato tinha um marido". Esses padrões não caracterizam apenas os primeiros anos da criação dos filhos, mas infâncias inteiras. "Refeições em família, conversas, leituras conjuntas não ocorrem mais", escreve Bly. "A sociedade dos irmãos deixa de dar às crianças aquilo de que elas mais precisam: estabilidade, presença, atenção, conselhos, alimentos para a mente, histórias não corrompidas."

Embora pressione as mulheres a ingressarem no mercado de trabalho mesmo com filhos pequenos, a sociedade pouco levou em conta as necessidades das crianças em matéria de emoção e estímulos. O apoio governamental a trabalhadores e trabalhadoras com filhos pequenos está muito longe do ideal tanto no Canadá quanto nos Estados Unidos. Como o cuidado infantil é desvalorizado na nossa sociedade, as creches carecem de investimentos e apoio político. Tanto as pesquisas quanto as descobertas mais recentes da biologia do desenvolvimento indicam que, mesmo com toda a boa vontade do mundo, é difícil para alguém que não seja da família suprir as necessidades de sintonização de uma criança pequena, principalmente se vários outros bebês e crianças estiverem competindo pela atenção desse cuidador. Embora muitas creches tenham uma boa administração e funcionários dedicados, ainda que mal remunerados, os padrões estão longe de ser uniformes. O estado de Nova York, por exemplo, proíbe que um único funcionário de creche fique responsável por mais de sete crianças ao mesmo tempo. O regulamento que fixa essa proporção é considerado um dos *mais rígidos* dos Estados Unidos.

Não há como escapar da realidade de que um cuidador exclusivo e presente seja a situação ideal para o desenvolvimento infantil nos primeiros anos, o que não equivale a defender que as mulheres reassumam seus papéis tradicionais no lar e abdiquem do trabalho e da carreira. O objetivo natural seria pôr a mãe biológica no papel de cuidadora principal durante os "nove meses extras de gestação" – que correspondem mais ou menos ao período da amamentação –, mas isso não significa que as mulheres devam se ater a esse papel ou que os homens não precisem participar. Uma incapacidade fisiológica de amamentar não desqualifica ninguém a trocar fraldas ou cuidar emocionalmente de um bebê. E não existe nenhuma diferença de base biológica no que diz respeito à criação dos filhos depois que a amamentação deixa de ser a principal fonte de nutrientes. Se as mulheres têm um instinto mais apurado para a maternagem – ato de cuidar com sensibilidade de uma criança –, a explicação não é necessariamente seu sexo biológico. Como muitos homens já provaram, a maternagem pode ser aprendida por escolha ou necessidade.

O feminismo não está errado ao exigir igualdade entre os sexos e a divisão equilibrada das responsabilidades parentais. Já observei, no capítulo anterior, que a sobrecarga de responsabilidade emocional é uma das maiores causas de depressão entre mulheres e, portanto, uma grande influência negativa no cérebro infantil em desenvolvimento. Como assinala Dorothy Dinnerstein em *The Mermaid and the Minotaur* (A sereia e o Minotauro), esse "monopólio feminino dos primeiros cuidados com os filhos" é também uma fonte de perturbação psicológica em homens e mulheres e no seu relacionamento mútuo. A solução para a necessidade que a criança pequena tem de contato parental intenso não é o confinamento das mulheres no lar. É, isso sim, o reconhecimento, por parte da sociedade, de que não há tarefa mais importante no mundo do que cuidar de uma criança durante seus primeiros anos de vida. Mesmo do ponto de vista exclusivamente financeiro, os benefícios seriam enormes: haveria menos disfunções sociais onerosas e mais forças produtivas e criativas. Haveria bem menos incidência de TDAH e de outros transtornos do desenvolvimento se tanto pais quanto mães fossem incentivados a priorizar os interesses das crianças em seus anos formativos, e se não lhes fosse negado o apoio socioeconômico necessário.

Hoje em dia acontece justamente o contrário. Longe de serem ajudadas, as mulheres que trabalham fora são ativamente penalizadas caso desejem estender o tempo que passam em casa cuidando dos filhos. Para os homens, não é sequer considerado razoável pensar em "interromper" a carreira para compartilhar desse processo. A sociedade pouco faz para criar boas creches especializadas em cuidar de bebês cujos pais e mães precisem, por qualquer motivo, trabalhar fora de casa. As mulheres pobres, em especial nos Estados Unidos, se veem obrigadas a expor seus filhos a situações de cuidado precárias, depois precisam passar horas por dia se deslocando até subempregos que mal proporcionam à família uma renda de subsistência.

Os efeitos da crise familiar no funcionamento da mente são amplificados pelas influências culturais. "A sociedade americana", observam os doutores Hallowell e Ratey, "tende a gerar sintomas de TDAH em todos nós". Eles identificam o que chamam de "pseudoTDAH", condição da pessoa que vive em conformidade com a cultura frenética à sua volta, mas cujo funcionamento não é comprometido pelos atributos neurofisiológicos do transtorno. De fora pode parecer TDAH, mas por dentro não é.

Entre as características da cultura americana, quais também são típicas do TDAH? O ritmo acelerado. A mensagem curta. O resumo. Os cortes rápidos. Os cliques do controle remoto. Excesso de estímulo. Inquietação.

[...] Velocidade. Foco no presente, sem futuro ou passado. Desorganização. [...] Impulsividade. Trabalho feito às pressas. Atalhos. Cultura do vale-tudo. Hollywood. A bolsa de valores. Modas passageiras.[3]

Manifestações culturais como a televisão não são capazes de criar sozinhas o TDAH, se com isso estivermos nos referindo às falhas nos circuitos da autorregulação e da atenção. O TDAH surge no bebê e na criança pequena devido a estresses no ambiente familiar. Esses estresses são impostos pela sociedade, mas antes de a criança ser diretamente exposta à cultura popular. No entanto, como assinalam Hallowell e Ratey, a cultura pode alimentar e reforçar o transtorno. As tendências culturais de hoje tornam mais difícil para alguém com TDAH superar os obstáculos de sua condição. Nossa cultura faz determinados comportamentos do TDAH parecerem, até mesmo, desejáveis e recompensadores.

Na década de 1970, o programa de televisão *Vila Sésamo* foi desenvolvido para ensinar noções básicas de leitura e matemática para crianças de bairros pobres no leste dos Estados Unidos. Essas crianças – em geral de minorias raciais, vivendo em condições de privação e em famílias especialmente estressadas – seriam justo aquelas que, segundo nossas previsões, desenvolveriam TDAH. O programa apresentava um ambiente acolhedor e amigável e vinhetas, desenhos e áudios de duração muito curta que se alternavam rapidamente. O objetivo era não sobrecarregar os breves intervalos de atenção do público-alvo e prender seu interesse, que de outro modo rapidamente diminuiria. Resumindo: mesmo que os produtores não estivessem cientes disso, *Vila Sésamo* era uma resposta ao TDAH socialmente gerado nas crianças pobres.

Desde então, evoluímos para uma cultura que celebra um intervalo de atenção curto. Quem assistisse a um noticiário ou programa de entrevistas mais ou menos na mesma época em que *Vila Sésamo* foi lançado ainda ouviria pessoas falando frases completas, terminando um raciocínio. A câmera se demoraria nelas. Hoje em dia, as notícias são mais curtas e dão menos informação. O áudio médio dura menos de dez segundos. A câmera saltita para lá e para cá feito um coelho nervoso. Se nossos adolescentes não tiverem TDAH, com certeza o adquririam – se fosse possível desenvolvê-lo nessa fase da vida – de tanto assistir aos clipes vertiginosos com movimentos incessantes, nos quais nenhum ângulo de câmera é mantido por mais tempo do que um piscar de olhos. Ainda que não tenham mais os mesmos objetivos educacionais inocentes de *Vila Sésamo*, os programas de TV parecem partir do princípio de que a capacidade de prestar atenção ficou prejudicada na população inteira.

Em sua última transmissão, Martin Walker, correspondente em Washington do jornal britânico *The Guardian*, referiu-se à sociedade americana como "a mais frenética das culturas". Foi uma expressão bem escolhida. Não é preciso ter dons proféticos para prever que o século XXI produzirá mais TDAH ainda.

PARTE QUATRO

O SIGNIFICADO DOS TRAÇOS DO TDAH

14
Pensamentos desconexos e desorganização: distração e desligamento

O Rei está louco. Que mente cruel, a minha,
Que me faz despertar e estar consciente
De tão imensas tristezas. Melhor a distração.
Assim se apartariam pensamentos e angústias...

WILLIAM SHAKESPEARE, *Rei Lear, Ato 4, Cena 6*

A distração faz parte do espectro de traços humanos, assim como todas as outras manifestações do TDAH. Ela é uma das consequências psicológicas da vida numa sociedade complexa. Poucos são os que conseguem manter uma atenção absoluta e uma consciência plena do presente.

A vida seria quase impossível sem a capacidade de filtrarmos grande parte dos estímulos recebidos pelo cérebro: imagens, sons, sensações físicas externas e internas. No TDAH, a questão não é como desenvolvemos esse filtro, mas como essa capacidade se distorce e vira uma disfunção mental grave o bastante para interferir na nossa vida diária.

Na linguagem da psicologia, a ausência mental – o desligamento – é um exemplo de um estado conhecido como *dissociação*.[1] Essa palavra é usada em psiquiatria clínica para designar síndromes específicas, como o transtorno dissociativo de identidade, mas a uso aqui no seu sentido geral.

A dissociação, incluindo o desligamento típico do TDAH, tem por origem uma necessidade defensiva; ela é uma forma de proteção psicológica. O motivo de Gloucester para querer "distração" no quarto ato de *Rei Lear* é muito próximo da origem da "divagação" do TDAH. Ela é uma forma de lidar com a dor emocional. O propósito original da dissociação é separar nossa consciência de uma dor emocional, *desassociar* uma da outra. Podemos pensar na dissociação como um anestésico psicológico.

Em que circunstâncias um ser humano precisa de um anestésico psicológico para se ver livre da consciência da dor? A resposta não é tão evidente quanto possa parecer, uma vez que, sem dor, não sobreviveríamos. A dor física nos alerta sobre um perigo concreto, como o calor de um fogo ou o fio de uma lâmina. A dor emocional nos avisa que uma situação está ameaçando nosso bem-estar psíquico.

A dissociação é uma técnica de sobrevivência emergencial da natureza. Ela não existe para ser usada todos os dias, mas deve ser empregada nas raras circunstâncias em que sentir dor ameaça mais a sobrevivência do que não senti-la. Como desligar-se pode ser perigoso e ao mesmo tempo protetor, somente em determinadas condições a natureza nos permite usar isso como defesa. A primeira dessas condições é uma *aflição intensa* – não é preciso se desligar da dor de uma topada no dedão, por exemplo. A segunda condição é a *impotência*. Se houver ajuda possível, o mais seguro é sentir a dor e gritar por socorro. Em seu livro *Betrayal Trauma* (Trauma da traição), Jennifer J. Freyd, professora de psicologia da Universidade do Oregon, faz uma analogia reveladora:

> Imaginemos que Deanna quebre a perna num acidente de esqui durante uma viagem com um amigo. A dor é tão forte que ela provavelmente não vai querer se mexer, e com certeza é improvável que se levante e saia andando. Em vez disso, ela ficará esperando enquanto seu amigo chama uma equipe de resgate. Por outro lado, se Beverly sofresse um acidente semelhante numa viagem sozinha, haveria uma grande chance de ela bloquear espontaneamente a percepção da dor na perna, ficar em pé e tentar ir mancando até um lugar seguro. No primeiro exemplo, a dor protege Deanna de novos danos que possam ser causados por andar com a perna quebrada. No segundo caso, o bloqueio da dor permite a Beverly escapar do perigo fatal de ficar presa sozinha na neve. Provavelmente Beverly

detesta sentir dor tanto quanto Deanna, mas somente a circunstância de Beverly tende a gerar o bloqueio espontâneo da dor.[2]

Para alguém com TDAH, o alheamento é uma atividade mental automática que se originou no período de desenvolvimento cerebral acelerado da primeira infância, no qual houve aflição intensa combinada com impotência. Em determinado momento, todo bebê ou criança pequena sente frustração e dor psicológica. Experiências episódicas que causam abalo emocional não levam à dissociação, mas uma aflição crônica sim: a aflição do bebê sensível com necessidades de sintonização não atendidas, por exemplo. O bebê precisa dissociar o sofrimento crônico da própria consciência por dois motivos. Em primeiro lugar, esse sofrimento é avassalador demais para seu frágil sistema nervoso. Ele simplesmente não consegue existir naquilo que podemos chamar de estado de estímulo negativo crônico, com adrenalina e outros hormônios do estresse correndo nas veias o tempo todo. Fisiologicamente, isso é tóxico demais. O bebê precisa bloquear essa dor. Em segundo lugar, se a ansiedade parental for a causa da aflição do bebê, ele inconscientemente sentirá que expressar seu turbilhão emocional só fará aumentar a ansiedade dos pais. Isso agravaria sua aflição num círculo vicioso do qual ele pode escapar se desligando.

Todas as defesas psicológicas cruciais para a sobrevivência têm uma utilidade relativamente curta. Mais cedo ou mais tarde, a dissociação se torna um obstáculo, interfere na vida e desacelera o crescimento psicológico. O indivíduo alheio à realidade tem dificuldade para aprender com a experiência e estabelecer contato com os outros. A fuga interna da realidade psicológica significa que ele talvez jamais aprenda a lidar com os reveses emocionais de forma criativa e positiva. Podemos comparar qualquer defesa psicológica a um pesado casaco de pele que a pessoa veste no frio extremo para não morrer congelada. Agora imaginemos que de repente essa pessoa seja transportada para uma ilha tropical, ainda de casaco. Ela logo constataria que a roupa que salvou sua vida em outro clima a deixa extremamente desconfortável ou até doente em sua nova circunstância. É claro que nosso viajante é livre para tirar o casaco. O problema das defesas psicológicas inconscientes é que elas não podem ser descartadas a qualquer momento. Elas foram incutidas em nós há muito tempo, numa época da vida em que nem sequer tínhamos vontade própria.

Uma vez estabelecido, um mecanismo de defesa como o desligamento adquire vida própria. Ele pode ocorrer mesmo sem qualquer abalo emocional direto. Ele se torna, por assim dizer, o modo "padrão" no aparato cerebral da consciência: a menos que algum outro botão especial seja acionado, o desligamento será o estado ao qual o cérebro automaticamente voltará. Como esse desligamento tem por base respostas neurológicas profundamente arraigadas, sua ativação posterior exige pouquíssimo estímulo. Uma vez estabelecido um circuito, os sinais o percorrerão com muito mais facilidade do que percorreriam rotas alternativas – da mesma forma que a água escorre mais facilmente por um canal do que por um terreno aberto. Se quisermos que o córrego flua em outra direção, teremos que abrir novos cursos para ele.

Como se desligam automaticamente, as crianças com TDAH vivem ouvindo que precisam "prestar atenção", um pedido equivocado tanto em relação à natureza da criança quanto à natureza da atenção. A conotação servil do verbo "prestar" sugere que a atenção seja algo que a criança *deve* ao adulto. A expressão parte do princípio de que estar atento é sempre um ato consciente, sujeito à vontade da pessoa. Ambas as pressuposições são falhas.

Ninguém nasce com "atenção". Assim como a linguagem e a capacidade de andar, a atenção é uma habilidade adquirida. E, como em todas as outras habilidades, as condições necessárias para o desenvolvimento da atenção precisam estar presentes. Ela não é um atributo isolado da criança, mas uma consequência de sua relação com o entorno. "Uma habilidade não é característica nem de uma pessoa nem de um contexto, e sim de uma *pessoa em contexto*", escrevem os pesquisadores do cérebro Kurt Fischer e Samuel Rose.[3] Para entender aquilo que denominamos desatenção, é preciso considerar a criança, o contexto e a relação entre os dois. Não pode haver qualquer expectativa automática de receber ou prestar atenção. A atenção é algo complexo, resultado de uma atividade cerebral intrincada com múltiplos componentes. O déficit de atenção não tem a ver apenas com algum mecanismo cerebral preguiçoso a ser despertado por meio de broncas ou recompensas, ou simplesmente lubrificado por este ou aquele produto farmacêutico.

O nível de estimulação do cérebro é um fator preponderante para determinar nossa capacidade de atenção, como explica o neurocientista Joseph LeDoux:

O estímulo é importante em todas as funções mentais. Ele contribui significativamente para a atenção, a percepção, a memória, a emoção e a resolução de problemas. Sem estímulo não percebemos o que está acontecendo, não nos atentamos aos detalhes. Mas estímulo demais também não é bom. Superestimulado, você se torna tenso e improdutivo. É preciso o nível certo de ativação para se ter um desempenho ideal.

Devido a uma autorregulação insuficiente, crianças com TDAH muitas vezes se mostram estimuladas de mais ou de menos. No primeiro estado, elas não conseguem avançar numa tarefa; no segundo, não conseguem se concentrar nela. "O estímulo prende você no estado emocional do momento", assinala LeDoux. "Isso pode ser muito útil (ninguém quer se distrair numa situação de perigo), mas também pode ser um incômodo (quando o sistema do medo é ligado, fica difícil desligá-lo, e é essa a natureza da ansiedade)."[4] Os níveis de estímulo refletem fatores evidentes como repouso ou cansaço, mas são também profundamente afetados pelo contexto emocional.

Muitas pessoas com TDAH são tomadas por uma estranha sonolência no meio de situações com forte carga emocional, como numa discussão com o cônjuge. De uma hora para outra, elas começam a bocejar e suas pálpebras pesam. O cônjuge naturalmente acha que a sonolência é um sinal de tédio e falta de consideração. Também é comum que a criança com TDAH, quando emocionalmente estressada, reclame de cansaço apenas para recuperar a energia poucos minutos depois de a fonte da ansiedade ser removida. Os pais podem concluir que a criança está fazendo corpo mole, mas o que de fato está acontecendo é que o córtex pré-frontal direito está inibindo excessivamente uma rede de neurônios no tronco cerebral conhecida como *formação reticular* – uma parte importante do circuito da estimulação –, porque as emoções são ameaçadoras demais. A formação reticular manda axônios (feixes de nervos) para o córtex, onde são liberadas substâncias químicas que tornam as células corticais mais alertas e capazes de reagir às informações que chegam. O córtex, por sua vez, projeta axônios para a formação reticular e pode inibir sua função de estimulação, como no caso da pessoa sonolenta ou da criança cansada. Para a pessoa em aflição intensa, pegar no sono proporcionaria uma fuga pelo menos temporária, uma defesa inconsciente intimamente associada ao desligamento. Já vivenciei isso não apenas durante conflitos emocionais, mas também, como já vimos, ao tentar ler o diário escrito por minha mãe na época em que eu era bebê.

Outra reação ao medo ou à ansiedade pode ser a agitação, devido à atividade do centro cerebral em que essas emoções são geradas, a *amídala*. Uma vez ativada, a amídala amplifica a agitação e inunda as células do córtex com mensagens de perigo. O córtex então se torna hiperfocado naquilo que percebe como a fonte da ansiedade, iniciando assim um ciclo: ansiedade–agitação–mais ansiedade–mais agitação, e no meio disso todas as outras informações são deixadas de fora. Uma pessoa nesse estado é incapaz de se concentrar em muita coisa, como pode confirmar qualquer um que já tenha sentido ansiedade. Vejamos um exemplo de sala de aula: o comando ríspido de um professor talvez bem-intencionado, porém autoritário, desencadeia ansiedade num aluno. Essa criança ficará excessivamente agitada e não "prestará atenção", o que deixará o professor enfurecido, e isso, por sua vez, prenderá a criança mais ainda em seu estado de ansiedade. "Marty se sairia muito melhor se conseguisse ao menos se concentrar", virá escrito no boletim do menino. No entanto, na aula de um professor que tenha uma personalidade que Marty considere estimulante em vez de intimidadora, ele se sairá muito melhor. Marty pode ter TDAH, mas suas habilidades de atenção não são fixadas segundo critérios inflexíveis. Ele é uma "pessoa em contexto". E, no contexto de Marty, o problema não é a atenção em si, mas a dificuldade de regular seu ambiente emocional, que fica muito facilmente perturbado pela aspereza no tom de voz do primeiro professor.

O estímulo é apenas um dos aspectos da atenção. Outros fatores também contribuem, como interesse, motivação e prioridades emocionais da criança. O ambiente interno do corpo também faz diferença, já que uma criança altamente sensível pode ser distraída por sensações físicas. Estados químicos desequilibrados, como taxas muito altas ou muito baixas de glicose no sangue, são fortes influências negativas na capacidade da criança com TDAH de se concentrar ou se manter emocionalmente equilibrada. Todos esses caminhos confluem para criar a atividade mental que chamamos de atenção.

Embora pensemos na atenção como uma função do intelecto, suas raízes mais profundas são os subterrâneos da emoção. Do ponto de vista evolucionário, não poderia ter sido de outra forma. Imagine um tigre-dentes-de-sabre faminto nos atacando: para ficarmos alertas nessa situação, não precisamos de intelecto, mas de medo em estado puro. Melhor fugir primeiro e fazer perguntas depois. A emoção desprovida de pensamento é um risco, mas a vida é igualmente impossível quando o pensamento governa sem emoção. O Dr. Spock, de *Jornada nas Estrelas*, um viajante espacial desprovido de emoções, talvez seja o maior representante televisivo da racionalidade, mas seu raciocínio não seria muito útil a um ser humano na Terra.

O que vale para a humanidade como espécie vale também para cada ser humano. Na primeira infância, o desenvolvimento emocional antecede o crescimento intelectual porque os centros cerebrais que processam a emoção e a motivação amadurecem antes daqueles que controlam o pensamento e a lógica: a emoção precede o intelecto, o lado direito do cérebro precede o esquerdo. A atenção se desenvolve primeiro como uma atividade das partes cerebrais responsáveis por processar emoções. Mesmo depois que o intelecto passa a dominar nosso pensamento consciente, as emoções continuam sendo a base da atenção.

Assim como não consegue focar a visão, o recém-nascido também não consegue focar a atenção. Na verdade, os sistemas da visão e da atenção estão intimamente ligados: um grande incentivo para o desenvolvimento de ambos é a relação emocional do bebê com a figura materna. Como vimos, o centro do cérebro situado no córtex pré-frontal que acompanha o objeto emocionalmente importante – esse adulto – ajuda também a selecionar aquilo que, no entorno, será alvo da atenção do bebê. O cuidador atencioso e sereno é a primeira coisa a despertar o interesse do bebê pelo mundo e ajuda a organizar sua atenção. O prazer vivenciado por eles durante a troca de olhares motiva o bebê a explorar seu entorno.

O primeiro estágio na construção da arquitetura da mente é aquilo que Stanley Greenspan chama de "dar sentido às sensações":

> Equipado com um sistema nervoso imaturo, o bebê chega a um mundo ruidoso, com estímulos que vêm de dentro e de fora do seu corpo em crescimento. Nos primeiros meses de vida, uma criança com desenvolvimento normal inicia a tarefa de ordenar as sensações que atravessam de modo involuntário e não canalizado seus sentidos ainda em maturação. Primeiro ela precisa adquirir controle sobre a própria atenção e sobre os movimentos e as sensações internas de seu corpo. Precisa

aprender a manter a calma ao mesmo tempo que se interessa por objetos ou acontecimentos externos a ela. [...] O bebê que conquista a atenção serena está dando um primeiro passo gigantesco rumo à realização de seu potencial humano.[5]

A capacidade da atenção iniciada durante os primeiros estágios de crescimento cerebral e desenvolvimento mental atravessa várias fases importantes, mas o alicerce central de todas elas é a relação segura de vínculo/sintonização com o cuidador primário. Sem isso, o bebê não consegue se concentrar. Sem isso, a criança pequena se mostra hesitante ou desregulada em sua exploração do entorno. Interações felizes entre cuidador e bebê geram motivação e estímulo, desencadeando a liberação das substâncias químicas de recompensa do cérebro, as endorfinas e a dopamina. Numa interação positiva de apenas dez segundos com a mãe, um bebê apático ganha mais energia, e sua distração se transforma em atenção.[6]

A atenção e a segurança emocional seguem entrelaçadas ao longo da infância. O que parece um déficit de atenção pode ser uma preocupação com algo importante que o adulto não consegue ver: as ansiedades emocionais da criança. O comportamento em sala de aula das crianças com TDAH, para dar um exemplo comum, é com frequência tachado de disruptivo. Elas parecem mais interessadas em interagir com seus pares do que na matéria que o professor gostaria que estudassem, o que pode apenas significar que estão obcecadas por tentar suprir as próprias necessidades de relacionamento. Se tendem a não ter muito sucesso nisso, elas o fazem com um desespero ainda maior. O sistema de atenção do cérebro delas não consegue engatar o "modo escola" quando consumido por ansiedades emocionais.

Para pessoas profundamente feridas, o mundo interior pode oferecer mais significado do que o mundo real. Uma mulher na casa dos 30 que "vivia no mundo da lua", mas cujo TDAH nunca fora percebido devido ao fato de ela não ser hiperativa, me contou que passava dias inteiros na escola olhando pela janela, perdida em fantasias com amigos imaginários. Quem visse de fora a descreveria como "distraída". A raiz latina de *distração* significa "afastamento": afastar-se do próprio interior era seu maior anseio emocional. Seu cérebro inconscientemente atribuía um valor maior ao universo que ela mesma criava do que a qualquer coisa ou pessoa na turma da escola.

A fome insistente por contato emocional explica o "paradoxo", observado com frequência, de muitas crianças com TDAH que são capazes de um trabalho focado na presença de um adulto que lhes faça companhia e preste atenção nelas. Mas veremos que não é paradoxo algum se considerarmos os papéis opostos da ansiedade e do apego: o apego promove atenção, a ansiedade a prejudica. Quando a criança não está preocupada em buscar contato emocional, seu córtex pré-frontal fica livre para destinar atenção à tarefa da vez. Isso mostra que aquilo que denominamos TDAH não é um estado fisiológico fixo e impossível de tratar: é, sim, uma condição fisiológica, mas não é inalterável. O afeto e a interação positiva com um adulto muitas vezes funcionam tão bem quanto um psicoestimulante para fornecer dopamina ao córtex pré-frontal da criança. Mais segurança significa menos ansiedade e mais atenção focada. O fator invisível que permanece constante em todas as situações é o anseio inconsciente da criança por apego, que remonta a seus primeiros anos de vida. Quando essa necessidade é satisfeita, os problemas do TDAH começam a perder força.

A distração, fruto da turbulência emocional e da tempestade de pensamentos, também prejudica a memória. Qualquer pessoa com TDAH já se viu, várias vezes ao dia, indo a um cômodo sem saber o que estava procurando, ou segurando algo inútil que pegou num momento de distração. Essa fraca memória de curto prazo se deve em grande parte à condição desligada, semidesassociada, internamente preocupada do TDAH. "Esse tipo de 'amnésia' acontece porque é preciso atenção para criar novas memórias episódicas", escreve o psicólogo Daniel L. Schacter, "e, quando nossos recursos de atenção estão consumidos por pensamentos e emoções, sobra pouca capacidade para lidarmos com o mundo exterior".[7]

Certa vez pedi a uma escritora de 43 anos com TDAH que se descrevesse quando criança. "Espoleta, atentada e gaiata", respondeu ela na mesma hora. Adorei a descrição, típica de sua desorganização mental caótica e cheia de energia. Mas precisei perguntar o que exatamente ela queria dizer com aquilo. "Explosiva, imprevisível, intensa, sem foco, sempre abordando outras crianças", explicou ela.

"Viu só? Você era focada", rebati. "Era focada naquilo que importava para você: sua relação com o mundo. Só que ninguém entendia isso."

15
As oscilações pendulares: hiperatividade, apatia e vergonha

Não sei se você percebeu que, assim que para de ser ativo, surge na mesma hora um sentimento de apreensão nervosa: você sente que não está vivo, que não está alerta, então precisa continuar. E há o medo de estar sozinho, de dar uma volta desacompanhado, de ficar só sem um livro, sem um rádio, sem falar nada; o medo de ficar sentado quieto sem saber o que fazer com as mãos, com a mente ou com o coração.

— J. KRISHNAMURTI

"Sempre tive a sensação de que precisava levantar e fazer alguma coisa", diz Andrew, um rapaz de 18 anos com TDAH. Muitas vezes ele obedece a essa sensação sem pensar duas vezes, indo embora no meio de uma conversa enquanto a outra pessoa ainda está falando. Outras vezes fala tanto que os amigos só conseguem suportar sua companhia por cerca de uma hora. Ele vive em movimento, mas raramente produz alguma coisa.

A hiperatividade é vivida de várias formas. A pessoa com TDAH sente desconforto quando precisa ficar parada, mesmo por curtos períodos. Pode haver uma incapacidade física de passar alguns minutos sem se movimentar. A pessoa vive presa num turbilhão mental. Um geólogo de 72 anos chamou isso de "pensamento cinejornal", querendo dizer que seus pensamentos saltavam depressa de um assunto para outro. Engenheiro de formação, ele não suportava ficar confinado num escritório. Então mudara de carreira, escolhendo a geologia porque o trabalho lhe permitia ficar ao ar livre e em movimento. Outro sinal de hiperatividade são os movimentos oculares frequentes, uma varredura do entorno que incomoda os outros. É desconcertante estar com alguém que parece estar sempre à procura de algo.

Assim como os outros traços associados ao TDAH, a hiperatividade é um estágio normal no amadurecimento de uma criança. Só que, no transtorno, *estágios* viram *estados*: o desenvolvimento psicológico do indivíduo permanece estático. Comportamentos e padrões emocionais se mantêm no patamar infantil. A hiperatividade e, no outro extremo, a apatia de muitas crianças e adultos com TDAH são ambas exageros de estados corporais vivenciados no início da vida, mais ou menos entre o final dos "nove meses extras de gestação" e os 18 meses. Ambas refletem a desregulação do sistema nervoso autônomo. Vale a pena examinar mais de perto como isso funciona.

O sistema nervoso, cujo núcleo é o cérebro e a medula, tem duas partes principais. O *sistema nervoso voluntário* movimenta os músculos do tronco, dos membros e da cabeça, em ações deliberadas como, por exemplo, falar ou mudar de posição. O *sistema nervoso autônomo* (SNA), como o próprio nome sugere, tem autonomia, independência, em relação à vontade consciente. Ele controla os chamados músculos lisos, que revestem, por exemplo, as paredes dos intestinos, dos vasos sanguíneos, das glândulas e das vias aéreas dos pulmões. É ele quem comanda a liberação de hormônios, o fluxo de sangue para os órgãos internos e a pele, e a contração dos músculos intestinais. Nervos autônomos também estabelecem o nível de tensão basal dos músculos voluntários, assim como a temperatura corporal e a ereção ou o relaxamento dos folículos pilosos. De modo geral, criam os circuitos para um ambiente corporal química e fisiologicamente estável.

Os estados fisiológicos são diretamente influenciados pelas emoções, porque a parte do córtex que processa as emoções supervisiona também o SNA. As cólicas da criança sensível são cãibras musculares causadas por sinais autônomos desencadeados por medos e tensões inconscientes. A sensação de ficar "todo arrepiado" ou com "frio na barriga" nada mais é que o efeito das emoções no SNA. Os nervos autônomos são responsáveis pela contração muscular, o que explica por que algumas coisas nos "reviram o estômago" ou nos "pesam nos ombros".

O SNA tem duas divisões opostas: a *simpática*, que despende energia, e a *parassimpática*, que conserva energia. Quando estamos num estado de estimulação simpática, os músculos se tensionam, os batimentos cardíacos se aceleram, o sangue flui para os braços e as pernas e a adrenalina é liberada na corrente sanguínea. O disparo de nervos simpáticos cria um ambiente corporal de forte estímulo, importante para a sobrevivência, já que permite que nos movamos depressa para fugir ou nos defender. É a conhecida reação de luta ou fuga. Na vida cotidiana, sentimos isso como um estado corporal associado à agitação.

Há também momentos em que o corpo precisa desacelerar ou até mesmo ficar imóvel por uma questão de vida ou morte. Se lutar ou fugir for impossível, talvez nossa única chance de sobrevivência seja nos tornar indetectáveis. Quando os nervos parassimpáticos dominam, o corpo se encolhe, a cabeça se abaixa, os braços ficam flácidos, o olhar se desvia, os músculos faciais relaxam. Quando as fibras musculares lisas que circundam os capilares do rosto perdem tônus, esses pequenos vasos sanguíneos se dilatam e a pele se enche de sangue. Enrubescemos. Esse estado de apatia é vivenciado muitas vezes quando sentimos vergonha. Quando crônico, é uma das características da depressão.

A hiperatividade é um estado de ânimo intenso e desregulado, adequado para a criança pequena. Por volta dos 9 meses, o bebê inicia uma exploração eufórica do próprio universo. Sem depender mais dos adultos para ter mobilidade, ele examina incansavelmente cada objeto, cada recanto e cada fresta do ambiente que o cerca. Prova sabores, brinca e descobre, aprendendo para que servem e como são usadas muitas coisas. Durante essa fase de animação prolongada é que se estabelecem as rotas neurais que permitem ao córtex inibir o sistema nervoso simpático... se as circunstâncias necessárias estiverem presentes. Quando há estresse, esses circuitos não se desenvolvem de maneira adequada, e a hiperatividade persiste. O *estágio*, cuja duração deveria ser de apenas poucos meses, se transforma num *estado* ao qual a criança fica presa.

Também cabe destacar que, ao longo da vida, a hiperatividade segue sendo uma reação a períodos de forte ansiedade. Se alguém lhe dissesse que na semana que vem, em algum momento impossível de prever, algum desastre misterioso se abaterá sobre você ou sobre alguém próximo, e que você não poderá fazer nada para evitá-lo, sua reação muito provavelmente se assemelharia aos comportamentos mentais e físicos de uma criança hiperativa ou de um adulto com TDAH. Você teria dificuldade para focar os pensamentos, e sua mente correria em círculos. Seria quase impossível permanecer sentado e imóvel. Pense num marido andando nervoso de um lado para o outro em frente à sala de parto onde sua esposa está dando à luz. Creio que a hiperatividade no TDAH seja alimentada por uma corrente de ansiedade permanente e subterrânea.

Derek tem 42 anos. Sempre foi incapaz de concluir tarefas e levar adiante qualquer atividade específica por um período prolongado. Seus problemas eram evidentes desde o ensino fundamental. Apesar de muito inteligente, ele tem um histórico escolar de notas baixas, tendo inclusive abandonado matérias e repetido de ano. Nas raras ocasiões em que se viu numa situação adequada ao seu tipo de personalidade, ele conseguiu se sair muito bem. No oitavo ano do fundamental, foi um excelente aluno e ficou entre os melhores da turma; no ano seguinte, voltou aos seus padrões anteriores. Derek é um homem inquieto, vive em constante movimento e recebe multas de trânsito com frequência. "É como se eu estivesse sempre tentando pegar algo que não está ali", disse ele em nossa primeira consulta.

Esse "tentar pegar algo que não está ali" é uma memória neural da época em que era um menino ansioso vasculhando o entorno à procura de conforto, de uma conexão serena com alguém. Seus pais tinham se divorciado quando ele estava com apenas 4 anos, após muitos anos de uma relação destrutiva. Ele mal viu o pai depois disso. Nunca se sentiu plenamente seguro no mundo.

Meus olhos, assim como os olhos de quase qualquer pessoa com TDAH, vasculham os rostos que encontro como se fosse por vontade própria, examinando olhares em busca de sinais de contato.[1] Desconhecidos de repente me flagram encarando-os com intensidade. Isso acontece até mesmo durante uma conversa com alguém, o que talvez passe a impressão de que não estou interessado no assunto. Hoje sei reconhecer o que é isso: a ativação dos circuitos cerebrais criados quando eu vasculhava constantemente os traços retraídos ou deprimidos da minha mãe em busca de contato, e mais ainda quando buscava a presença dela no nosso período de separação, quando eu tinha por volta de 1 ano. É uma memória de ansiedade que está sendo desencadeada. Segundo o psicólogo canadense Gordon Neufeld, a ansiedade é um "alarme de apego". Seu papel na sobrevivência do bebê humano é sinalizar quando nossas relações de apego, das quais somos absolutamente dependentes, estão ameaçadas. A ansiedade é útil, a menos que ela vire um estado crônico.

Da mesma forma que a desatenção diminui na presença de um adulto gentil, o mesmo ocorre com a hiperatividade. Algumas crianças percebem isso muito bem. Um paciente meu de 8 anos insistia que o pai ou a mãe ficasse com ele no banheiro toda noite enquanto ele escovava os dentes. "Eu perco o controle quando você não vai comigo", disse ele ao pai.

Se a hiperatividade expressa ansiedade, a apatia expressa vergonha. Assim como a ansiedade, a vergonha é uma emoção de apego. "Toda vez que alguém se torna importante para nós, toda vez que o apreço, o respeito ou a valorização de alguém tem importância, surge também a possibilidade da vergonha", escreve o psicólogo Gershen Kaufman.[2] A origem da vergonha é o sentimento de ter sido isolado do pai ou da mãe, de ter perdido a conexão, mesmo que momentaneamente. Isso não tem como ser evitado e faz parte do amadurecimento.

As explorações hiperativas de uma criança pequena são interrompidas poucos meses após começarem. Um desfecho necessário da exploração é a identificação de limites e fronteiras. Alguns desses limites são físicos, como o meio-fio da rua; outros são sociais, como a dor que outro ser humano sente ao ter os cabelos puxados. A criança que não aprende limites está em perigo. Há limites que não devem ser ultrapassados, e aprendemos isso por meio do apego.

Não descobrimos quais são os limites do comportamento aceitável lendo uma cartilha ou ouvindo um sermão. Limites são estabelecidos bem antes de entendermos por que eles precisam ser respeitados. Descobrimos isso por meio das reações – especialmente não verbais – de nosso pai e de nossa mãe. A palavra *não*, sozinha, não significaria nada para a criança pequena a menos que fosse dita com uma voz severa e um olhar de reprovação, junto com outros indícios negativos como um balançar de cabeça. Ao longo de toda a vida, o que define nossa relação com os outros, muito mais do que as palavras, são as mensagens não verbais que lemos nas entrelinhas da comunicação verbal, e que nos acolhem ou nos rechaçam.

"Mesmo o método disciplinar mais brando envolve algum mecanismo para constranger a criança e, assim, influenciar seu comportamento", escreve o pesquisador e terapeuta Allan Schore.[3] Segundo uma pesquisa, no início do estágio de exploração ativa e inquieta, 90% do comportamento materno consiste em afeto, brincadeiras e cuidados, e apenas 5% envolve proibir o bebê de alguma atividade que ele esteja fazendo. Nos meses subsequentes ocorre uma mudança radical. A curiosidade e a impulsividade da criança a conduzem a muitas situações que os pais precisam reprovar. Com 11 a 17 meses de vida, a criança ouve uma proibição a cada nove minutos, em média. Em reação às palavras, ao tom de voz e à linguagem corporal da reprovação, a criança entra no estado fisiológico da vergonha: passa de ativa a inativa, de agitada a apática, e deixa de despender energia e começa a conservá-la. O resultado disso é exatamente o que a natureza queria que acontecesse: impedir uma atividade possivelmente perigosa.

Durante a fase de apatia, novos circuitos se desenvolvem para que o córtex consiga inibir a outra parte do sistema nervoso autônomo: sua divisão parassimpática. Como antes, o contexto precisa ser favorável para que os circuitos da inibição amadureçam.

O estado de vergonha se torna excessivo se a reprovação parental for severa demais ou se o adulto nada fizer para restabelecer imediatamente a relação afetuosa com a criança, o que Gershen Kaufman chama de "restaurar a ponte interpessoal". Pais e mães com estresse crônico tendem a romper essa ponte. A criança pequena ainda não tem recursos para interpretar os humores e as expressões faciais do cuidador: ou ela se sente acolhida ou rejeitada. Quando o adulto se distrai ou se retrai, a criança sente vergonha. Posturas constrangidas podem ser observadas em bebês quando há uma mera interrupção do contato visual com o cuidador. Bebês de mães deprimidas costumam ser apáticos e ter um olhar esquivo.

Após a primeira infância, haverá muitas ocasiões em que o comportamento da criança, especialmente da criança com TDAH, deixará os pais zangados. Alguns adultos conseguem expressar essa raiva sem fazer a criança se sentir isolada emocionalmente: eles comunicam reprovação sem rejeição. Outros, em especial aqueles que têm seus próprios problemas de autorregulação, podem reagir com uma raiva explícita ou contida, com uma frieza punitiva ou com um retraimento que sinaliza derrota e decepção. Foram essas as reações de raiva que meus filhos vivenciaram comigo. Toda vez que isso acontece, a vergonha é evocada na criança, principalmente porque o adulto em geral acredita que suas reações são culpa da criança – que acaba acreditando nisso também.

A profunda sensação de vergonha associada ao TDAH é muitas vezes explicada pelo fato de que o indivíduo com esse transtorno faz muita coisa errada. A vergonha, portanto, faria sentido. O adulto ou criança com TDAH muitas vezes ofende as pessoas, quebra promessas ou se atrasa para compromissos. Por causa dessa desatenção e da dificuldade de interpretar pistas não verbais, a pessoa acaba pisando em calos... às vezes literalmente. Carrega lembranças de ter fracassado em muitas tarefas, de ter recebido críticas merecidas – assim pensa – por muitas falhas. Mas esses acontecimentos são capazes apenas de reforçar a vergonha; eles não têm como causá-la. As origens da vergonha nada têm a ver com más ações, fracassos ou mágoas infligidas a alguém. Assim como seu oposto – a hiperatividade –, a vergonha começa como um estado fisiológico normal que escapou da regulação pelo córtex, tornando-se profundamente entranhada na identidade do indivíduo.

John Ratey fez a pertinente observação de que "desculpa" é a palavra mais comum no vocabulário de quem tem TDAH. O que me impressiona de imediato ao conhecer pacientes com esse transtorno é a frequência com a qual eles se desculpam. Desculpam-se quando lhes peço para falar mais alto, quando não conseguem responder facilmente a uma pergunta, quando interrompo seu fluxo verbal para pedir mais informações, quando lhes digo que vamos concluir a sessão em poucos minutos já que o tempo está acabando. Desculpam-se pelo simples fato de estarem no meu consultório. Suas primeiras palavras podem ser um pedido de perdão: "Desculpa tomar seu tempo. Sei que tem muita gente com problemas mais sérios esperando para se consultar com o senhor." Eles também se desculpam, claro, quando pensam ter um problema muito grave: "Desculpa, eu sei que é difícil me ajudar. Aposto que o senhor nunca viu alguém tão louco quanto eu." Essas expressões de remorso quando nenhuma ofensa foi cometida comunicam um profundo sentimento de vergonha. Se as palavras não denunciassem a vergonha, o olhar esquivo o faria.

No TDAH, a hiperatividade e a apatia se tornaram arraigadas, inadequadas para a idade do indivíduo ou para os acontecimentos imediatos. São estados desencadeados com muita facilidade e tendem a fugir ao controle. O córtex não consegue regular nenhuma das duas divisões do sistema nervoso autônomo. De um ponto de vista fisiológico e emocional, a criança ou o adulto com TDAH fica oscilando entre uma animação exagerada e um estado inerte no qual a emoção predominante é a vergonha. Algumas pessoas tendem a ficar presas num desses polos opostos. Ambos os estados também podem estar presentes ao mesmo tempo, produzindo uma inatividade inquieta e sem foco.

Como tantas outras coisas no TDAH, a hiperatividade, a apatia e a vergonha estão intimamente vinculadas às memórias neurológicas relacionadas ao cuidador distante, estressado ou distraído. Haverá uma sensação de desconforto assim que a mente tomar consciência de si mesma, pois tal consciência evoca na mesma hora a angústia de um bebê que se sentia emocionalmente sozinho. A mente então se entrega a uma letargia impotente, ou então foge correndo em busca de algo a que se vincular: uma ideia, fantasia, lembrança, conversa, música, leitura... qualquer coisa. Quando não consegue, sobrevém um intenso desconforto, ou então uma aversão à própria mente, que chamamos de tédio.

Uma das exigências para a cura, para a plenitude, é a existência de circuitos cerebrais capazes de transportar diferentes mensagens e uma autoimagem distinta e empoderada. Existem fortes indícios de que esses circuitos podem se desenvolver em qualquer idade, assim como rotas neuronais para ajudar o córtex a fazer seu trabalho de inibir e regular.

PARTE CINCO

A CRIANÇA COM TDAH E A CURA

16
Só acaba quando termina: olhar positivo incondicional

> *Hoje temos evidências das mudanças anatômicas provocadas por modificações no entorno. [...] Agora está claro que o cérebro não é de forma alguma imutável.*
>
> DRA. MARIAN CLEEVES DIAMOND, *Enriching Heredity*

Muitas vezes me perguntam se é possível "superar" o TDAH – é uma boa pergunta, já que a cura é um processo. E a resposta é sim. Não é de cura que as crianças com TDAH precisam, mas de ajuda para crescer. Não são os métodos disciplinares que precisam ser mudados, e sim as atitudes dos pais com base numa compreensão mais profunda da criança. O adulto com TDAH também precisa entender melhor a si mesmo para conseguir cumprir a tarefa que mais tarde chamaremos de automaternagem.

O prognóstico para o processo de cura no TDAH é positivo. Sabe aquele chavão esportivo *Só acaba quando termina*? Ele se aplica perfeitamente ao desenvolvimento do cérebro e da personalidade humana. Vimos que a experiência tem uma enorme influência nos circuitos cerebrais, e também que as alterações químicas são afetadas pelo entorno – para o bem ou para o mal. Se os circuitos e a química cerebrais não são determinados de forma rígida pela hereditariedade, eles tampouco se tornam inalteráveis na primeira infância. Então, para pensarmos na cura, devemos voltar às mesmas questões que levantamos sobre a causa do TDAH: que condições promovem o desenvolvimento? Que condições o comprometem?

Trabalhos de laboratório sobre o cérebro e experiências clínicas com seres humanos abriram um mundo de possibilidades. "O cérebro dos mamíferos parece ter a capacidade de se manter reativo ao enriquecimento do entorno mesmo numa idade muito avançada", escreve a Dra. Marian Cleeves Diamond, renomada pesquisadora do departamento de anatomofisiologia da Universidade da Califórnia em Berkeley. Em seu laboratório, ratos de diversas idades, inclusive recém-nascidos e idosos, foram mantidos em graus variados de isolamento social, estimulação, e enriquecimento ambiental e nutricional. Autópsias revelaram que as camadas corticais no cérebro dos ratos ambientalmente favorecidos eram mais grossas, suas células nervosas eram maiores, seus entroncamentos eram mais complexos e seu aporte sanguíneo era mais rico. Ratos favorecidos muito depois da meia-idade ainda conseguiam formar ramificações de conexão com quase o dobro de comprimento das de seus pares, e isso após apenas trinta dias de tratamento diferenciado. A Dra. Diamond divulgou esses resultados em seu livro *Enriching Heredity: The Impact of the Environment on the Anatomy of the Brain* (Hereditariedade enriquecida: o impacto do ambiente na anatomia do cérebro). "Talvez a informação isolada mais valiosa aprendida em todos os nossos estudos", escreve ela, "seja que diferenças estruturais podem ser detectadas no córtex cerebral de animais expostos em qualquer idade a níveis diferentes de estimulação do entorno. [...] Em qualquer idade estudada, encontramos efeitos anatômicos decorrentes do enriquecimento ou do empobrecimento".

O mais encorajador de todos os achados da Dra. Diamond foi que até mesmo o cérebro de animais privados antes de nascer, ou então deliberadamente lesionados na primeira infância, conseguia se recuperar estruturalmente em reação a condições de vida enriquecidas. "Sendo assim", escreve ela, "não devemos desistir de pessoas que começam a vida em condições desfavoráveis. O enriquecimento ambiental pode melhorar o desenvolvimento do cérebro, dependendo do grau ou da severidade do dano".[1]

Não é surpresa alguma o fato de que em nós, seres humanos, o cérebro adulto também seja positivamente influenciado pelo entorno. Sabemos há muito tempo que o mesmo vale para quase qualquer outro órgão ou parte do corpo. Músculos sem uso atrofiam, mas ganham tamanho e força se bem exercitados; o fornecimento de sangue para o coração é melhorado por meio da atividade física e de uma dieta saudável; a capacidade pulmonar aumenta com treinos aeróbicos. Pessoas idosas que permanecem física e intelectualmente ativas sofrem muito menos declínio em seu funcionamento mental do que suas contemporâneas mais sedentárias.

No começo da vida, a *plasticidade* – capacidade do cérebro humano de reagir a novas condições – é tão grande que recém-nascidos lesionados num dos lados do cérebro conseguem compensar o déficit, mesmo que percam um hemisfério inteiro.[2] A outra metade se desenvolve, e essas crianças crescem com movimentos faciais quase simétricos e mancam de forma leve ou moderada.

Com o avançar da idade, a plasticidade declina, mas nunca se perde por completo. A adaptabilidade neurológica mesmo na idade adulta pode ser vista na recuperação apresentada por muitas pessoas após um acidente vascular cerebral. No AVC, o tecido cerebral é destruído, geralmente devido a uma hemorragia. Embora as células nervosas mortas não tenham como voltar à vida, muitas vezes em semanas ou meses o paciente volta a usar um membro paralisado pelo AVC, mostrando que novos circuitos assumiram o comando e novas conexões foram criadas. "Em condições normais, o cérebro pode continuar 'crescendo' durante a vida inteira", escreve a médica e neurocientista Francine Benes.[3]

Uma das maneiras pelas quais os circuitos neurológicos podem mudar é por meio do fortalecimento ou enfraquecimento das sinapses, as conexões entre células nervosas. "Como experiências distintas fazem as forças sinápticas variarem dentro e em volta de muitos sistemas neurais, a experiência molda a criação dos circuitos", observa o neurologista e neurocientista António Damásio. "Consequentemente, a configuração dos circuitos cerebrais segue mudando. *Os circuitos não são apenas receptivos aos resultados da primeira experiência, mas repetidamente maleáveis e modificáveis pela experiência continuada.*"[4] (Grifo meu.)

A força das sinapses é influenciada por muitos fatores, como a frequência de seu uso ou a composição da química corporal em cada situação. Os circuitos também são enfraquecidos ou intensificados por outros circuitos, que podem interferir nas suas funções ou auxiliá-las. Vemos isso no TDAH quando a criança consegue se concentrar num tema em determinado ambiente, mas é incapaz de se concentrar no mesmo tema num ambiente distinto. Esse caráter situacional do TDAH reflete a contribuição das emoções, que desempenham um forte papel na atenção.

Como sabemos, no TDAH o córtex não controla bem o suficiente os centros de estimulação e geração de emoções nas áreas inferiores do cérebro. A Dra. Benes nota que elos importantes entre o córtex e esses centros emocionais seguem amadurecendo "até a sexta década de vida", o que "sugere que o comportamento humano pode consistir, pelo menos em parte, numa integração progressiva de cognição e emoção". Essa integração – a fusão daquilo que sabemos com aquilo que sentimos – é justamente o que o processo de cura do TDAH exige. Sua falta é o que origina a fragmentação da mente com TDAH.

Como psiquiatra infantil, Stanley Greenspan interessou-se especialmente pelo tratamento do autismo, forma de disfunção neurofisiológica e psicológica bem mais debilitante que o TDAH. O Dr. Greenspan relata que algumas crianças autistas foram ajudadas a se tornar inteligentes e emocionalmente saudáveis com "habilidades cognitivas, emocionais e sociais dentro ou até acima da faixa de normalidade". Ele faz uma pergunta pertinente: "Se tantas crianças que apresentam sintomas fisiológicos severos, como de autismo ou retardo mental, puderam ser incluídas em padrões de interação que lhes possibilitaram um enorme crescimento, o que dizer dos distúrbios mais leves?"[5] Devemos interpretar isso como um chamado à ação para pais, professores, médicos e psicólogos preocupados com o TDAH, bem como para adultos que estejam, eles próprios, lutando com seus traços do transtorno. Promover o desenvolvimento neurofisiológico e emocional num paciente com TDAH, em qualquer fase da vida, é um grande desafio, mas, como veremos, está longe de ser impossível.

Segundo Carl R. Rogers, o processo de cura depende de confiarmos na natureza humana.[6] Não é verdade que toda criança seja uma selvagem egoísta que precisa ser domada. Bebês passam, sim, por uma fase de narcisismo total na qual não têm qualquer noção de experiência ou ponto de vista que não os seus, e veem o mundo somente à luz das próprias necessidades. Trata-se de um estágio natural, uma parte do desenvolvimento, que reflete apenas os anseios do ser humano jovem e impotente. É uma fase que superamos, ou na qual ficamos presos dependendo das circunstâncias de cada um. Se as condições para o desenvolvimento estiverem presentes, a criança conquistará maturidade, compaixão e capacidade de foco.

Muitas vezes, lidar com uma criança com TDAH parece absolutamente impossível, então é natural que pais e mães queiram obter conselhos pontuais: o que fazer em tal situação? Como lidar com esse comportamento específico? Por mais importantes que sejam, essas perguntas são secundárias. As respostas dependem de quais são os objetivos a longo prazo. O que queremos promover não é uma simples mudança de comportamento, mas uma transformação da experiência interna que promova o desenvolvimento da autorregulação.

Toda criança com TDAH sofreu alguma ruptura em sua relação com o adulto cuidador quando ainda era um bebê sensível. Todos os comportamentos e padrões mentais do TDAH são sinais externos dessa ferida, ou então defesas ineficazes para combater a dor causada por ela. Para haver desenvolvimento, é preciso liberar uma energia que tem sido usada para proteger a pessoa de se ferir outra vez. O fator primordial é a consolidação do apego.

A ciência nos diz que nem nos roedores podemos ignorar o elo entre as emoções e a organização mental. Em seu laboratório em Berkeley, a Dra. Marian Cleeves Diamond constatou que ratos tratados com carinho e cuidado apresentavam melhoras na capacidade de resolução de problemas, correspondentes à formação de conexões mais ricas em seu córtex. "Sendo assim, é importante estimular a porção do cérebro que inicia a expressão emocional", escreve a Dra. Diamond. "Satisfazer as necessidades emocionais é fundamental em qualquer idade."[7]

No cérebro humano, os circuitos do raciocínio e da emoção estão intimamente ligados, motivo pelo qual relações conturbadas levam diretamente a dificuldades de processamento cerebral. Essa não é a única causa do pensamento desorganizado, mas é de longe a mais comum. Tornar as relações mais saudáveis promove a organização mental. Novas formas de processar emoções precisam de novos circuitos neurais, e a criação de novos circuitos exige novas experiências num ambiente emocional favorável. A relação com os pais é a terra, a chuva, o sol e a sombra nos quais o desenvolvimento mental da criança deve florescer. Antes e acima de qualquer outra coisa, é no contexto familiar que a criança tem experiências transformadoras que nutrem o crescimento.

Em seu livro *Tornar-se pessoa*, Carl R. Rogers descreveu uma atitude de empatia e cuidado que chamou de *olhar positivo incondicional*, por ser, segundo ele, "um olhar desvinculado de qualquer juízo de valor". Trata-se de um cuidado "que não é possessivo e não exige nenhuma gratificação pessoal. Uma atmosfera que demonstra que eu me importo com você, e não que eu me importo apenas se você se comportar desta ou daquela forma".[8] Assim, a primeira coisa que devemos fazer é convencer a criança de que seus pais a querem e a amam exatamente como ela é. Ela não precisa fazer nada nem fingir ser alguém diferente para merecer esse amor; na verdade ela não *pode* fazer nada, porque esse amor não tem como ser conquistado nem perdido. Ele não é condicional. Ele independe por completo do comportamento da criança. Ele existe independentemente da natureza "boa" ou "ruim" de um comportamento. A criança pode ser teimosa, desagradável, birrenta, difícil e grosseira, mas mesmo assim o pai ou a mãe continua fazendo com que ela se sinta amada. É preciso encontrar maneiras de comunicar à criança que determinados comportamentos são inaceitáveis sem fazer com que ela se sinta rejeitada. Ela deve sentir que pode mostrar aos pais sua inquietação, seu lado menos amável, sem temer que isso ameace a relação. Só assim a segurança absoluta se estabelece e abre caminho para o crescimento emocional.

Pais e mães precisam sempre se perguntar se o objetivo mais importante é um resultado imediato ou um desenvolvimento a longo prazo. As duas coisas costumam ser antagônicas, e optar por uma, pelo menos momentaneamente, significa abrir mão da outra. Se o objetivo for liberar a criança para percorrer os estágios de desenvolvimento necessários, a relação de apego com os pais precisa ser absolutamente priorizada, mesmo que isso signifique sacrificar o objetivo imediato de disciplinar a criança ou melhorar seu desempenho numa tarefa específica. Por outro lado, táticas para alcançar objetivos comportamentais de curto prazo talvez demandem o enfraquecimento do apego. Esse será um dilema comum para os pais, principalmente no início.

A lamentável técnica do "cantinho da disciplina" é um claro exemplo de que optar pelo resultado imediato pode prejudicar o apego e, com isso, ser nocivo a longo prazo. No cantinho da disciplina, a criança pequena fica de castigo em seu quarto ou em outro lugar, banida do contato com o cuidador durante certo tempo, para "pensar no que fez" e supostamente aprender a diferença entre bom e mau comportamento. Só que não é isso que ela aprende. O cantinho da disciplina usa como artifício o pior pesadelo de uma criança pequena: ser isolada do pai ou da mãe. Seja qual for o objetivo parental, a mensagem que a criança recebe é: *Se você não fizer o que estou mandando, se me desagradar, vou cortar minha relação com você. Só quero você perto de mim se for segundo minhas regras.* O cantinho da disciplina pode cumprir seu objetivo imediato, em especial com uma criança já fragilizada e, portanto, inclinada a agradar os pais. Isso, porém, aumenta a ansiedade da criança e, no fundo, também sua raiva. A ansiedade diminui sua capacidade de desenvolver autorregulação. Há também o perigo de que em algum momento, quando não for mais tão dependente dos pais – na adolescência, por exemplo –, esse filho ou filha se torne mais distante. Esse método só deveria ser usado pelo adulto que se sente à beira do descontrole e sabe que precisa se recompor antes de retomar a interação com a criança. Nesse caso, a criança não seria acusada nem ameaçada de nada.

Esse conflito entre objetivos de curto e longo prazo pode ser exemplificado pela criança com TDAH que demora a se levantar da cama e se aprontar pela manhã. O pai a acorda religiosamente às sete e meia para que possa se arrumar com calma antes de ir para a escola. Depois de muita insistência, a criança finalmente sai da cama e se veste para tomar café. Come devagar, brincando com a comida. No banheiro, em vez de lavar o rosto e as mãos, se distrai com o cortador de unhas. Reaparece dez minutos depois, com as unhas cortadas de qualquer jeito, os cabelos despenteados e a boca ainda suja de geleia. Está descalça. Precisa procurar a mochila, que não sabe onde largou na noite anterior. O sinal da escola vai tocar em menos de quinze minutos. A sensação de urgência e raiva do pai agora está aumentando exponencialmente. Quanto mais seu tom se torna ríspido, menos cooperativa fica a criança. O pai acaba então berrando para ela se arrumar logo "senão vai ver só". O semblante da criança se fecha, ela calça os tênis às pressas e sai de casa sem dizer nada. No trajeto até a escola, o clima é de enterro. Quando o pai se aproxima para lhe dar um beijo de despedida, a criança se retrai. No dia seguinte, começa tudo de novo.

Esse pai conseguiu, a duras penas, alcançar o objetivo imediato de fazer a criança chegar à escola a tempo. Mas a que custo? Ao custo de mais uma ferida de segurança em sua filha. A criança com TDAH não é capaz de entender o que motivou o rompante do pai, pelo menos não naquele momento. Para começar, sua compreensão de si própria é comprometida, tanto devido à idade quanto ao atraso de desenvolvimento que a impede de ver o mundo do ponto de vista de outra pessoa. Seu sistema de alarme psicológico registra apenas a mudança brusca no rosto e no tom de voz do pai, a transformação de apoio em hostilidade, e sente a ameaça de um castigo injusto. Ela está consumida demais pelo medo ou pela raiva para pensar que algum comportamento seu possa ter contribuído para essa tensão. Isso prejudica o apego seguro e, consequentemente, o objetivo de longo prazo, que é o desenvolvimento.

Como pai, eu já me vi muitas vezes nessa situação. Já senti a impotência de estar entre um prazo inflexível e a letargia de um filho. Nessas horas minha vontade é gritar, assumir fisicamente as rédeas da situação sem levar em conta os sentimentos e as reações emocionais da criança. Já cheguei a ameaçar meus filhos dizendo que os levaria à escola de pijama ou descalços se fosse preciso. Eles chegaram na escola a tempo... porém amedrontados, zangados e constrangidos. Valeu a pena?

Agora vamos imaginar um cenário ligeiramente diferente. O pai decide que chegar à escola no horário não é uma questão de vida ou morte. Uma criança que chega cronicamente atrasada na escola vai acabar tendo que lidar com as consequências disso em algum momento, então a lição não precisa ser aprendida nesta manhã específica. Desprovido da sensação de urgência, o pai não vê mais a situação como uma disputa de poder a ser vencida a qualquer custo. Livre da frustração, ele consegue ser empático com a filha. Dessa mudança de atitude decorre automaticamente uma mudança de tática. Com uma firmeza gentil, o pai lembra à filha que o tempo está passando, mas sem se deixar dominar pela raiva; afinal, isso é um problema da criança. Não há motivo para se zangar, já que o resultado de curto prazo deixou de ser prioridade. O amor não é mais obliterado pela frustração: a relação de apego é mais importante que a chateação momentânea.

Uma criança livre de ansiedade quanto a seu relacionamento com os pais pode ir aos poucos adotando outras prioridades, como chegar à escola no horário certo. Ela se sente aceita mesmo com suas falhas. A relação de apego é mantida, abrindo mais espaço para o desenvolvimento. Com o tempo, a questão da pontualidade se resolve. O mundo ensinará à criança as lições necessárias se ela for conduzida ao aprendizado. O que os pais estão lhe ensinando é que seu bem-estar e sua segurança são mais importantes para eles do que objetivos comportamentais, e que conflitos entre as pessoas não precisam terminar em afastamento emocional. Com isso, os pais também demonstram confiar na criança, acreditar que ela é capaz de lidar com os próprios problemas. E esses atrasos não vão durar para sempre. Pode ser que durem semanas ou meses, mas, uma vez que a relação de apego se fixa como o valor fundamental, a criança se torna mais cooperativa numa velocidade assombrosa. Mais surpreendente ainda para os pais é o fato de suas regras e expectativas rígidas se tornarem menos importantes à medida que eles aprendem a pôr acima de tudo seus vínculos emocionais com a criança.

Pode ser, é claro, que um pai ou uma mãe não tenha como evitar pressionar a criança, porque sua própria agenda de trabalho não comporta nenhum atraso. Nesse caso, o adulto precisa reconhecer o que está em jogo e pelo menos abrir algum espaço emocional para as reações da criança. Muitas vezes o que gera as maiores dificuldades não é o comportamento dos filhos, e sim nossa incapacidade de tolerar suas reações negativas. Talvez precisemos chegar ao trabalho na hora, mas não há motivo algum para nosso filho ansioso e sensível assumir essa responsabilidade. Na verdade, a escola talvez represente uma separação dos pais que a criança absolutamente não quer. Se aprendermos a antecipar as explosões negativas da criança e não nos sentirmos ameaçados por elas, poderemos romper o ciclo de raiva ou rejeição. Não se trata de uma guerra. Não precisamos obter uma vitória sobre a criança, apenas sobre nossa própria ansiedade e nosso descontrole.

17

Conquistando a criança

Independentemente da idade, os jovens podem recuperar seus níveis de desenvolvimento, mas só podem fazer isso no contexto de uma relação próxima e pessoal com um adulto dedicado.

DR. STANLEY GREENSPAN, *A evolução da mente*

Brian tem 11 anos e está no quinto ano do fundamental. Seus pais descreveram sinais típicos de TDAH: desorganização, baixa capacidade de atenção e facilidade para se distrair. Seus humores oscilam. Ele é capaz de ter um surto de raiva ou ficar emburrado em questão de segundos. "Às vezes eu nem sei qual é o gatilho", disse sua mãe. "Se o mando parar, ele apenas tapa as orelhas com as mãos. Não me ouve." O pai descreveu a hora de dormir como "impossível", a hora de se arrumar para a escola como um "pesadelo" e a hora de jantar como um "circo completo". Durante os acessos de raiva, Brian podia se tornar altamente ofensivo, a ponto de dizer palavrões para os pais. Nesses momentos, os dois mal reconheciam nele o menino alegre e encantador que sabiam que era.

Meu conselho para os pais de Brian foi não levarem o filho para uma avaliação médica ainda, mas enfatizarem a dinâmica de sua interação com ele. O tipo de hostilidade que Brian estava apresentando tinha uma origem: um sentimento inconsciente de estar isolado dos pais, de ter sido abandonado. Ele via as críticas dos pais e as tentativas de discipliná-lo como rejeição. Senti que lidar com seus comportamentos como um "problema" só aumentaria a resistência do garoto, e que de toda forma esses comportamentos eram apenas reflexo de emoções profundas de dor e insegurança. Encaminhei os pais de Brian para um psicólogo do desenvolvimento muito competente. Antes de ajudarem o filho com seu TDAH, eles precisavam restabelecer sua relação com ele num terreno muito mais seguro, com apoio e sem confronto. Para isso, precisariam entender onde exatamente, do ponto de vista do desenvolvimento emocional, seu filho se encontrava em relação a eles: no nível de amadurecimento de uma criancinha ansiosa. Combinamos de nos ver outra vez dali a três meses.

Na consulta seguinte, os pais relataram outro clima em casa. As crises de Brian tinham praticamente cessado. Quando ocorriam, eram muito mais brandas do que antes e não duravam muito tempo. A resistência para se arrumar para a escola pela manhã diminuíra significativamente, e havia muito menos agitação na hora de dormir. Os problemas de atenção de Brian persistiam, e ele ainda tinha dificuldade para se organizar. Mesmo assim, estava bem mais motivado e resiliente, e não desanimava com tanta facilidade. Apresentava também menos resistência a aceitar ajuda dos pais, e conseguia reconhecer que estava tendo algumas dificuldades, que não estava sendo criticado por pura perseguição. Sugeri que remédios poderiam ajudá-lo. O pai foi a favor de tentar, mas a mãe não. Ela preferiu continuar trabalhando na relação com o filho e na autoestima de Brian, e ver como as coisas ficariam nos seis meses seguintes.

O que ajudou esse casal foi a sensibilidade do filho, a mesma característica que antes causava tantas dificuldades. Crianças com TDAH podem ser altamente suscetíveis aos aspectos negativos do entorno, mas o outro lado da moeda é que elas são igualmente reativas a mudanças positivas. A mesma sensibilidade que as torna vulneráveis é também um trunfo que lhes confere um enorme potencial de desenvolvimento. Da mesma forma que era altamente reativo à ansiedade dos pais em relação a ele, Brian foi melhorando ao se sentir mais seguro no relacionamento com os dois. De índole calorosa e afetuosa como a maioria das crianças com TDAH, Brian absorveu o carinho que os pais agora conseguiam lhe oferecer com mais frequência. Seus pais ficaram surpresos e encantados ao ver a rapidez com que o filho começou a conquistar marcos importantes de crescimento emocional, apenas poucos meses após a mudança de abordagem.

Receitando remédios ou não, em todos os casos digo aos pais que o mais importante a longo prazo é se aproximar emocionalmente dos filhos. Em seu trabalho com crianças autistas, Stanley Greenspan chama isso de *conquistar a criança*. Isso é a base de tudo o mais que tentamos fazer por ela. Técnicas e estratégias só surtirão efeito se a relação de apego for mantida. Do contrário, serão levadas pelo vento.

Os princípios a seguir ajudam a restaurar e solidificar o apego entre a criança e os pais. São o primeiro passo para reverter os padrões do TDAH infantil. Já foram usados com sucesso por vários pais com quem trabalhei, e posso atestar sua eficácia por experiência própria. Seu valor não se limita à criança com TDAH: são fundamentos aplicáveis a qualquer criança, e em especial a uma criança problemática, seja o problema dela TDAH ou não. Nosso projeto de longo prazo – promover o desenvolvimento saudável numa criança com TDAH – se torna quase impossível sem esses princípios.

1. O cuidador deve assumir responsabilidade pela relação
Técnica: Convidar a criança
Objetivo: Promover a autoaceitação da criança

Pais e mães devem convidar a criança para entrar na relação de modo entusiasmado e genuíno. A ideia não é fazer declarações de amor, mas demonstrar, dia após dia, que a companhia dela é desejada. Os pais devem pensar em atividades interessantes para fazer com o filho ou apenas oferecer sua total atenção. Quando estiverem com a criança, não devem fazê-lo por mera obrigação, mas permanecer plenamente presentes. A criança precisa perceber que os pais fazem questão de estar com ela.

Ser amada e apreciada é o maior presente que a criança pode receber. Essa é a base da autoaceitação. Crianças com TDAH, sem exceção, têm uma profunda insegurança em relação a si mesmas. É essencial demonstrar a elas que sua *existência* é valorizada. Mas não basta verbalizar essa mensagem; é preciso colocá-la em prática, despendendo tempo e energia.

Os pais devem convidar a criança sempre que possível, e isso pode ser penoso. Uma criança muito insegura costuma demandar bastante tempo e atenção, o que, compreensivelmente, faz o cuidador ansiar por uma trégua. O problema é que a atenção que só é dada a pedido da criança nunca é satisfatória, pois passa a impressão de que o cuidador está apenas respondendo a demandas, e não se dedicando à criança por vontade própria. Com isso, as demandas vão aumentando sem que a necessidade emocional seja suprida. *A solução é aproveitar cada oportunidade de contato justamente quando a criança não estiver pedindo.* Ou então, ao responder ao pedido da criança, expressar mais entusiasmo do que ela esperaria: "Ah, que ótima ideia! Estava mesmo pensando em brincar com você! Adorei!" Isso pode pegar a criança de surpresa, como se o convite não tivesse partido dela.

Conquiste a criança como você faria com qualquer pessoa de quem quisesse se aproximar.

2. O cuidador não deve julgar a criança
Técnica: Evitar apontar falhas, erros e carências
Objetivo: Aumentar a segurança e reduzir a vergonha

A vergonha, como vimos, é o estado fisiológico-emocional resultante da sensação de isolamento e exclusão. A criança com TDAH convive com a vergonha e a expressa de muitas maneiras. Faz afirmações autodepreciativas como "Eu sou burro" ou, pelo contrário, atribui a culpa pelos conflitos a outra pessoa: "Fulano é malvado e implica comigo." Quando a vergonha é profunda, a criança pode se defender negando qualquer tipo de acusação. Nesses casos, de nada adianta rebater com lógica. A vergonha não se origina no hemisfério esquerdo do cérebro e não será anulada por argumentos lógicos e verbais. O jeito de enfraquecer a vergonha é não alimentá-la, não fazer nada que deixe a criança se sentindo isolada ou incapaz.

Críticas dos pais são devastadoras para uma criança sensível com baixa autoestima. Nós que temos filhos às vezes não ouvimos o tom crítico de nossas próprias palavras. A criança, por sua vez, só ouve o nosso tom. Os centros de processamento emocional do lado direito do cérebro interpretam o tom ríspido como rejeição e invalidação. Se o cuidador quiser ajudar a criança a melhorar uma habilidade ou atitude, é melhor fazer isso de maneira calorosa, respeitando a vulnerabilidade dela, num momento em que a relação não esteja abalada. Na dúvida, é melhor ficar em silêncio do que proferir algum comentário crítico. A criança nunca deve sentir que a aceitação do cuidador depende do desempenho dela em determinada tarefa. A aceitação deve ser incondicional.

À medida que fortalece sua autoimagem, a criança se torna cada vez mais aberta a aceitar ajuda. Reconhecer que talvez tenha dificuldades não é mais tão assustador se ela sentir que isso não ameaça sua relação com os pais.

3. *O cuidador não deve elogiar excessivamente a criança*
   Técnica: Elogiar com moderação; espelhar os sentimentos da criança
   Objetivo: Reforçar a autoconfiança, mostrando que a criança não precisa ter determinado desempenho para ser aceita e respeitada pelos pais

O excesso de elogios pode ser quase tão nocivo quanto o excesso de críticas. Parecem opostos, mas a mensagem subjacente é a mesma: o cuidador está valorizando não a criança, e sim o que ela faz. Por isso muitas crianças com TDAH, por mais que anseiem e busquem atenção, ficam desconfortáveis ao receber elogios. O plano da natureza é sabotado quando pais e mães alimentam o que o psicólogo do desenvolvimento Gordon Neufeld chama de *autoestima adquirida*, aquela que está baseada em avaliações externas. "Não devemos construir a autoestima de uma criança com base em quanto ela é bonita, popular na escola ou inteligente, quanto é boa no basquete ou nas notas que tira", diz ele. "Há um tipo muito, muito mais verdadeiro e sólido de autoestima que podemos proporcionar a nossos filhos, um tipo que não se restringe às tendências e normas culturais. Devemos evitar convencer a criança de que essas coisas influenciam o que sentimos por ela."

O cuidador pode celebrar os sucessos ou marcos alcançados pela criança, desde que seus comentários sejam sobre o esforço, e não sobre a pessoa ou o resultado. E ele deve sempre fazer referência às emoções da criança. "Você se esforçou tanto! Parabéns! Não desistiu mesmo sendo difícil." Como a criança se sente em relação ao que faz é muito mais importante que a opinião dos pais a respeito disso. Do contrário, ela pode pensar: "O que eles sentiriam por mim se não me aprovassem?" As pessoas não precisam de julgamento; precisam de aceitação.

4. *Não se deve disciplinar os filhos com base na raiva*
   Técnica: Quando o cuidador estiver com raiva, deve evitar fazer críticas, dar ordens, expressar opiniões
   Objetivo: Não culpar a criança por um abalo na relação, ainda que momentâneo

A vergonha contida na personalidade de qualquer criança (ou adulto) com TDAH é fácil de ativar. Quando a criança é confrontada pela raiva de um pai ou uma mãe – rosto contraído, voz áspera, palavras cortantes –, ela na mesma hora vivencia uma perda de contato com esse cuidador amoroso. Ela é lançada no estado fisiológico da vergonha, ou então numa raiva reativa e agressiva que tem por finalidade manter a vergonha longe. Ela sente profundamente a acusação – que pode ou não ser intencional – de que ela, a criança, é responsável pelo afastamento emocional dos pais. A perda da presença afetuosa do adulto é um tanto assustadora para uma criança insegura e sensível. Isso também confirma sua crença arraigada de que ela não merece o amor de ninguém. Nem sempre a criança vai demonstrar essa angústia diretamente; às vezes pode reagir com certa indiferença, mas esse comportamento nada mais é do que uma defesa contra a vergonha avassaladora. Quanto mais entrincheiradas se tornam as defesas psicológicas da criança, mais difícil é para o cuidador construir uma relação com ela.

Para um pai ou uma mãe, é impossível evitar a raiva por completo, ainda mais se o filho tiver TDAH. Não se trata apenas de ter força de vontade e boas intenções. O comportamento de uma criança impulsiva tira qualquer um do sério, então é claro que pais e mães perdem a paciência em algum momento. Talvez o próprio adulto tenha uma personalidade inconstante. O importante é que, ao sentir que está perdendo a calma, o cuidador dê um passo atrás para respirar fundo e se recompor: "Estou chateado demais agora. Não é culpa sua. Preciso de um tempo para me acalmar." Gordon Neufeld compara isso a pôr a marcha do carro em ponto morto quando o motor começa a acelerar demais. Nesses momentos, é ótimo contar com a ajuda do cônjuge ou de outro adulto de confiança para assumir o volante.

Tentar disciplinar uma criança em meio à raiva é autossabotagem. O sistema nervoso da criança amedrontada simplesmente não responde: está preocupado demais com a própria sobrevivência. No melhor dos casos, a criança adota técnicas para evitar a fúria dos pais. Existe um tipo de raiva, que podemos chamar de "raiva morna", que não é prejudicial. É uma raiva controlada, que orienta sem atacar a criança, e não traz consigo a ameaça do afastamento parental. Crianças conseguem lidar com esse tipo de raiva e podem aprender com ela, em especial se já se sentirem relativamente seguras na relação com os pais.

5. O cuidador deve tomar a iniciativa de restaurar a relação
Técnica: Não esperar a criança restabelecer contato após uma briga
Objetivo: Permitir à criança sentir que a relação de apego é maior que qualquer discussão ou desavença que possa ocorrer entre ela e os pais

Se você tem filhos, é melhor aceitar que de vez em quando vai sair do sério. Ninguém é perfeitamente impassível. Abalos temporários na relação com a criança são inevitáveis e até inofensivos, a menos que sejam frequentes e catastróficos. O verdadeiro dano ocorre quando o adulto faz a criança se esforçar para restabelecer contato, como se a estivesse forçando a pedir desculpas antes de conceder o "perdão". Em situações assim não existe remorso nem perdão genuínos, apenas humilhação. Como, em princípio, nada do que a criança fizer deveria ameaçar a relação, não faz sentido esperar que ela se esforce para fazer as pazes.

Assim, se o cuidador perder a calma, é responsabilidade dele restaurar a ponte interpessoal. Mas não adianta pedir desculpas ou prometer nunca mais ser "malvado". Afinal, pais e mães com certeza vão voltar a perder a paciência em algum momento. Restaurar a ponte significa simplesmente reconhecer que entendemos o que aconteceu e o que a criança está sentindo em relação a isso; significa escutar de forma não defensiva o que ela tem a dizer. Quando a criança estiver expressando seus sentimentos, o adulto não deve se explicar nem tentar justificar o próprio comportamento. Deve apenas escutar com empatia.

Ao priorizar a relação de apego, o cuidador não está apenas construindo a segurança e a autoaceitação da criança. Está também servindo de modelo para a mais importante lição que ela tem a aprender: a importância de pensar no futuro. Em vez de se concentrar em objetivos de curto prazo, o cuidador está priorizando o desenvolvimento e a cura.

18
Como peixes no mar

Pais e mães de crianças em desenvolvimento estão sempre lidando com um desafio: precisam se desenvolver junto com elas.

ERIK H. ERIKSON, *Infância e sociedade*

Em qualquer comunidade, o comportamento dos indivíduos só pode ser entendido no contexto da sua relação com o grupo. Num formigueiro, por exemplo, as larvas eclodem com uma carga genética basicamente idêntica. Quem se tornará rainha e quem será operária ou soldado é algo que depende das necessidades do grupo, não da predisposição individual. As exigências da comunidade moldam a fisiologia e as funções de cada formiga. A família humana não é exceção a essa regra. Ela também forma um sistema que influencia fortemente não só o desenvolvimento inicial de suas crias, mas também seus comportamentos e seu desenvolvimento posteriores. Entender o sistema familiar pode ser um grande trunfo para promover o processo de cura da criança com TDAH.

É na infância que nossos comportamentos estão mais intimamente ligados à nossa relação com outras pessoas importantes, porque em nenhum outro momento da vida temos tanta dependência emocional e física. Achamos que as crianças *agem*, quando na verdade o que elas mais fazem é *reagir*. Pais e mães que entendem isso adquirem uma ferramenta poderosa.

Ao prestar atenção nas próprias reações, em vez de se concentrar nas da criança, o adulto libera uma enorme energia propulsora. "Se pais e mães tirarem o foco da criança e se tornarem mais responsáveis pelas próprias ações, a criança automaticamente (talvez depois de testar se o adulto está sendo sincero) assumirá mais responsabilidade por si mesma", escreve Michael Kerr, psiquiatra do Centro de Família da Universidade Georgetown. "Se o adulto assumir suas responsabilidades e respeitar os limites na relação com os filhos, as crianças automaticamente evoluirão e se tornarão responsáveis por si mesmas."[1] E, para assumir responsabilidade, é preciso ter autorregulação.

Como já dissemos, a autorregulação é o objetivo do desenvolvimento, e é o que mais falta no TDAH. Um dos significados de autorregulação é a capacidade de manter o ambiente interno dentro de um intervalo funcional e seguro independentemente das circunstâncias externas. No nível emocional, a autorregulação dos humores significa que nem o desânimo ou uma empolgação desmedida, nem a submissão passiva ou a raiva cega, controlam a mente. A pessoa pode sentir frustração, decepção ou tristeza sem ser tomada pelo desespero. A felicidade não precisa se transformar em euforia, nem a raiva em hostilidade. Os humores não são controlados pelos caprichos dos acontecimentos externos ou pelos humores de terceiros.

A autorregulação emocional pode ser comparada a um termostato que garante uma temperatura constante dentro de casa apesar das condições climáticas extremas do lado de fora. Quando o ambiente esfria demais, o sistema de calefação é ligado. Quando o ar aquece além da conta, o ar-condicionado começa a funcionar. Ou então, para usar uma analogia do mundo animal, a autorregulação é como a capacidade da criatura de sangue quente de existir numa gama maior de ambientes. Seu sangue não vai nem congelar nem superaquecer, seja qual for a temperatura externa. O animal de sangue frio é capaz de suportar uma diversidade menor de habitats, pois não consegue autorregular o ambiente interno. Pessoas com TDAH, sobretudo crianças, são, nesse sentido, como animais de sangue frio. Seu equilíbrio interno é muito facilmente perturbado até mesmo por variações externas relativamente pequenas. Com grande frequência elas reagem de maneira automática, impensada. Muitas reagem mal a mudanças por não terem flexibilidade para se ajustar emocionalmente a elas. Outras preferem ambientes de constante turbulência e imprevisibilidade – o que também é uma falha de regulação interna, já que a pessoa precisa estar constantemente envolvida com novas atividades, novas relações ou novas situações, porque os níveis de interesse e de energia só se sustentam internamente com estímulos externos muito intensos. Quando essa intensidade não é possível, o resultado é o caos ou o vazio.

Para que a autorregulação seja desenvolvida nas crianças, é indispensável que ela esteja presente nos adultos cuidadores. Pais e mães de crianças com TDAH geralmente carecem dessa capacidade. Seus humores não são independentes da criança. Quase todo adulto que tem um filho com TDAH relata que a criança tem o poder de ditar a atmosfera emocional da família. "Quando ele se chateia", disse um pai sobre o filho de 7 anos, "o clima lá em casa fica péssimo em questão de segundos. Quando está feliz, é tudo sol e alegria." Se a criança fica desanimada, os pais se desesperam; se a criança se zanga, eles se zangam também; quando a criança age de maneira descontrolada, eles se sentem impotentes.

Em algumas famílias que atendi no meu consultório, percebi a existência de um cordão umbilical invisível que ainda conectava um dos genitores ao filho. "É verdade", disse uma mãe. "Se meu filho está feliz, eu fico feliz. Se ele está mal, eu fico arrasada." Não só pais e mães, mas irmãos e irmãs também parecem orbitar emocionalmente a criança com TDAH. Eles naturalmente passam a se ressentir do controle que essa criança parece exercer sobre a família.

Os pais de uma criança com TDAH costumam dizer que o filho ou filha tem uma personalidade "forte". Longe de ser forte, essa criança é fraca e vulnerável. Não é o seu "poder", e sim a ineficiência do termostato emocional dos próprios pais, que permite que as flutuações de humor ditem o tom emocional da casa inteira. Uma criança nessa situação é altamente insegura. O que a deixa insegura é sua falta de autocontrole emocional, porque não existem adultos à sua volta capazes de manter um ambiente funcional e estável. Não tem como haver desenvolvimento em meio a tamanha falta de segurança. Mesmo que o humor da criança pareça controlado, os pais não têm noção do profundo impacto que seu próprio estado mental tem sobre ela. É mais um círculo vicioso: os adultos precisam que a criança esteja equilibrada porque eles próprios não estão; no entanto, a criança não consegue ficar equilibrada quando nem os adultos são capazes disso.

Vejamos uma situação muito conhecida: a hora do jantar. A criança com TDAH está com fome e, portanto, meio agitada. Ela pode demorar a ir para a mesa ou até se recusar a fazê-lo. "Como quiser", diz a mãe, irritada. "Vamos jantar sem você então." Nesse momento a criança ocupa, emburrada, seu lugar à mesa, mal toca na comida e começa a reclamar do gosto de tudo. Ou então se mantém distante e, do outro cômodo, fica gritando protestos e ofensas para os pais e os irmãos cuja mensagem é "Ninguém liga para mim" ou "Prefiro não me misturar com vocês". Seja como for, seu humor contaminará a família inteira.

Conforme a tensão vai aumentando, a mãe lança um olhar de derrota para o marido. Este, por sua vez, dá um soco na mesa, levanta-se num pulo e começa a urrar com o filho, que segue fazendo malcriação. Não importa mais quem vence o duelo ou se o pai acaba arrastando o filho até a mesa ou o quarto. Todo mundo fica de mau humor, o jantar é arruinado e se confirma a crença de que há algo terrivelmente errado com aquela criança específica.

Já na primeira visita ao meu consultório, pais e mães de crianças com TDAH me contam histórias parecidas com essa. Eles estão desesperados por um conselho, o que é compreensível. Querem aprender técnicas para lidar melhor com situações estressantes. "O que podemos fazer?" é uma das primeiras perguntas. "Como devemos reagir quando nosso filho sai totalmente de controle?"

Existem muitos livros e outros materiais de apoio que recomendam a pais de crianças com TDAH técnicas para motivá-las e ajudá-las a se organizar e controlar o próprio comportamento. "Já escutamos vários áudios que nosso psiquiatra nos recomendou", disse um pai, "só que nada funciona." Os métodos podem fracassar não por serem pouco razoáveis, mas porque por si sós não abordam o contexto emocional, a transação emocional invisível que ocorre entre o adulto e a criança.

O mais importante de tudo não é a técnica, e sim o grau de autorregulação parental. A questão fundamental não é *como* criar, mas *quem* está criando. Com isso não me refiro à mãe ou ao pai em específico, mas ao estado mental do adulto quando reage à criança. A tensão insuportável que surge em momentos de birra – como na hora do jantar – se deve só em parte ao comportamento da criança. A tensão é alimentada e exacerbada pela ansiedade que esse comportamento provoca nos pais. Essa ansiedade tem muitas raízes, entre elas o medo dos pais de perder o controle, sua exasperação por ter mais um momento em família arruinado, sua dor emocional ao serem atacados pela criança, e um pessimismo arraigado de que, a menos que seja cortado pela raiz, o mau comportamento do filho prenuncia coisas bem piores quando ele for mais velho. Resumindo: a criança é o gatilho para a ansiedade parental. Pais e mães ansiosos regridem a comportamentos característicos de um bebê sem autorregulação: impulsividade, raiva, manifestações físicas ou impotência. Diante disso, a criança malcriada com TDAH sentirá uma ansiedade ainda maior, manifestada numa hostilidade crescente ou numa carência vulnerável.

Se revisitássemos essa família depois de os pais terem desenvolvido um pouco mais de autorregulação, o desfecho seria bem diferente. Autorregulação nesse contexto não tem nada a ver com "controlar o próprio pavio curto". O que chamamos de "pavio curto" nada mais é que uma reação automática de ansiedade. É a reação de uma pessoa que não suporta se sentir ansiosa. Autorregulação não significa ausência de ansiedade, pelo menos não no início, e sim *capacidade de tolerar a própria ansiedade*. Quando a criança começa a dar os primeiros sinais de malcriação na hora do jantar, os pais agora veem que a raiva é apenas uma das muitas reações que podem ter. Eles sabem que não precisam suprimir a própria ansiedade tentando controlar o humor e o comportamento da criança. Podem simplesmente vê-la como uma criança ainda imatura.

O cuidador capaz de tolerar a própria ansiedade não precisa reagir com raiva, frieza emocional ou súplicas. Com isso, a criança não sente que precisa modificar imediatamente seu comportamento para agradar o pai ou a mãe. Se o adulto não reagir de maneira ansiosa e sua voz não transmitir raiva nem desespero, a ansiedade da criança não vai aumentar. Se a criança souber que o cuidador ficará bem mesmo que ela não esteja, isso a deixará mais segura. Independentemente de qual seja sua reação imediata, ela não terá mais o poder de agravar o conflito. Poderá, enfim, relaxar um pouco.

Quando não precisa se defender contra a hostilidade parental, a criança entra mais facilmente em contato com seu profundo desejo de fazer parte do círculo familiar, ou então com sua tristeza por se sentir excluída. Quando a criança demonstra nem que seja uma pontinha de vulnerabilidade, o adulto pode aproveitar esse momento para estabelecer contato. A criança se sente mais segura quando percebe que não é mais capaz de descontrolar o adulto. Com a segurança estabelecida, o crescimento acontece.

Pais e mães de crianças com TDAH precisam fazer uma autoanálise. Essa é a primeira premissa para impulsionar o desenvolvimento da criança.

Mesmo com a melhor das intenções, ninguém consegue escapar por muito tempo do próprio inconsciente. Fardos psicológicos são transmitidos de geração em geração justamente quando a criança ativa os gatilhos emocionais inconscientes dos pais. Muitos pais tentam criar seus filhos da melhor maneira possível, escolhendo a dedo um determinado método de criação, para logo em seguida se verem gritando com a criança ou se afastando dela. Métodos de criação, assim como qualquer teoria, são processados no hemisfério esquerdo do cérebro, ou seja, no lado cognitivo, ao passo que a imagem que o adulto transmite para a criança é determinada a cada momento por fortes mecanismos emocionais comandados pelo hemisfério direito. Uma luta entre hemisférios é uma batalha desigual. Quando nossas emoções mais profundas são despertadas, como facilmente ocorre nas interações com nossos filhos, o intelecto e a compreensão são rapidamente subjugados.

A literatura científica sobre TDAH fala em "fatores de manutenção" que reforçam ou desencadeiam os traços do transtorno. Nenhum fator de manutenção é mais poderoso que os estados emocionais de um pai ou uma mãe. Conflitos psicológicos mal resolvidos – individuais ou conjugais – são uma grande fonte de perturbação para a criança hipersensível com TDAH. Essa ansiedade absorvida conduz à hiperatividade ou a outros comportamentos relacionados ao transtorno.

Em pouco tempo, pais e mães atentos ao próprio funcionamento psicológico percebem a íntima relação entre seu humor e o nível de reatividade da criança com TDAH. Muito do que o adulto interpreta como um comportamento problemático representa as reações automáticas do hemisfério cerebral direito da criança às mensagens emocionais dos pais. Só na superfície as reações disfuncionais são resultado do "transtorno" da criança; elas não vêm apenas de dentro. A criança está manifestando o que o renomado terapeuta de família David Freeman chama de "assuntos mal resolvidos" dos pais.[2] O fato de ela fazer isso é sinal de sua autorregulação imatura, mas o que ela expressa por meio de seus comportamentos negativos diz tanto sobre ela mesma quanto sobre seu entorno.

O Dr. Freeman define "assuntos mal resolvidos" como "uma reação emocional do presente moldada por uma experiência do passado. É uma reação conduzida por sensações emocionais fortes baseadas em experiências anteriores de ansiedade. [...] Quando nosso cônjuge ou nosso filho tem um comportamento que parece crítico, distante ou pouco amoroso, isso desencadeia em nós ansiedade e dúvida, além de bloquear nossa capacidade de manifestar amor e apoio".

Crianças nadam no inconsciente dos pais como peixes no mar, para usar a expressão do psicoterapeuta Andrew Feldmár. Para criar segurança em seus filhos, pais e mães precisam se dedicar ao processamento dos próprios "assuntos mal resolvidos". Dessa forma, eles podem contribuir muito mais para o desenvolvimento da criança do que se adotassem alguma abordagem comportamental para motivá-la ou torná-la mais obediente.

A autorregulação está intimamente ligada a um processo que a psicologia do desenvolvimento chama de *individuação*, ou *diferenciação*. A individuação – o fato de se tornar uma pessoa dotada de automotivação e autoaceitação, um indivíduo de verdade – é o objetivo final do desenvolvimento. À medida que a individuação acontece, crianças conseguem agir de forma cada vez mais independente, impelidas pelos próprios interesses e necessidades. Elas precisam cada vez menos que outra pessoa valide o que estão presenciando e sentindo. Podem ter anseios de proximidade e empatia com outro ser humano, mas não precisam de uma fusão emocional; se necessário, elas podem funcionar sozinhas.

Se os adultos quiserem promover a individuação de seus filhos, eles também precisam trabalhar na própria maturação. Por mais que tentem, pais e mães inadequadamente individuados não têm como promover a individuação em seus filhos. É provável que eles próprios tenham relações insatisfatórias com o cônjuge, em especial depois que as crianças chegam e perturbam o frágil equilíbrio emocional da relação. É provável também que eles realizem uma fusão emocional com um ou outro filho. Pode haver uma aparente proximidade entre a criança e seus pais, mas na realidade a individuação da criança está comprometida, uma vez que ela cresce se sentindo automaticamente responsável pelo estado emocional dos adultos da casa. Mais tarde, ela terá a sensação de ser responsável pelo mundo inteiro. Até mesmo aquilo que pode ser visto como um comportamento egoísta não representa nada além de um esforço inconsciente e desesperado para se livrar desse sentimento esmagador de obrigação.

"Nossos problemas começaram quando nosso filho nasceu", me contou a mãe de um menino com TDAH. "Foi aí que tudo começou a ruir." Conversando com o casal, descobri que nenhum dos dois era altamente individuado ao se casar, e nenhum dos dois se via livre de ansiedade a menos que se sentisse amado e apoiado pelo outro. A ansiedade era evitada porque a proximidade entre eles compensava a falta de segurança emocional em relação a si mesmos. Quando o filho nasceu, no entanto, a mãe naturalmente precisou direcionar ao bebê boa parte da sua atenção. Suas próprias necessidades de vínculo emocional também foram relativamente satisfeitas pelo contato com o filho. Por exemplo, ela sentia uma grande alegria ao amamentar. Já para o pai a história foi outra. Sem saber, ele começou a apresentar um comportamento que demonstrava uma ansiedade crescente. Cada vez mais se ressentia do que interpretava como falta de interesse sexual da esposa por ele, de tão cansada que estava por causa das noites interrompidas para amamentar o bebê. O marido não percebia que sua suposta frustração sexual era, na verdade, a insatisfação de ficar psicologicamente sozinho mais do que conseguia suportar. Ele fazia exigências e, como não era atendido, começou a se afastar emocionalmente. Mergulhou de cabeça no trabalho, o que ajudou a aliviar sua necessidade de contato emocional e, portanto, sua ansiedade, mas por outro lado causou ansiedade na esposa, que passou a se sentir bastante sozinha na relação.

O equilíbrio emocional, cada vez mais tênue, era facilmente perturbado na casa deles. Como nem o pai nem a mãe eram suficientemente diferenciados, ambos reagiam com intensidade um ao outro e aos padrões de TDAH que o filho começou a exibir com mais frequência à medida que se aproximava da idade escolar. A roda da ansiedade estava sempre girando. Se esse pai e essa mãe tivessem tido a oportunidade de se tornar indivíduos mais independentes em suas respectivas famílias de origem, o ciclo de ansiedade não teria começado. Sem depender tanto da disponibilidade emocional completa da esposa, o marido teria conseguido tolerar o fato de ela dedicar todo o seu cuidado ao filho. E ela tampouco teria interpretado os sinais da ansiedade dele como abandono.

A terapia de família ajudou esse casal a se conscientizar de suas dependências emocionais mútuas e entrelaçadas. Sem se sentir mais tão ameaçados e deixados de lado toda vez que o par parecia distante ou indisponível, eles passaram a tolerar um pouco mais de espaço emocional ao redor de si mesmos. Aprenderam a ver o filho como um indivíduo separado, em vez de um espelho dos pais, e deixaram de se abater sempre que a criança ficava transtornada ou se comportava de um jeito imaturo. O fortalecimento da própria identidade ajudou ambos a dar menos importância ao que os outros pensavam deles; consequentemente eles passaram a ter menos necessidade de controlar o comportamento do filho apenas para evitar constrangimento. O resultado foi que o filho se sentiu mais aceito pelos pais, o que aumentou sua autoconfiança e autoaceitação. Ele passou a demandar menos afirmação de seus pares, que não precisavam mais mantê-lo a distância por não conseguirem lidar com sua carência. Menos consumido pela ansiedade social, o menino se tornou mais calmo e mais atento em sala de aula.

Essas mudanças não aconteceram da noite para o dia. O casal teve vários fracassos e reveses antes de prosseguir pelo caminho da cura. Ambos precisaram manter em vista o objetivo de longo prazo – o desenvolvimento – para não reagir de modo contraproducente toda vez que o cônjuge ou o filho despertasse sua ansiedade. Em nenhum momento lhes pareceu que o filho havia superado todos os problemas, mas, à medida que o casal se desenvolvia, o menino foi se desenvolvendo também.

Desde que estejam dispostos a fazer uma autoanálise, pais e mães conseguirão se manter numa curva de aprendizado, e a criança se sentirá confiante para se desenvolver. Nesse cenário, o diagnóstico de TDAH pode ser o início de um processo de cura para a criança e para a família inteira; do contrário, pode se tornar uma armadilha. Os cuidadores podem ficar obcecados por "tratamentos" para o "transtorno", fazendo a criança achar que há algo errado com ela – uma crença profundamente entranhada em sua psique. Sem dúvida existe um transtorno, mas ele envolve todo o sistema familiar. Para a criança se curar, o sistema familiar precisa de cura também.

Para serem compassivos com os filhos, os pais precisam ter autocompaixão e se poupar dos próprios julgamentos. Todo mundo erra e com eles não será diferente. Como qualquer ser humano, um pai ou uma mãe fatalmente terá seus altos e baixos, momentos de maior ou menor equilíbrio emocional. E, embora sensíveis, crianças não são frágeis como vidro. Na verdade, elas são altamente resilientes.

"Eu sinto que preciso estar alerta o tempo todo", reclamou uma mãe comigo. "Se me distraio um segundo, tudo desmorona." Ninguém consegue ficar "alerta o tempo todo". Mas é um enorme avanço quando os adultos reconhecem a necessidade de monitorar o próprio estado mental e o nível de tensão no lar. Se crianças nadam no inconsciente dos pais, é bom que essa água esteja limpa. Ou, pelo menos, o mais limpa possível.

19
Só querem atenção

A criança que busca atenção constante é necessariamente uma criança infeliz. Ela sente que não tem valor nem lugar, a menos que obtenha atenção. Vive em busca da confirmação de que é importante. Como ela duvida disso, nem toda a confirmação do mundo será capaz de satisfazê-la.

DR. RUDOLF DREIKURS, *Children: The Challenge*

Com grande frequência, mesmo depois de diagnosticadas, crianças com TDAH precisam suportar as ideias preconcebidas e os julgamentos do mundo adulto – como a pressuposição de que suas ações, e em especial as reações dos pais, são responsabilidade dela, e que ela poderia mudar o próprio comportamento se quisesse. Neste capítulo vamos examinar os cinco equívocos mais nocivos em relação à criança com TDAH.

MITO 1: A CRIANÇA SÓ ESTÁ QUERENDO CHAMAR A ATENÇÃO

Não há nada mais depreciativo para a criança com TDAH do que dizer que ela "só quer chamar a atenção", como afirmam muitos pais, mães e professores exasperados. "Sim", é minha resposta. "É exatamente isso. A criança está querendo atenção. O que está errado é esse 'só' na frase."

A necessidade mais fundamental da criança é receber o tipo certo de atenção, e sua falta é a principal causa de sua ansiedade. Reconhecer isso transforma a maneira como entendemos a expressão *transtorno de déficit de atenção*. Como economistas vivem nos lembrando, quando se gasta mais do que se recebe, gera-se um déficit. A criança com TDAH precisou dar mais atenção do que recebeu, e foi por esse motivo que ficou deficitária.

Muitas vezes acontece de uma criança com TDAH monopolizar a atenção dos pais a ponto de os irmãos se sentirem negligenciados. O problema é que, quando o TDAH se manifesta, a criança atrai muito mais atenção negativa do que positiva, o que vai piorando conforme ela cresce. Pode parecer paradoxal, mas muitas preferem atenção negativa à ausência de atenção. Elas não fazem isso de modo consciente, mas fazem. A criança se comporta mal, em parte, para obter atenção. O adulto então reage com um olhar reprovador ou uma bronca que a criança interpreta como rejeição. Isso exacerba sua ansiedade num ciclo que só o adulto pode romper. *A chave para fazer isso é aprender a dar à criança não a atenção que ela está pedindo, mas a atenção de que ela precisa.*

"Não confunda a criança com o sintoma", escreve o psicoterapeuta Erik H. Erikson. A melhor atitude a ser adotada pelo adulto para lidar com o comportamento negativo da criança com TDAH é a curiosidade compassiva. É preciso ter compaixão pela criança que, por baixo da superfície de um comportamento detestável, está ansiosa e sofrendo. A curiosidade, quando genuína e generosa, nos leva a considerar exatamente que mensagem a criança está tentando nos transmitir por meio de um comportamento específico, ainda mais misterioso para ela do que para nós.

A curiosidade compassiva pode nos ajudar a decifrar essa linguagem. Quando a criança entra numa busca insaciável por atenção, os pais podem se sentir tristes, frustrados, encurralados. Afinal, já passaram horas brincando com ela, ajudando-a a arrumar o quarto, lendo historinhas. O adulto sente que já deu tudo de si, mas a criança exige mais. "Você nunca quer brincar comigo", diz a criança, magoada e zangada. Como entender isso? Na verdade, a criança está dizendo: "Estou com medo de você não me querer por perto, e quando fico ansiosa não sei ficar sozinha." Não se pode contrapor esse sentimento inconsciente argumentando com a criança e lhe mostrando que ela está errada. Quanto mais tentamos convencê-la, mais confirmação ela terá de outra crença básica: ninguém a entende, e talvez ninguém queira entendê-la.

O ei-olha-pra-mim da criança com TDAH é cansativo, insaciável e contraproducente. Representa um apetite voraz que não é saciado nem quando se alcança o objetivo imediato. Não há como satisfazer uma criança que só recebe atenção dos pais quando pede. Como no caso da aceitação incondicional, a criança não deveria ter que se esforçar para obter atenção, seja fazendo bagunça, seja ficando quietinha. A fome só é saciada quando o cuidador aproveita qualquer oportunidade para dedicar atenção à criança *justamente quando ela não pediu*. "Precisamos saciar a criança, empanturrá-la até que a atenção comece a sair pelas orelhas", diz o psicólogo do desenvolvimento Gordon Neufeld. Quando a fome de atenção é aliviada, os comportamentos exagerados diminuem. À medida que a criança desenvolve mais segurança na relação e mais autoconfiança, o motivo que impulsiona esses comportamentos aos poucos se enfraquece.

O cuidador precisa ser capaz de dizer um "não" gentil, porém firme, toda vez que não conseguir atender às demandas insistentes da criança. "Não estou com vontade de fazer isso agora", ele pode dizer. Trata-se de uma afirmação sobre o adulto, sem qualquer julgamento sobre a criança ou a atividade específica. A palavra-chave aqui é *gentileza*. Muitas vezes, o problema não é a recusa em si, mas a irritação que a mensagem transmite.

A demanda por atenção, assim como todas as demandas infantis, busca compensar uma fome emocional inconsciente. O pai ou a mãe pode perfeitamente negar qualquer pedido da criança (seja de atenção, seja de um doce no supermercado), mas não há motivo algum para se esperar que ela entenda ou goste dessa decisão. A criança emocionalmente ferida é atingida por cada recusa como se fosse uma rejeição, muito embora o adulto não tenha a menor intenção de rejeitá-la. Mas a ansiedade da criança se transforma numa profecia autorrealizável quando o adulto reage a isso com frieza e rispidez. Em muitas situações, os pais estão certos em não ceder às demandas da criança, mas é preciso fazer isso sem culpá-la ou constrangê-la. A criança acaba aprendendo a tolerar a recusa quando antecipamos e entendemos suas reações e agimos de maneira respeitosa com ela. Pode ser que ela fique triste por não receber o que queria; nesse momento, o cuidador deve testemunhar essa tristeza com empatia, fazendo a criança se sentir entendida e apoiada apesar da recusa.

Por fim, também precisamos examinar cuidadosamente o estilo de vida parental. Já contei em outro capítulo que, quando meus filhos eram pequenos, eu era viciado em trabalho e levava a vida num ritmo alucinante. Observo padrões semelhantes em quase todas as famílias que atendo para avaliações de TDAH. Muitas vezes, tanto o pai quanto a mãe trabalham muito. As manhãs são de pura afobação, e as noites não ficam muito atrás. Os adultos chegam em casa exauridos e precisam dedicar toda a sua energia a atender às necessidades físicas e emocionais de uma criança que talvez tenha passado o dia inteiro privada de contato parental. E esses adultos costumam estar envolvidos com atividades extracurriculares – como cursos, reuniões escolares, bazares da igreja –, o que só aumenta o estresse e diminui a paciência. Mesmo durante o tempo que dedica à criança, o adulto pode estar com a cabeça distante, pensando no trabalho e nas tarefas por fazer. Pesquisas mostram que muitos pais e mães não passam mais de cinco minutos *de qualidade* com o filho por dia. Para esse tempo tão curto aumentar, os adultos talvez precisem repensar seu estilo de vida.

O contexto socioeconômico exacerba essa fome de atenção nas crianças. Segundo o Instituto de Políticas Econômicas dos Estados Unidos, hoje o americano médio trabalha 158 horas a mais por ano do que há três décadas. "Acrescentamos um mês de trabalho ao que em 1969 era considerado um emprego em tempo integral", escreve o psicólogo Edward L. Deci. "É realmente espantoso."[1] Numa sociedade assim, é de esperar que muitas crianças estejam buscando atenção... sem encontrar.

Pais e mães precisam mudar seu estilo de vida e sacrificar quaisquer atividades dispensáveis que diminuam sua disponibilidade para a criança com TDAH. Isso pode significar dizer "não" e decepcionar amigos ou colegas, e pode significar abrir mão de projetos prazerosos. Há muito a se ganhar, porém, uma vez que a criança já está em déficit de atenção. Além disso, uma criança com autorregulação insuficiente não tem como aprender a ser calma numa atmosfera hiperativa. Cortar atividades é um sacrifício para muitos de nós, mas, do ponto de vista do desenvolvimento de nossos filhos, as recompensas superam em muito o custo. Essa talvez seja uma condição inegociável para a cura da criança com TDAH.

MITO 2: A CRIANÇA ESTÁ TENTANDO IRRITAR O ADULTO DE PROPÓSITO

"Ele está decidido a me tirar do sério, juro por Deus", afirmou um pai sobre o filho de 10 anos. É assim que muitos pais e mães justificam o mau comportamento dos filhos. À primeira vista, parece fazer sentido: considerando a inteligência de muitas crianças com TDAH e a quantidade de vezes que elas já levaram bronca, pode parecer que estão se comportando mal de propósito. Felizmente essa pressuposição está errada: essas crianças não são tão dissimuladas nem tão más assim. Esse é um erro que muitos de nós cometemos em nossas relações com familiares, amigos ou estranhos: pensar que conhecemos as intenções por trás das atitudes dos outros. Alguns psicólogos se referem a esse equívoco como "pensamento intencional".

O terapeuta de família David Freeman certa vez concluiu uma palestra sobre intimidade e relacionamentos dizendo que a lição mais importante de todas é que ninguém conhece o próprio cônjuge e os próprios filhos. Até podemos pensar que compreendemos perfeitamente por que eles agem de determinada maneira, mas nossas crenças não refletem nada além das nossas próprias ansiedades. Toda vez que julgamos conhecer os motivos de alguém, sacrificamos a curiosidade e a compaixão. A pessoa que sabe tudo não tem mais nada a aprender. "Na mente do iniciante há muitas possibilidades; na do especialista, poucas", disse o mestre zen Shunryu Suzuki. É bom ter consciência de que somos iniciantes ao abordar a criança com TDAH.

O pensamento intencional nos impede de conhecer a criança como ela de fato é. Pior: os julgamentos que fazemos sobre nossos filhos se tornam os autojulgamentos que eles vão levar para a vida adulta. "Eu era uma criança terrível" ou "Eu vivia arrumando problema" – é assim que muitos adultos com TDAH se lembram de si mesmos quando crianças. Mais cedo ou mais tarde, por mais que se tente evitar, a criança passa a se ver pela lente negativa da opinião parental.

Alguns comportamentos da criança com TDAH têm origem numa busca disfuncional por atenção, como acabamos de ver, mas também podem ser causados pela falta de autorregulação e controle de impulsos, assim como por sentimentos inconscientes de vergonha, raiva ou ansiedade. Tudo isso reflete vulnerabilidade e sofrimento, não má intenção. E, mesmo que haja má intenção numa ocasião específica, ainda assim precisamos manter o espírito de curiosidade compassiva. Um primeiro passo seria nos perguntar: "Por que uma criança iria querer me fazer mal? O que aconteceu com ela para que ficasse desse jeito? O que está acontecendo na vida dela agora que justifique esse comportamento?" Podemos descobrir muita coisa se admitirmos que não sabemos.

MITO 3: A CRIANÇA MANIPULA OS PAIS DE PROPÓSITO

Na categoria de pensamento intencional está a crença de que a criança é manipuladora e controladora. Vale a pena examinar isso mais de perto, pois se trata de outra percepção equivocada e muito comum sobre crianças com TDAH. Criança alguma é manipuladora e controladora por natureza. Uma criança que desenvolve essa propensão está fazendo isso por fraqueza, não por força. A manipulação e o controle são reações de medo baseadas em ansiedades inconscientes. A pessoa verdadeiramente forte não precisa dirigir e controlar cada aspecto do seu entorno. Como as crianças são sempre o elo mais fraco na relação com o adulto, é natural que elas às vezes queiram controlar. "Não sei por que ficamos bravos com as crianças por causa disso", diz Gordon Neufeld. "A coisa mais ridícula que podemos dizer é 'Essa criança está tentando me manipular'. É como dizer que a chuva molha. É claro que a criança vai tentar conseguir o que deseja, e muitas vezes o único caminho é convencer o adulto a querer a mesma coisa."

Algumas crianças se apoiam mais na manipulação e no controle do que outras, e vale a pena explorar os motivos disso. Manipular significa influenciar os outros com sutileza e dissimulação, talvez até usando meios desonestos, para alcançar objetivos que, de outra forma, seriam impossíveis. Pessoas poderosas também fazem isso, mas só quando estão numa posição moralmente fraca, como quando um governo tenta induzir a população a apoiar uma guerra injustificável. Na infância, a manipulação só acontece quando a criança aprende que expressar as próprias necessidades não acarreta obrigatoriamente uma reação de compreensão e cuidado. Acontece também quando a criança emocionalmente ferida perde a capacidade de articular suas necessidades reais. Na falta de um sentimento totalmente seguro de apego, ela tenta compensar conseguindo coisas que o adulto, talvez com razão, não quer lhe dar: mais um brinquedo caro, por exemplo, ou uma barra de chocolate antes do almoço. Nenhuma cura ocorreria se o adulto cedesse a demandas inadequadas ou a táticas de manipulação, mas nenhuma cura tampouco é possível se o adulto insiste em ver o comportamento da criança como o problema primário. Manipulação excessiva e comportamento controlador são apenas características disfuncionais e contraproducentes adquiridas por uma criança sensível e ansiosa. Assim como essas qualidades se desenvolveram em interação com o entorno, elas também podem se atrofiar quando o entorno se torna compreensivo e acolhedor.

MITO 4: O COMPORTAMENTO DA CRIANÇA COM TDAH É A CAUSA DA TENSÃO OU DA RAIVA DO ADULTO

Raiva, ansiedade e desespero são emoções humanas normais. Todos nós as temos, em maior ou menor grau, dependendo da nossa história de vida e do nosso temperamento. Mas sentir isso é estressante e, toda vez que sentimos, tendemos a culpar outra pessoa.

Pais e mães de uma criança com TDAH muitas vezes se pegam com raiva e emocionalmente abalados. Diante de uma birra ou malcriação, eles têm um acesso de raiva e imaginam que a fúria foi causada pelo comportamento da criança. A criança é então castigada não pelo que fez, mas pelo que os pais estão sentindo. Na realidade, a criança não tem como causar a raiva no adulto. Ela pode sem querer servir de gatilho para essa raiva, mas não é responsável nem pela raiva nem pela existência do gatilho. O adulto os adquiriu antes de a criança nascer. O comportamento insolente pode ser da criança, mas a raiva é do pai ou da mãe, e essa raiva é apenas uma das muitas maneiras pelas quais o adulto pode reagir a uma birra. Na verdade, quando pensa mais tarde no assunto, o adulto costuma reconhecer que sua reação foi desproporcional. Num dia diferente, se tivesse dormido melhor, talvez reagisse de outra forma: sem hostilidade, quem sabe até com bom humor.

Pais e mães precisam estar cientes da ampla gama de reações emocionais ao seu dispor, das mais nocivas às mais benéficas. Isso os deixaria menos propensos a culpar a criança pelo que estão sentindo. Um imenso fardo emocional é removido dos ombros da criança quando o adulto aprende a reconhecer dentro de si mesmo as origens de suas reações.

É difícil entender que os outros não causam nossas reações, de tanto que associamos nossos sentimentos ao que a outra pessoa está fazendo. Essa confusão é natural. Quando éramos crianças bem pequenas, nos sentíamos de um jeito ou de outro dependendo de como as pessoas mais velhas nos tratavam. Se isso segue verdadeiro para alguém na idade adulta, é um reflexo de que a autorregulação não se desenvolveu. Se, por exemplo, alguém pisasse no meu pé num ônibus lotado, eu poderia me dirigir educadamente ao responsável, ou poderia ter um acesso de raiva, ou poderia não dizer nada por me sentir intimidado. Embora em todos os casos o estímulo fosse o mesmo, a reação não dependeria do estímulo, e sim do meu estado mental. Uma mesma pessoa reagirá ao mesmo estímulo de maneiras diferentes dependendo do momento, de modo que não se pode dizer que o estímulo cause qualquer reação específica. Não podemos culpar o gatilho pelo tiro de espingarda. Uma pessoa pode apertar o gatilho quanto quiser, mas, se não houver munição, a arma não vai disparar.

O pai ou a mãe que aprende a se observar com cuidado logo vai reconhecer que o que complica muitas situações não é exatamente o que a criança faz, mas o grau de ansiedade que essas ações despertam. Quando a criança "se comporta mal", o adulto pode reagir com curiosidade e tentar entender o que está sendo expressado por ela – esse é um tipo de reação parental bem mais eficaz. Quando, em vez disso, o adulto é tomado pela ansiedade, seu impulso é controlar o comportamento, ou seja, controlar a criança.

MITO 5: CRIANÇAS COM TDAH SÃO PREGUIÇOSAS

Por trás da suposta preguiça pela qual as crianças com TDAH são muitas vezes criticadas também existe uma dor emocional. Quando consideramos a palavra *preguiça*, percebemos que ela não explica nada. É apenas um julgamento negativo feito sobre outra pessoa que não quer fazer algo que queremos que faça. O indivíduo supostamente preguiçoso será um poço de energia se a tarefa lhe despertar interesse. Assim, a preguiça e a procrastinação não são traços imutáveis de uma pessoa, mas expressões da sua relação com o mundo, a começar pela família de origem.

Um casal me relatou que seu filho de 12 anos rejeitava terminantemente ajudar com as tarefas domésticas, como guardar a louça lavada. "Eu sempre tenho que fazer tudo sozinho", reclamava ele. Na realidade, é claro, o garoto não cooperava, e as conversas com ele nunca chegavam a lugar algum. Esse adolescente estava falando numa linguagem codificada que podia ser decifrada pela curiosidade compassiva. "Desde o começo eu precisei trabalhar demais na minha relação com vocês", era o que no fundo ele estava dizendo. "Estou cansado disso. Não quero mais fazer o que deveria ser obrigação de vocês dois." De nada adiantaria que os pais o coagissem; era preciso um trabalho de reconexão emocional com o filho. Quando os pais fizeram esse trabalho, o garoto se tornou espontaneamente mais disposto a ajudar. Depois de algum tempo, passou a assumir tarefas domésticas sem que lhe pedissem. O que permitiu aos pais fazer esse trabalho foi sua recém-descoberta capacidade de entender o código. Uma vez decifradas as mensagens, eles passaram a dar mais atenção às necessidades do filho e a se sentir menos ameaçados por sua aparente falta de consideração.

O que também pode ser visto como preguiça é a resistência automática da criança. O que mais frustra e desanima os pais de uma criança com TDAH é provavelmente sua tendência a recusar qualquer demanda, expectativa ou sugestão dos adultos. Essa resistência tem um propósito importante e, como veremos a seguir, um significado mais profundo.

20
Os desafiadores: TDAH opositor

> *Pode-se desejar ir contra os próprios interesses e, às vezes, se deve fazê-lo [...]. Uma escolha livre e desimpedida, um capricho nosso, por mais desvairado que seja, um desejo que beira o frenesi [...]. Tudo que o homem quer é uma escolha* independente, *não importa o custo dessa independência nem aonde ela o conduza.*
>
> FIÓDOR DOSTOIÉVSKI, *Memórias do subsolo*

Steven, 38 anos, mediador trabalhista numa grande empresa, foi encaminhado ao meu consultório para uma avaliação de TDAH. No trabalho, era respeitado por sua criatividade e seu pensamento original e inovador. Negociador hábil, era capaz de abordar qualquer situação de ângulos novos e perspectivas únicas, encontrando soluções onde outras pessoas só viam impasses. "Faço coisas que ninguém sonharia fazer, mas sinto que poderia estar fazendo bem mais", disse ele. Às vezes, por impulso, Steven assumia problemas e responsabilidades que estavam além da sua capacidade. Em mais de uma ocasião, essa propensão a correr riscos quase o conduzira ao desastre.

Como escrevi em meu relatório para seu médico de família após a consulta: "Até agora Steven tem conseguido evitar que sua abordagem audaciosa no trabalho gere consequências catastróficas. Isso reflete sua ousadia, perspicácia e criatividade, mas também uma certa dose de sorte."

Nesse e em todos os outros aspectos, o diagnóstico de TDAH de Steven era evidente. Ao relatar sua história de vida, ele expressou um grande arrependimento. Steven tinha sido um músico de talento extraordinário durante a infância e a adolescência. Muitos previam para ele uma carreira internacional na música clássica. No meio da adolescência, porém, ele abandonara seu instrumento, o clarinete, e cortara por completo os laços com a música. Meu relatório de consulta observava:

> Seus pais também tinham inclinações artísticas: a mãe era atriz e o pai, um músico talentoso. O próprio Steven começou cedo na música e, ao que parece, era um prodígio do clarinete, tendo sido convidado quando adolescente para tocar na National Youth Orchestra. Era tido como uma grande promessa. Aos 16 anos, largou o clarinete, segundo ele, para desafiar o pai, que o forçava a praticar e o agredia quando ele se recusava. Steven era obrigado a tocar quatro horas por dia. Ama música clássica até hoje e se arrepende profundamente de não ter continuado os estudos musicais.

Durante muito tempo, Steven se recriminou por ter abandonado a carreira de músico. "Foi a coisa mais estúpida que já fiz", declarou.

Ele se espantou quando discordei dele. "Foi uma das coisas mais necessárias que você já fez", falei. "Continuar naquelas circunstâncias teria significado vender sua alma ao seu pai. Psicologicamente, talvez você não tivesse sobrevivido a isso."

O erro – se é que podemos falar em ato consciente – não foi cometido pelo filho, mas pelo pai. A força que ele exercia sobre o filho produziu uma força contrária, fazendo Steven seguir a direção exatamente oposta. Infelizmente, essa direção também contrariava os interesses de Steven; não era o que ele teria escolhido se tivesse tido real liberdade. Steven não *agiu*, o que teria significado autonomia, e sim *reagiu*, o que refletia uma subordinação psicológica não em relação ao pai, mas em relação aos mecanismos inconscientes que ele havia criado para se defender. Abandonar a música não foi um ato de vontade, e sim de *contravontade*.* Distinguir a vontade da

---

* O termo *contravontade* foi originalmente cunhado pelo psicanalista Otto Rank. A descrição do conceito neste capítulo está baseada na síntese elaborada pelo psicólogo do desenvolvimento Gordon Neufeld e foi, mediante sua gentil autorização, adaptada a partir da sua série de palestras sobre o assunto.

contravontade é importante em qualquer família e é particularmente crucial para se criar uma criança com TDAH (e para que o adulto com TDAH entenda melhor a si mesmo).

Crianças com TDAH são muitas vezes descritas como teimosas, insubordinadas, atrevidas, insolentes, mimadas. *Temperamental* é um adjetivo quase universalmente aplicado a elas. Pais e mães temem que haja algum traço negativo, profundamente entranhado na personalidade da criança, que impedirá seu futuro sucesso na vida. A questão é muito mais complexa que isso e deixa espaço para otimismo. A desobediência não tem como surgir sozinha. Por definição, ela é uma resposta a algo. Não é um traço isolado da criança, e sim um aspecto de sua relação com o mundo adulto. Os adultos podem mudar essa relação mudando seu próprio papel nela.

Na verdade, mal se pode dizer que crianças com TDAH tenham vontade própria, se com isso estivermos nos referindo à capacidade que permite a alguém saber o que quer e manter esse objetivo apesar das dificuldades ou distrações. "Minha filha tem muita força de vontade", repetem os pais. "Quando ela decide que quer uma coisa, fica insistindo até eu concordar ou sair do sério." O que está sendo descrito aqui não é força de vontade, mas o fato de se agarrar rígida e obsessivamente a um ou outro desejo. Uma obsessão, de tão persistente, pode se assemelhar a força de vontade, mas não tem nada em comum com ela. O poder da obsessão vem do inconsciente e governa o indivíduo, ao passo que uma pessoa com verdadeira força de vontade está no comando das próprias intenções.

O comportamento opositor da criança não é uma expressão de força de vontade. O que ele denota é *ausência de vontade*, que – como no caso de Steven ao abandonar a música – só permite à pessoa *reagir*, mas não *agir* com base num processo decisório livre e consciente.

A contravontade é uma resistência automática exercida por um ser humano com uma noção incompleta de si mesmo, uma oposição irrefletida e irracional à vontade de outro alguém. É uma resistência natural, porém imatura, decorrente do medo de ser controlado. A contravontade surge em qualquer pessoa que ainda não tenha desenvolvido uma vontade própria madura e consciente. Embora possa permanecer ativa ao longo da vida, em geral sua aparição mais intensa ocorre na primeira infância e novamente na adolescência. Em muitas pessoas, e na grande maioria das crianças com

TDAH, ela se entrincheira e se torna uma força sempre presente, podendo inclusive se manter muito ativa até uma idade bem avançada.

A contravontade complica enormemente as relações pessoais, o desempenho escolar e o sucesso profissional, e pode se manifestar de diversas formas. Pais e mães de crianças com TDAH provavelmente já estão familiarizados com ela. Sua expressão mais evidente é o protesto verbal: "Não sou obrigado a fazer isso", "Você não pode me obrigar", "Você não manda em mim". Como uma espécie de sistema imunológico, a contravontade funciona para impedir a entrada de qualquer coisa que não tenha origem dentro da própria criança. Ela está presente quando a criança de 4 anos tapa as orelhas com as duas mãos para não ouvir a voz do pai ou da mãe, ou quando o pré-adolescente prega na porta do quarto uma placa hostil de "Não entre". É visível na linguagem corporal de um adolescente carrancudo e de ombros caídos. Seus sinais costumam irritar pais, mães e professores. Mas a contravontade também se expressa na passividade, como quando tentamos, em vão, apressar nosso filho com TDAH. Quanto mais pressionamos a criança, mais lenta e preguiçosa ela parece ficar. No entanto, quando altamente motivada, essa mesma criança pode demonstrar uma agilidade impressionante. A passividade, muitas vezes confundida com preguiça, pode ser sinal de uma forte resistência interna.

A contravontade é uma inclinação natural, mas isso não significa que há algo intrinsecamente errado com a criança. Não é que o indivíduo a *exerça*; ela *acontece* com a criança, que pode ser pega de surpresa tanto quanto o adulto. "Trata-se tão somente de uma força contrária", diz o Dr. Neufeld. "A dinâmica da contravontade é apenas a manifestação de um princípio universal. O mesmo princípio pode ser visto na física, que o considera fundamental para a integridade do Universo: para cada força centrípeta haverá uma força centrífuga; para cada força, uma contraforça." Como todos os fenômenos naturais e todos os estágios na vida da criança, a contravontade tem uma finalidade positiva. Ela aparece pela primeira vez na criança pequena para auxiliar na tarefa de se individuar, de começar a se separar do pai ou da mãe. A criança basicamente levanta um muro de "nãos". Por trás desse muro, ela pode aos poucos ir aprendendo do que gosta e do que não gosta, suas aversões ou preferências, sem ser subjugada pela força bem mais potente gerada pela vontade dos pais. A contravontade é como se fosse uma cerquinha em volta de uma planta. A planta delicada, nesse caso, é a vontade da criança. Sem essa cerquinha protetora, a planta pode ser devorada. Na adolescência, a contravontade cumpre o mesmo objetivo, ajudando o jovem a diminuir sua dependência psicológica em relação à família. Ela ocorre num momento em que a identidade precisa se desenvolver fora do casulo familiar. É um mecanismo de defesa destinado a proteger essa identidade ainda frágil e ameaçada. Ao impedir a entrada das expectativas e demandas dos pais, a contravontade ajuda a abrir espaço para o crescimento das motivações e preferências do próprio indivíduo.

Para entender o que *queremos*, precisamos da liberdade de *não querer*. "Longe de ser um desvio moral, a contravontade é algo previsto pela natureza com o objetivo final de gerar um ser independente", diz o Dr. Neufeld. "A dinâmica da contravontade não deve ser confundida com a criança em si. Quando vemos a resistência, não estamos vendo a pessoa em ação, mas a própria natureza cumprindo seus propósitos."

É muito importante entender a contravontade, porque a criança com TDAH é especialmente afetada por estímulos externos. Qualquer força ou pressão, por mais bem-intencionada que seja, será vivenciada intensamente pela criança ou pelo adolescente com TDAH, gerando uma contravontade exacerbada. É um ciclo: o comportamento da criança provoca a reprovação dos pais, e essa reprovação faz com que a criança se sinta insegura e se comporte com desobediência.

A hipersensibilidade emocional do TDAH vem acompanhada por um subdesenvolvimento psicológico. Quanto mais psicologicamente fraca for a criança – ou o adulto –, mais automáticas e rígidas serão suas reações de contravontade. Uma forte defesa inconsciente indica uma vontade fraca, subdesenvolvida, e é isso que se reflete na insubordinação que parece (mas não é) intrínseca à personalidade do TDAH. A forte defesa só está ali porque existe uma ameaça, e a criança só está ameaçada porque sua identidade não se desenvolveu o bastante. Assim, o verdadeiro problema não é uma vontade forte demais, mas uma vontade atrofiada. É isso que significam rótulos como *teimoso* e *cabeça-dura*: não excesso, mas *falta* de vontade. Uma pessoa emocionalmente autoconfiante não adota uma posição opositora *por instinto*. Ela até pode resistir às tentativas de controle, mas não o fará de modo rígido e defensivo. Caso se oponha a algo, será devido às suas verdadeiras preferências, não a um reflexo automático. Uma criança que não é conduzida pela contravontade não interpreta automaticamente qualquer conselho dos pais como uma tentativa de controle. Impresso em sua psique existe um senso de solidez em relação ao seu âmago, de modo que não há necessidade de defender a própria vontade. "Continuarei sendo eu mesmo", tranquiliza uma voz interior, "mesmo que eu escute opiniões contrárias ou faça o que estão me pedindo. Não vou perder minha identidade, então não preciso me proteger por meio da resistência. Posso cooperar, posso ceder". Por outro lado, a contravontade da criança com uma identidade subdesenvolvida é avassaladora. Basta um adulto sugerir docilmente que ela faça o dever de casa para receber uma resposta atravessada: "Pare de mandar em mim!"

Na criança com TDAH, o circuito subdesenvolvido de autorregulação reforça a reação de contravontade. Como essa criança é incapaz de separar impulso de ação, suas reações negativas são automáticas e radicais – o que o adulto costuma interpretar como grosseria proposital.

Outro aspecto do subdesenvolvimento intensifica ainda mais esses rompantes: a unidimensionalidade do processamento emocional. Como se fosse um bebê, a criança com TDAH é incapaz de ter na mente duas imagens diferentes de si ou dos outros. Para a criança pré-verbal, ou ela está feliz ou muito triste; ou a mamãe é boazinha ou malvada. "Quando uma criança de 12 ou 14 meses fica com raiva de alguém, ela pode não ter a menor noção de que poucos segundos antes estava brincando contente com essa mesma pessoa", escreve Stanley Greenspan. "Se ela tivesse uma arma, talvez atirasse sem remorso. Aos 15 meses ou algo assim, porém, seu temperamento começa a ser modulado pela consciência de que a confiança e a segurança podem coexistir com a raiva."[1] Para crianças (e adultos) com TDAH, é tudo ou nada. Quando a raiva surge, qualquer sentimento de apego e amor é banido. Como a contravontade surge à medida que o apego enfraquece, a criança zangada pode resistir aos pais com a mesma fúria emocional despertada por um inimigo.

Nos estudos sobre parentalidade, que enfatizam demais os comportamentos, a contravontade acaba sendo negligenciada. Se o objetivo é controlar determinado comportamento, então ameaças, castigos, promessas e recompensas podem funcionar muito bem... durante algum tempo. Infelizmente, essa é a base de muitos conselhos recebidos por pais e mães de crianças com TDAH. Seria bem mais sensato, em vez disso, enfatizar o desenvolvimento a longo prazo, ou seja, a formação de um saudável e robusto senso de identidade.

A contravontade só se torna um problema quando os adultos não a entendem e tentam superá-la mediante pressão (física ou emocional) e ameaça. A contravontade é provocada toda vez que a criança sente que o cuidador quer que ela faça algo para agradar mais a ele do que a ela. Surge não apenas quando a criança não deseja a mesma coisa que o adulto, mas também quando deseja, só que em menor proporção. Muitos pais acabam percebendo, por exemplo, que não há maneira melhor de aniquilar o interesse de uma criança pela música do que obrigá-la a tocar um instrumento, mesmo que essa obrigação não envolva agressões físicas como as sofridas por Steven.

A longo prazo, o uso de recompensas – o que se poderia chamar de coerção positiva – funciona tão mal quanto a ameaça ou o castigo. Na recompensa, a criança também sente que o adulto quer controlá-la. A questão é a criança se sentir forçada, não a maneira como essa força é aplicada. Isso foi bem ilustrado por um estudo clássico envolvendo canetinhas coloridas.[2] Crianças que gostavam de brincar com canetinhas foram divididas em três grupos. Num deles não houve qualquer indicação sobre o que fazer com as canetinhas. O segundo grupo foi avisado de que receberia uma pequena recompensa se as usasse, enquanto o terceiro receberia uma recompensa muito maior. Resultado: o grupo mais recompensado foi o que menos demonstrou interesse em brincar com as canetinhas, ao passo que as crianças que não receberam instrução alguma demonstraram um interesse muito maior – mais um exemplo de que as abordagens comportamentais têm apenas uma eficácia de curto prazo. O que ocorreu nesse estudo, claro, foi uma contravontade residual em resposta à coerção positiva. Num experimento semelhante, o psicólogo Edward L. Deci observou o comportamento de dois grupos de universitários em relação a um jogo de quebra-cabeça. Todos eles estavam interessados no jogo, mas só um grupo receberia uma recompensa em dinheiro toda vez que o quebra-cabeça fosse solucionado; o outro grupo não recebeu nenhum incentivo externo. Quando os pagamentos cessaram, o grupo que vinha sendo pago demonstrou uma probabilidade muito maior de abandonar o jogo do que o outro grupo. "Recompensas podem incitar um comportamento", comenta o Dr. Deci, mas "se o pagamento cessa, a brincadeira cessa também".[3]

Já vimos que o primeiro passo para ajudar a criança com TDAH é fortalecer a segurança da sua relação com os pais. Esse processo se torna bem mais leve e menos frustrante quando os pais entendem o que é contravontade e fazem o possível para diminuir sua influência crônica sobre a criança.

21

Desarmando a contravontade

> *Por mais que se tente, é impossível controlar as pessoas. A melhor maneira de controlá-las é incentivando-as a serem provocadoras. Mas nesse caso elas estarão no controle, no sentido mais amplo da palavra. Controla-se o gado dando a ele uma campina grande e espaçosa. O mesmo ocorre com as pessoas: primeiro as deixe fazer o que quiserem, e as observe. Essa é a melhor tática. A pior é ignorá-las. A segunda pior é tentar controlá-las.*
>
> SHUNRYU SUZUKI, *Mente Zen, mente de principiante*

Quando não sabem como a contravontade funciona, pais e mães podem ver a insubordinação do filho como um desafio proposital à sua autoridade, uma forma de testar os limites. Isso dá início a uma disputa de poder que, quando frequente, faz da contravontade a reação automática da criança a qualquer tipo de expectativa parental. Uma rebeldia crônica impede que crianças e adultos com TDAH construam relacionamentos saudáveis.

No entanto, é possível tornar nossas relações à prova de *contravontade*, para usar uma expressão de Gordon Neufeld. Vejamos algumas maneiras de fazer isso.

1. Mantenha o apego em primeiro plano

A importância da relação de apego é um tema recorrente neste livro. A contravontade é muito intensificada quando há diminuição do apego da criança em relação aos pais, mas recua à medida que o vínculo melhora. A criança tem uma probabilidade muito menor de se opor a alguém cuja proximidade ela valorize e com quem não esteja em conflito.

2. Não confunda obediência com "bom comportamento"

A criança que é ameaçada ou tratada com rispidez *parece* ser apegada aos pais, mas na verdade esse apego esconde o medo de ser rejeitada ou castigada. Nesse caso, a contravontade fica latente e ressurge mais tarde na vida.

Ter filhos obedientes não significa necessariamente criá-los de modo adequado e eficaz. Em casos de divórcio ou separação, por exemplo, uma filha pode se comportar mal com a mãe e bem com o pai. Num relatório que avaliei sobre uma disputa de guarda, o psicólogo tinha concluído que o pai era quem criava melhor o filho, porque a criança – com 5 anos e sinais claros de hiperatividade – parecia se comportar melhor no consultório quando estava com o pai do que com a mãe. A mãe também relatou que a criança se mostrava especialmente descontrolada quando voltava da casa do pai, mais uma prova, para o psicólogo, da inépcia da mãe. Esse psicólogo parece não ter entendido que o suposto mau comportamento do menino na realidade significava que ele se sentia mais seguro com a mãe. Como ela não tratava o filho de modo tão duro quanto o pai (que admitira, orgulhoso, bater nos dedos do menino quando ele fazia bagunça), as reações de contravontade não eram suprimidas na presença dela. Pelo contrário: a supressão da contravontade acumulada quando a criança estava com o pai explodia com ainda mais força no ambiente acolhedor proporcionado pela mãe.

As crianças mais propensas a ter uma vida adulta conturbada são aquelas que se sentem tão ameaçadas que sua contravontade silencia por completo. Muitas crianças "boazinhas" se tornam adultos deprimidos e perturbados.

3. Não leve a insubordinação da criança para o lado pessoal

Pais que interpretam a desobediência da criança como um desafio pessoal à sua autoridade criam disputas de poder que não levam a lugar algum, a não ser a um ciclo de pressão–contravontade–mais pressão–mais contravontade. Ao fazer isso, os pais se expõem a mais culpa e frustração, afinal não faz sentido exigir que a criança justifique um comportamento que ela mesma não tem como entender.

4. Dê margem a alguma resistência

Às vezes é preciso aceitar que haverá malcriação e pronto, principalmente se os pais precisarem impor sua vontade com muita rigidez. Nesse caso, o adulto deve se manter concentrado no que precisa ser feito, sem se mostrar surpreso ou chocado com a resistência da criança. Isso não significa que a criança deva fazer o que quer, mas simplesmente que o adulto não precisa reagir com uma raiva ou impotência que só pioraria o conflito. A criança pode se mostrar contrariada sem que isso ameace a relação.

5. Não entre em brigas desnecessárias

Em várias ocasiões, travei batalhas com meus filhos por questões que hoje não parecem ter qualquer importância. Muitas discussões entre pais e filhos ocorrem por motivos banais, como quando a criança quer vestir uma roupa diferente ou comer maçã em vez de torrada. Hoje entendo que os desentendimentos com meus filhos eram causados sobretudo pela minha própria inflexibilidade. Isso só reforça a contravontade e mina a autoridade parental.

6. Incentive a expressão verbal

Em vez de tentar suprimir a contravontade da criança, ajude-a a encontrar maneiras mais aceitáveis de expressar discordância.

Digamos que uma criança reaja a uma ordem usando termos grosseiros e inaceitáveis. Em vez de punir as *palavras*, o adulto pode demonstrar empatia: "Eu sei, você queria muito fazer outra coisa, por isso reagiu assim. Mas da próxima vez quero que me diga isso sem usar palavras ofensivas." Dessa forma, o adulto ajuda a criança a protestar de um modo socialmente adequado, a *simbolizar* os sentimentos através das palavras.

Sentimentos não precisam ser expressos por meio de comportamentos destrutivos. À medida que a criança começa a usar palavras, ela se torna menos vítima dos próprios impulsos; pode agora externar o sentimento, colocá-lo para fora. Pais e mães podem acompanhar esse processo, dizendo coisas como: "Pois é, eu sei. Fazer isso é chato mesmo."

"É bem mais fácil para uma criança fazer o que se pede", assinala Gordon Neufeld, "quando ela sabe que você pelo menos entende o que ela está sentindo."

7. Reconheça que você, como pai ou mãe, também é "do contra" de vez em quando

Com grande frequência, quando meus filhos me pediam uma ou outra coisa, minha resposta era um "não" automático. Já faz muitos anos que venho refletindo sobre isso. Por que exatamente eu dizia "não" para pedidos perfeitamente razoáveis? Hoje vejo que minha própria reação de contravontade estava em jogo, sinal de que meu senso de identidade não estava totalmente desenvolvido. Quando um adulto se sente controlado por uma criança e se irrita com isso, muitas vezes o que ele está vivenciando é a própria resistência automática, não a escolha consciente e amorosa de não ceder a algum capricho inaceitável. Diante da intransigência crônica do adulto, a criança se torna ainda mais ansiosa e exigente.

8. Faça as pazes na mesma hora

Inevitavelmente, haverá ocasiões em que perderemos o controle diante da birra dos filhos. Nessas horas, segundo o Dr. Neufeld, em vez de se frustrar, atacar, apontar dedos, o adulto deve "consertar a relação, reparar o ocorrido, minimizar o impacto de suas reações passadas e futuras".

Trata-se basicamente de restaurar a ponte interpessoal, como vimos no Capítulo 17.

"Vale a pena conversar a respeito", aconselha o Dr. Neufeld, "mesmo muito depois do ocorrido, mas de preferência logo em seguida, assim que as coisas esfriarem." O adulto pode descrever o que aconteceu, enfatizar os medos da criança, mostrar que entende como ela se sentiu, reconhecer que foi ele quem perdeu o controle. O importante é deixar claro que a relação não será rompida por causa daquele desentendimento.

Ao fazer isso, o adulto diz nas entrelinhas: "Não tenho tanto autocontrole quanto gostaria. Não sou um pai perfeito, mas juntos podemos construir uma relação mais forte, que não se abale tanto assim com minhas reações ou com as suas." Uma tática que usei com minha filha, por exemplo, foi prometer a ela não estabelecer nenhum castigo quando eu estivesse com raiva.

É muito importante blindar a relação contra essas intempéries. "Do contrário", alerta o Dr. Neufeld, "a criança passa a acreditar que pode destruir a relação com seu comportamento impulsivo e com suas reações negativas. Isso só aumentaria sua confusão e sua insegurança".

9. Incentive a autodisciplina em vez de controlar a criança

Muitas vezes, pais e mães confundem disciplina com controle. Esse equívoco é propagado por parentes, vizinhos e pela mídia, que afirmam que crianças com TDAH só se comportam mal porque os pais são muito permissivos. Se fosse assim, crianças tratadas com severidade seriam as mais bem-comportadas e, ao crescerem, se tornariam cidadãs exemplares. Mas o que vemos em orfanatos e prisões, por exemplo, é justamente o contrário.

A questão não é como controlar a criança, e sim como promover seu desenvolvimento da melhor maneira possível. Quando a criança precisa ser controlada urgentemente por causa de seus comportamentos agressivos ou destrutivos, é porque, em geral, a relação com os pais já está em frangalhos e a contravontade tomou conta de tudo. Devemos *evitar* o controle e, para isso, é preciso preservar a relação e desarmar a contravontade. E o objetivo final, claro, é que a criança desenvolva seu senso de identidade.

À medida que essa identidade ganha força, a criança passa a aceitar o conselho dos pais sem se sentir controlada, o adolescente passa a seguir as instruções do professor sem se sentir intimidado e o adulto passa a acatar as instruções do chefe sem se sentir tolhido. Eles também não terão medo de recusar demandas injustas ou descabidas. Ao contrário do meu paciente Steven, que largou a carreira musical que tanto amava, eles tomarão decisões com base em seus próprios valores e preferências.

22
Meu marshmallow queimou: motivação e autonomia

> *A verdade é que não existem técnicas capazes de motivar as pessoas ou de torná-las autônomas. A motivação precisa vir de dentro, não de técnicas. Precisa vir da sensação de estar pronto para assumir a responsabilidade de administrar a si mesmo.*
>
> DR. EDWARD L. DECI, *Por que fazemos o que fazemos*

Em seu excelente guia para mães e pais, a psicóloga Natalie Rathvon descreve a criança desmotivada da seguinte maneira:*

- Atua bem quando recebe atenção individualizada, mas se mostra inquieta e improdutiva quando precisa trabalhar de forma independente
- Tem dificuldade para iniciar e completar tarefas
- Para de prestar atenção quando pais ou professores dão instruções
- Fica distraída e distrai os outros quando não é o centro das atenções
- Tem dificuldade de se relacionar com outras crianças (às vezes reclamando que elas a "incomodam")

---

* O livro é *The Unmotivated Child* (A criança desmotivada), e todo cuidador de uma criança com TDAH deveria lê-lo. Só discordo da Dra. Rathvon quando ela sugere uma distinção entre a criança com TDAH e a criança desmotivada – distinção que considero desnecessária e que não se aplica à maioria dos casos de TDAH.

- Tem dificuldade de se relacionar com os irmãos
- Apresenta rompantes de raiva frequentes ou mudanças abruptas de humor
- Faz demandas incessantes, mas nunca se satisfaz com nada por muito tempo
- Exige supervisão em algumas tarefas que deveriam ser simples
- Tem dificuldade de organizar materiais escolares e outros pertences em casa[1]

É uma descrição, claro, perfeitamente adequada ao TDAH. Embora nem todas as crianças desmotivadas tenham o transtorno, todas as crianças com o transtorno são desmotivadas. Essa ausência de motivação é evidente não só em atividades que outras crianças consideram maçantes, mas também em projetos que em algum momento despertaram seu interesse. Uma falta de propósito também é sentida por muitos adultos com TDAH.

Então é compreensível que uma das perguntas feitas com mais frequência por pais de crianças com TDAH seja: "Como posso motivar meu filho?" A resposta, se entendermos a dinâmica da contravontade discutida no capítulo anterior, é que isso *não é possível*. Ou melhor, é até possível motivar a criança temporariamente por meio de uma ameaça ou recompensa, mas ao custo da automotivação a longo prazo.

É mais útil promover o desenvolvimento de uma motivação duradoura que tenha como origem a própria natureza da criança. Essa forma mais verdadeira de motivação reflete as inclinações genuínas do indivíduo, não os valores e as expectativas de pessoas importantes em sua vida. Pressionar a criança a aceitar o que os pais querem não é nem de longe o melhor caminho para promover o crescimento de sua motivação natural e autogerada. A pressão é algo que se faz *com* a criança. A automotivação acontece *dentro* dela, é um processo do qual ela participa ativamente.

Como assinala Edward L. Deci, todo ser humano precisa sentir que tem autodeterminação, que é competente e que tem uma conexão genuína com os outros. Essas necessidades e a vontade de satisfazê-las não precisam ser instiladas em ninguém: elas existem, mesmo que de forma subdesenvolvida. Quando manifestadas livremente, geram motivação. O problema não é que pais e professores não saibam motivar as crianças. O problema é que, em muitos casos, nossos métodos de criação e ensino não conseguem dar suporte ao impulso natural da criança de descobrir e dominar. Para incentivar o desenvolvimento, é preciso entender os propósitos da natureza: toda criança nasce com potencial para a plena maturação. Forçar uma motivação externa é não ter fé na criança e na natureza. Isso reflete a ansiedade dos pais, não as limitações da criança. E, embora não consigamos incutir motivação genuína em nossos filhos, infelizmente conseguimos plantar neles as sementes da nossa ansiedade.

Uma criança que vive para corresponder às expectativas dos pais provavelmente desenvolverá um sentimento crônico de incompetência, porque jamais se sentirá à altura. Ou talvez até consiga parecer bem-sucedida, mas a um custo emocional altíssimo. Afinal, ela não desfrutará da alegria e da satisfação de agir segundo a própria escolha, e talvez nunca descubra quais são suas preferências genuínas. Sua autoestima dependerá do *que* ela faz, não de *quem* ela é. Ainda que tenha sucesso aos olhos dos outros, será implacavelmente crítica em relação a si mesma.

A pessoa que tem motivação de verdade não faz as coisas só porque outra pessoa quer que ela faça, ou porque acredita que alguém vai respeitá-la ou gostar dela por isso, nem porque uma voz interna lhe diz que ela "deveria" fazer, nem porque quer desafiar alguém que a proibiu. A pessoa realmente motivada se satisfaz apesar do que os outros pensam. Desde que não prejudique ninguém, ela honra as próprias preferências e inclinações – mesmo que isso signifique frustrar expectativas alheias.

Como em todos os aspectos do desenvolvimento da criança com TDAH, a automotivação genuína requer uma relação de apego seguro com os pais. Sem a segurança da relação de apego, a criança fica ansiosa demais para conseguir explorar significativamente o mundo à sua volta. Quando chegar à idade escolar, ela será automaticamente guiada pelos valores e opiniões dos outros. "Que estranho", protestarão os pais. "Com a gente ela é tão rebelde..." O que acontece é que a criança transferiu dos pais para os pares seu esforço consciente para ser aceita. Rebelde em casa, ela fica desesperada para ser aceita pelos colegas, desespero na maioria das vezes recebido com rejeição. A fraqueza do seu senso de identidade faz dela um alvo natural. Pais e mães muitas vezes ficam sem entender o aparente paradoxo de ver seu filho insubordinado suportar na escola ou no parquinho humilhações variadas e continuar tentando obter a aprovação de seus algozes. Isso não é nenhum paradoxo. Em casa, a criança está manifestando sua contravontade, ao passo que com seus pares ela exibe abertamente sua falta de autoestima e sua necessidade de ser aceita a qualquer custo. Ambos os comportamentos revelam uma vontade autônoma subdesenvolvida. A criança não tem como desenvolver a automotivação genuína quando está ocupada demais se defendendo das pressões dos pais e, ao mesmo tempo, fazendo um esforço extra para conquistar a aceitação dos colegas.

Junto com o apego, a outra condição necessária para o desenvolvimento da motivação é a autonomia. "As pessoas precisam sentir que estão escolhendo o próprio comportamento, e não sendo guiadas por alguma fonte externa", escreve Edward L. Deci. Apoiar a autonomia da criança, assinala o Dr. Deci, significa "conseguir ver o ponto de vista da outra pessoa e seguir a partir daí. Significa incentivar a autoiniciação, a experimentação e a responsabilidade, e também pode exigir a imposição de alguns limites. Mas o apoio à autonomia funciona por meio do incentivo, não da pressão".[2]

Vale a pena lembrar que o uso indiscriminado de recompensas e elogios pode ser uma tática comparável à coerção verbal ou física. Como vimos, essa abordagem é perigosa por três motivos. Em primeiro lugar, recompensas e elogios fortalecem a ideia de que os pais não valorizam a pessoa em si, mas o que ela conquista. Isso reforça diretamente a insegurança da criança com TDAH. Em segundo lugar, essa tática reforça a contravontade, já que as crianças se sentem pressionadas pelos pais, ainda que essa pressão esteja disfarçada de presentes ou palavras lisonjeiras. Em terceiro lugar, elogios e recompensas passam a ser o objetivo final, sacrificando o interesse da criança pelo processo do que está sendo feito. Crianças motivadas dessa forma aprenderão mais cedo ou mais tarde a receber o elogio ou a recompensa com o mínimo de esforço. Em seguida, podem até recorrer a trapaça.

Ao aceitar o ponto de vista da criança, o adulto lhe dá certo poder de escolha. Sem escolha não há autonomia. "Entendi, você não quer fazer o dever de casa agora. Quando seria um momento melhor?"

As escolhas oferecidas precisam ser adequadas ao nível de maturidade da criança e estar dentro de limites com os quais ela possa lidar. É irrealista, por exemplo, esperar que a criança com TDAH passe um longo tempo sentada, sozinha, imersa em problemas de matemática, mesmo tendo o poder de decidir quando estudar ou não. Nesses casos, pais e mães precisam estar presentes quando o dever estiver sendo feito (por exemplo, a criança pode estudar na mesa da cozinha enquanto os pais preparam as refeições e tiram dúvidas). Isso não significa ficar em cima da criança corrigindo cada erro;

apenas estar por perto para que a ânsia de apego não afete a motivação para estudar. À medida que se sente mais segura e confiante, a criança passa a ter uma independência cada vez maior.

A verdadeira autonomia permite à criança fazer escolhas das quais os pais podem não gostar. No caso das crianças mais velhas e, em especial, dos adolescentes, é preciso, por exemplo, dar a opção de *não* fazer o dever de casa. Caberá à escola decidir quais serão as consequências disso. Se os pais enfatizarem o apego e a autonomia, a criança acabará aprendendo com as consequências naturais de seus atos. Por mais que queiramos que nossos filhos sejam alunos aplicados, não devemos bancar os fiscais, mesmo que a escola espere isso de nós. Podemos, sim, comunicar nossa *preocupação*, mas sem dar ultimatos.

Para que a verdadeira autonomia surja, pais e mães precisam proporcionar uma estrutura de apoio. É inútil esperar que a criança com TDAH faça um bom trabalho espontaneamente se os pais levam uma vida frenética e não dão conta das próprias responsabilidades – algo que vejo com frequência. Sem uma estrutura que envolva a família inteira, não é possível haver autonomia. Para que as escolhas da criança signifiquem alguma coisa, ela precisa saber que haverá uma atmosfera familiar tranquila e encorajadora, que os horários das refeições e de outras atividades serão respeitados e que seus pais estarão presentes e disponíveis.

Uma estrutura de apoio precisa incluir limites, linhas que demarcam onde termina a autonomia de uma pessoa e começa a de outra. Apoio à autonomia, portanto, não significa permissividade: não se trata de permitir à criança infringir os direitos dos outros ou tomar decisões além da sua capacidade. Por exemplo, não é sensato deixar uma criança de 2 anos decidir quantas horas por dia pode passar em frente à TV, mas – independentemente do que os pais pensem sobre isso – uma criança mais velha e mais madura precisa ter mais liberdade. Os limites funcionam bem melhor quando as linhas são desenhadas do modo mais generoso possível, deixando bastante margem para a escolha individual. E tudo isso precisa ser comunicado com clareza, para que a imposição seja a regra em si, não a vontade dos pais.

Como sempre, o apego deve ser cultivado, sobretudo quando precisamos impor limites que vão desagradar a criança. "Tenha em mente que o vínculo e os limites caminham de mãos dadas", aconselha Stanley Greenspan. "À medida que impomos mais limites, precisamos aumentar nossa empatia."[3]

Isso se aplica especialmente às crianças hipersensíveis, ou seja, a todas as crianças com TDAH. Sem empatia parental, a criança se fecha e se esconde atrás de suas defesas emocionais; sem regras, ela se perde e se torna insegura e ansiosa. É preciso equilíbrio para promover seu desenvolvimento. "O segredo é ter empatia pelo sentimento da criança, mesmo que seja um sentimento que lhe desagrade", escreve o Dr. Greenspan. "Pais e mães muitas vezes acham que a empatia intensifica a angústia de seus filhos. No entanto, reconhecer o que uma criança está sentindo também faz com que *ela* reconheça e categorize esse sentimento, em vez de vivenciá-lo como uma sensação vaga."[4]

Quando ajudamos a criança a nomear seus sentimentos, estamos promovendo a *simbolização*, que, como vimos, é importante para desarmar a contravontade, mas também para promover autonomia. Palavras são símbolos, representam sentimentos e ações. Sem a capacidade de traduzir coisas em símbolos, a criança é levada a externar cada sentimento forte e cada impulso, pois só conhece essa maneira de se expressar. Assim, ela não desenvolve autocontrole, uma vez que é impelida à ação por emoções que não consegue identificar. Sem aprender a simbolizar emoções, ela tende a vivenciar tudo ao extremo: as pessoas são malvadas ou legais, boas ou más. É "eu te amo" ou "eu te odeio". A criança adquire mais autonomia, um leque maior de reações possíveis, quando é capaz de dizer "Não gostei do que a professora me disse na aula hoje", em vez de simplesmente "A professora é malvada". A linguagem favorece a liberdade, inclusive a liberdade em relação aos próprios impulsos.

Por fim, quando incentivamos a autonomia, estamos encorajando a criança, não o ato. Uma mãe pode ficar com raiva do filho de 4 anos que derrama um pouco de leite, ou então pode dizer: "Muito legal você tentar se servir sozinho. Só que essa garrafa é muito pesada e grande." Principalmente no caso de crianças com TDAH, que muitas vezes têm problemas de coordenação motora, podemos evitar muitos aborrecimentos se enfatizarmos as motivações da criança, em vez do desfecho em si.

Ações geram as próprias consequências no mundo: não precisamos criá-las. Por exemplo, se um aluno chega atrasado à escola todo dia durante uma semana, a professora pode querer que ele fique depois do horário; os pais não precisam acrescentar algum castigo arbitrário, como proibir a criança de brincar com um amigo no fim de semana. Não há lógica nisso.

Muitas supostas "consequências naturais" ensinadas em cursos de criação de filhos são na verdade punições arbitrárias que minam a segurança e a autonomia da criança. Punições têm por objetivo controlar o comportamento, mais do que incentivar o aprendizado e o desenvolvimento. Segundo todas as pesquisas relevantes, essa tática sempre sai pela culatra. Ela impede que a criança aprenda com a própria experiência e assuma responsabilidade por seus atos. Punições substituem as lições de vida pelos sentimentos e julgamentos dos pais.

Numa tira da série *The Far Side*, do cartunista Gary Larson, quatro caubóis do Velho Oeste estão ao redor de uma fogueira ao lado da sua diligência assando marshmallows. Um deles está deitado de costas, aparentemente morto. Um segundo homem, com uma arma fumegante na mão, dirige-se aos outros dois num tom carregado de indignação. "Vocês viram", se justifica o caubói. "Ele riu quando meu marshmallow queimou." Com grande frequência, é com essa falta de lógica e essa desproporção que castigamos o mau comportamento dos nossos filhos.

Consequências artificiais, criadas pelos pais, intensificam a insubordinação e reforçam a autoimagem negativa da criança. Isso vale em especial para a criança com TDAH que é pouco produtiva e que vai mal na escola. "Embora o castigo não seja eficiente para fazer a criança se esforçar mais", escreve Natalie Rathvon, "é altamente eficiente para convencer a criança de que ninguém é capaz de ajudá-la e amá-la. Se as punições continuarem, ela provavelmente externará sua autoimagem de má e estúpida, comportando-se mal na escola ou em casa e tendo resultados acadêmicos ainda piores."[5]

A vontade é como um músculo psicológico, diz Gordon Neufeld. Pais e mães não têm como fazer nada diretamente para desenvolver a vontade da criança, assim como não têm como fazer os músculos dela crescerem. O que podem fazer é fornecer o cuidado, as condições e os direcionamentos adequados. Assim como um músculo, a vontade precisa de exercício para crescer. "Pais e mães podem proporcionar bastante exercício", diz o Dr. Neufeld. "Exercício significa basicamente fazer escolhas: é assim que exercitamos nossa vontade."

Alguns pais acham que incentivar a autonomia da criança fará dela um adulto egoísta e insensível no futuro. Esse é um medo comum, mas sem fundamento. Está baseado na visão completamente equivocada de que crianças são criaturas selvagens que precisam ser domadas a qualquer custo. O processo de criar vínculos com outras pessoas e se adequar à coletividade chama-se *socialização*. Crianças não precisam ser *treinadas* para isso. Como esse é um impulso humano fundamental, nós naturalmente desenvolvemos vínculo e empatia se nossas necessidades básicas tiverem sido atendidas. A socialização é o topo de uma pirâmide. A base é formada pelo apego seguro e pela autonomia. Muitas vezes, cometemos com nossos filhos o erro de pôr a socialização – as regras de conduta social, o que se costuma chamar de "bom comportamento" – na frente do apego e da individuação. Tentamos fazê-los agir como pessoas verdadeiramente responsáveis do ponto de vista social à custa da sua segurança emocional e da sua independência. Isso talvez resulte em bom comportamento, mas não no crescimento interno e orgânico do caráter e da responsabilidade social. Promover a socialização sem apego e autonomia é tão impossível quanto equilibrar uma pirâmide de ponta-cabeça.

23

Confie na criança, confie em si mesmo: o TDAH em sala de aula

> *O que significa, afinal, proporcionar uma educação adequada a um aluno? Sinceramente, ninguém sabe. Educação adequada é algo relativo. Alguns adolescentes de 17 anos precisam saber fatorar polinômios e desconstruir Ivanhoé; outros precisam aprender a reconhecer sinais visuais comuns, como os que indicam veneno, não toque, mantenha distância. E há muitos outros da mesma idade no meio do caminho. É difícil dizer quem demanda o quê.*
>
> ALLYSON GOLDIN, *"The Incoherent Brain"*[1]

O ensino na América do Norte sofre de uma contradição inerente que afeta em especial alunos com TDAH: a tendência a ensinar todo mundo como se todos os cérebros funcionassem da mesma forma. Cada vez menos crianças têm suas necessidades educacionais supridas pelo sistema escolar atual, e isso se traduz num problema médico... no melhor dos casos. Pior ainda é quando a criança com TDAH é reduzida a um caso de indisciplina e mau comportamento.

O objetivo é ensinar as crianças a assumirem responsabilidade pelo próprio aprendizado de um modo positivo, uma tarefa nada fácil para os professores. Principalmente no caso de crianças hiperativas, esses profissionais enfrentam perturbações quase incessantes em sala de aula. Eles precisam lidar com as dificuldades de atenção da criança com TDAH, com sua baixa autoestima, sua insubordinação e suas profundas ansiedades sociais. E podem ter que enfrentar também a própria falta de preparo.

Antes de voltar à universidade para estudar medicina, lecionei por três anos no ensino médio. Meu estilo como professor era influenciado por meus traços de TDAH: eu era um talentoso artista do improviso, mas não fazia praticamente nada em matéria de planejamento de aula, e isso se refletia no desempenho dos meus alunos. Alguns se sentiam inspirados pelo divertido clima de liberdade das minhas aulas; outros, necessitando de mais estrutura e direcionamento, sentiam-se um tanto perdidos. Eu com certeza não me perguntava como meu método de ensino deveria se ajustar às necessidades de cada aluno por quem era responsável; tudo emanava de mim, o ensino era centrado no mestre. Acredito que essa seja uma fraqueza do ensino na América do Norte como um todo, embora na maioria das salas de aula o problema possa se apresentar de um ângulo oposto: estrutura e disciplina impostas em excesso, e liberdade insuficiente para a individualidade e a autoexpressão. Os planos de aula têm por base a matéria que o professor foi instruído a lecionar, não necessariamente o que os alunos são e o que precisam aprender. Os métodos de ensino não levam em conta as realidades emocionais e cognitivas do aluno. Muitas crianças acabam ficando para trás, o que quase sempre acontece com a criança com TDAH.

Durante minha licenciatura na escola de ensino médio West Vancouver Secondary, em 1969, tive a oportunidade de dar aula para uma turma repleta de alunos com TDAH. Embora na época ninguém os tivesse identificado assim, hoje vejo com clareza que a maioria daqueles adolescentes tinha, sim, o transtorno, e entendo melhor a afinidade tão especial que senti por eles. No início da minha primeira aula prática durante aquele ano de formação, fui atirado na cova dos leões de uma turma da qual todo mundo já tinha praticamente desistido: os "rejeitados" da escola, como se autodenominavam. Todos os outros professores em formação tinham penado com essa turma, e os professores regulares penavam também. Eu precisava ensinar meninos e meninas do nono ano a fazer mapas. Totalmente por impulso, logo na primeira manhã de aula, levei comigo todos os instrumentos musicais que consegui encontrar: meu violão, um par de castanholas, flautas, gaitas, bongôs, panelas e frigideiras. Levei também uma vela. Pedi ao professor que me orientava – um homem severo, mas muito sensato – que me indicasse um espaço na escola onde pudéssemos fazer barulho. Então levei a turma inteira até o galpão de marcenaria, distribuí os instrumentos, acendi a vela e comecei a dedilhar meu violão. Todos na mesma hora começaram a tocar espontaneamente. "A regra", disse eu a meu orientador, "é que não se pode ficar só olhando. Ou você toca um instrumento ou sai." Ele saiu. A música/cacofonia durou uma hora inteira. No fim, todos os alunos estavam dançando. Nós pulamos e gritamos. Nenhuma palavra foi dita. Quando o sinal tocou, recolhi os instrumentos. No dia seguinte, dei início à aula sobre mapas. Eles absorveram todo o conteúdo. Meu orientador ficou perplexo.

Hoje entendo que instintivamente me identifiquei com a energia reprimida daqueles adolescentes e reconheci que ela precisava ser expressada. Além disso, eu gostava dos alunos, gostava de estar em sua presença e não me sentia ameaçado por eles.

Os princípios gerais a seguir visam ajudar todos os docentes que tenham em suas salas de aula crianças ou adolescentes com TDAH. Mas é preciso não perder de vista a distinção entre *princípios* e *técnicas*. Não tenho expertise para sugerir técnicas a professores. Creio, porém, que esses princípios sejam essenciais independentemente da abordagem que se possa escolher. Eles foram destilados a partir de tudo que já vimos até aqui sobre a natureza do TDAH.

1. Não cause danos

O primeiro dos princípios hipocráticos em relação à prática da medicina é *primum non nocere*: antes de tudo, não causar danos. A regra principal do ensino também deveria ser essa.

Professores às vezes se esquecem do enorme poder que têm de ferir. Pode-se ver até que ponto as mágoas infligidas em sala de aula são profundas, até que ponto o seu dano pode perdurar, nas histórias que adultos com TDAH contam sobre seus anos de escola. Muitos ainda se retraem ao recordar humilhações, os comentários cortantes e sarcásticos dos professores, os castigos por um mau comportamento que eles não iniciavam de propósito e por limitações que não sabiam como superar. Docentes precisam lembrar que a criança com TDAH, por definição, sofreu a dor de se sentir isolada dos adultos emocionalmente importantes para ela, tem um sentimento de vergonha profundo e – por trás de qualquer comportamento desafiador – uma autoestima precária. Além disso, é provável que ela também sofra algum grau de rejeição social. Constranger as crianças com TDAH por causa de seus erros, sua desatenção, sua lentidão para compreender instruções e sua caligrafia malfeita apenas reforça uma autoimagem negativa e mina o crescimento emocional e intelectual. "A turma agora vai esperar a Karen voltar do mundo da lua", comentou uma professora do ensino fundamental sobre uma criança com TDAH desatenta que atendi. A menina chegou em casa naquela noite aos prantos. "A professora me odeia", disse ela. "Todo mundo riu de mim." Dolorosa para qualquer criança, uma experiência desse tipo é devastadora para a sensível e insegura criança com TDAH.

Em seu romance *In a Glass House* (Numa casa de vidro), o escritor canadense Nino Ricci traduz de modo comovente o desespero particular de um jovem aluno lutando para manter o foco num ambiente escolar intimidador. Talvez o texto devesse constituir leitura obrigatória nos cursos superiores de educação:

Quando fazíamos os deveres, meu livro de exercícios estava sempre repleto dos mesmos erros incorrigíveis, apesar de a irmã Bertram ter explicado aquilo dezenas de vezes, de modo que ela de vez em quando pegava a régua e simplesmente arrancava as páginas com um único puxão rápido. E eu não prestava atenção na aula: muito embora soubesse que a irmã Bertram iria me repreender, que eu não aprenderia se não prestasse atenção, mesmo assim não conseguia impedir minha mente de divagar, porque no mesmo instante em que a irmã Bertram começava a falar eu sentia a sala de aula escorregar para longe como acontecia com um sonho logo depois de eu acordar, e eu não conseguia manter o mundo em foco.

Às vezes, nossas próprias reações a um determinado indivíduo podem nos dar pistas importantes sobre ele. Toda vez que um professor notar em si mesmo a tendência a usar um tom de sarcasmo, a irritar-se e a culpar repetidamente algum aluno, seria bom identificar qual comportamento da criança provocou essas reações. A menos que o professor seja tão perturbado a ponto de sempre tratar os alunos com irritação e sarcasmo – caso em que ele precisará de ajuda para crescer emocionalmente ou para largar a profissão –, é possível que o aluno específico que serviu de gatilho para a irritabilidade tenha TDAH.

2. Trabalhe em parceria com pais e mães

A formação de professores, assim como os cursos de medicina, negligencia o estudo sistemático do TDAH. O transtorno é tratado em sala de aula com a mesma irregularidade com que é tratado no sistema médico: ora com habilidade, ora com incompreensão desinformada. Em sala de aula, porém, o professor está numa posição privilegiada para identificar o problema e dar início à tarefa de encontrar ajuda para a criança. Não cabe a professores ou psicólogos escolares confrontarem pais e mães com um diagnóstico categórico, dizendo "Seu filho tem TDAH", mas eles podem relatar aos pais os comportamentos do aluno e suas dificuldades escolares como um desafio mútuo, que demanda uma parceria entre escola e família. O responsável não deve ser visto nem como vilão causador do problema nem como fiscal encarregado de aplicar as diretrizes da escola. Aliás, considero totalmente inadequado escolas pressionarem pais e mães a medicar seus filhos. Se a questão for levantada, que seja apenas como sugestão, para que os pais cogitem conversar com médicos e especialistas competentes. O direito de uma criança de frequentar a escola jamais deve ser condicionado a qualquer medicação.

Quem estamos tentando ensinar deve vir antes de *o que estamos tentando ensinar*. Os métodos de ensino precisam refletir a primeira questão no mínimo tanto quanto a segunda. Se a população estudantil apresentar cada vez mais crianças com TDAH – como tem sido o caso da América do Norte como um todo –, a prioridade não será adequar esses alunos à escola, mas adequar a escola às necessidades desses alunos.

3. Conte com especialistas em TDAH

Nem todo médico de família, pediatra ou psiquiatra está apto a tratar o TDAH, embora todos devam pelo menos ser capazes de reconhecê-lo e não confundi-lo com outra coisa. Da mesma forma, pode ser pedir demais que todos os professores estejam familiarizados com esse transtorno. Fora do contexto orçamentário de políticos que só pensam em cortar custos, porém, não há desculpa para as redes de ensino não terem profissionais especializados – professores, psicólogos, consultores especiais de educação e auxiliares de ensino –, treinados para avaliar as necessidades da criança com TDAH e auxiliar os colegas. É preciso haver nas escolas pessoas capazes de apoiar o trabalho do professor, por exemplo, dando atenção individualizada a uma criança com TDAH. Crianças hiperativas muitas vezes se acalmam ao receber atenção individualizada e podem precisar ser integradas de forma gradual à sala de aula. O custo financeiro imediato será mais que compensado a longo prazo, sem falar nos anos poupados de estresse emocional para educadores, pais e – nem de longe o menos importante – as próprias crianças.

4. Priorize as necessidades de apego

O professor capaz de manter um contato caloroso e acolhedor com a criança com TDAH será recompensado com menos perturbações e períodos de atenção mais prolongados, a não ser nos casos mais graves. Assim como em casa, o que precisa ser mantido em primeiro plano é o vínculo com a criança, não qualquer objetivo acadêmico.

A capacidade do professor de atender às necessidades de apego de qualquer criança específica será limitada. Nenhum professor vai "curar" uma criança com TDAH. Mas todo professor, com motivação e informações adequadas, pode aliviar enormemente a trajetória escolar de qualquer criança com TDAH apenas investindo na qualidade da relação. Por mais difícil que seja para o professor sobrecarregado se conectar com seus alunos, ainda que por um breve instante, isso terá mais efeito que qualquer quantidade de instruções dadas com severidade.

5. Reserve tempo para a brincadeira e a expressão criativa

Nem seria preciso enfatizar a importância da brincadeira na infância, não fosse a assustadora tendência de nos esquecermos disso na América do Norte. Uma matéria de 1998 do *The New York Times* relatou que algumas escolas nos Estados Unidos estavam sendo construídas sem pátios de recreio, de acordo com a teoria de que recreios e brincadeiras são perda de tempo e desviam a atenção e a energia dos alunos de tarefas de aprendizado importantes.[2] "Estamos focados em melhorar o desempenho acadêmico", declarou ao jornal a secretária de educação de Atlanta, na Geórgia. "Não se faz isso com alunos pendurados em trepa-trepas." Essa mentalidade ignora décadas de pesquisas sobre educação e psicologia do desenvolvimento. Em especial no tratamento do TDAH, a questão é introduzir mais brincadeiras em sala de aula, não menos: mais tempo de atividades físicas, mais expressão criativa de fluxo livre.

Como demonstrado por minha experiência com a turma de "rejeitados" do nono ano, alunos e alunas com TDAH têm uma quantidade vulcânica de energia cinética represada. Com alguma válvula de escape criativa, mesmo que de início sem qualquer propósito específico, grande parte dessa energia pode ser canalizada de maneira construtiva. O problema não é nem tanto motivar a criança, mas encontrar um modo de destravar sua motivação intrínseca. Para promover a criatividade, o principal é validar a intenção e o esforço, mais que avaliar o resultado. O aluno incentivado a seguir as próprias inclinações criativas e seguro na relação com os professores mais cedo ou mais tarde vai querer direcionamento, vai querer aprender a melhorar seu trabalho escolar por meio de um esforço disciplinado.

Na nossa época de monetização do ensino, as primeiras matérias a serem deixadas de lado – depois de auxiliares, psicólogos e outros funcionários escolares serem declarados obsoletos – são as matérias criativas: música e artes. Um programa de rádio na Colúmbia Britânica dedicou recentemente uma hora ao seguinte debate com os ouvintes: vale a pena eliminar as artes criativas do ensino público? O fato de essa pergunta sequer ser feita é um triste testemunho de nossa época, considerando a forte relação dos seres humanos com as expressões estéticas e musicais, o grande significado que elas têm na vida da maioria das pessoas, e quão importantes são para um desenvolvimento saudável do ponto de vista psicológico e até neurológico. No nível social, a negação de uma educação artística apenas ajuda a promover uma cultura que valoriza o consumo em vez da autoexpressão. Em especial para a criança com TDAH, empobrecer os programas de artes significa bloquear um canal essencial para o crescimento emocional e a expressão criativa.

6. Ajuste as expectativas em relação a provas e deveres de casa

Um aluno com TDAH submetido a uma prova com tempo contado não está necessariamente sendo testado em relação ao seu conhecimento, e sim à sua capacidade de fazer provas. Uma nota baixa pode refletir não falta de conhecimento, mas apenas uma disfunção do córtex pré-frontal em condições de estresse relacionadas à prova.* Um fracasso nessas condições não prevê nada sobre a capacidade desse aluno de aplicar seu conhecimento na vida real. Assim, a situação de prova talvez precise ser flexibilizada para ele: talvez esse aluno precise de mais tempo, ou talvez precise fazer a prova com a supervisão de uma única pessoa, longe da distração da sala de aula. Assim se estará testando aquilo que ele de fato sabe. Em muitas redes de ensino nos Estados Unidos, essas condições já são obrigatórias para alunos com TDAH até o nível universitário. O sistema canadense é muito atrasado nesse quesito e parece obstinadamente decidido a se manter assim.

Também no caso do dever de casa, as necessidades especiais da criança com TDAH precisam ser levadas em conta. O objetivo a longo prazo, que é promover a capacidade de realizar um trabalho aplicado e consistente, não precisa ser sacrificado. No entanto, se essa criança desde muito cedo tiver que fazer os deveres de casa da mesma forma que seus colegas de turma sem tendência à distração, o resultado será apenas fracasso, falta de motivação e um sentimento crônico de inadequação. Se exceções não puderem ser feitas para algumas poucas crianças numa turma, talvez seja necessário um relaxamento mais geral de regras e expectativas. Pouca coisa sugere que isso causaria qualquer dano ao desenvolvimento das crianças a longo prazo.

O papel de pais e mães na estruturação de um ambiente doméstico favorável, calmo e organizado é crucial. Sem isso, a escola estará travando uma batalha perdida. Por outro lado, a escola não pode esperar que pais e mães resolvam todos os seus problemas domésticos antes de iniciar os próprios esforços para ajudar a criança.

---

* Para uma explicação mais completa de como o córtex pré-frontal para de funcionar sob a pressão de uma prova, consulte o Capítulo 25.

7. Confie na criança, confie em si mesmo

"Seu livro me ajudou a ver com mais clareza o que as escolas podem e não podem fazer", me disse Mary Watson, educadora de São Francisco especializada em primeira infância, depois de ler meu manuscrito. "Um professor de fato não pode substituir um pai ou uma mãe em sua capacidade de proporcionar um olhar positivo incondicional. Simplesmente não é assim que funciona o contexto de sala de aula: professores precisam julgar, incentivar, e sentem necessidade de criticar. Entretanto, penso que compreender o aluno seja, ainda assim, transformador. Às vezes apenas uma atenção focada no aluno já ajuda. Em primeiro lugar, é preciso confiar nas pessoas: nas crianças para fazer o que elas precisam fazer, mas também em nós mesmos e em nossa própria experiência. Não acho que possamos ter uma convivência real sem isso. E, de certa forma, acho que essa é a essência do que você diz. É necessária uma confiança colossal para abrir mão dos 'deveres', da vontade de ser 'curado' e de 'curar' os outros de todas as mazelas da vida. Um professor que entenda o TDAH pode ajudar melhor seus alunos apoiando-os para que eles encontrem seu próprio caminho."

A natureza tem um propósito positivo que opera em todos nós. A finalidade da educação, assim como da medicina, não é apenas saber como interferir na natureza, mas o mais importante: como observá-la sem interferir nela, ajudando-a a desabrochar.

24
Só me criticam: adolescentes

Muita gente, principalmente um tal psicanalista que tem lá, vive me perguntando se vou estudar direito quando as aulas voltarem em setembro. Uma pergunta bem idiota, na minha opinião. Afinal, como é que você sabe que vai fazer alguma coisa até a hora em que faz? A resposta é que não dá para saber. Eu acho que vou, mas como é que vou ter certeza? Juro, que pergunta idiota.

J. D. SALINGER, *O apanhador no campo de centeio*

Adolescência e TDAH são uma mistura explosiva. À medida que começa a afrouxar seus vínculos com a família, o adolescente vai se aproximando cada vez mais dos pares em busca de compreensão, validação e valores com os quais se identificar. Como suas necessidades de apego estão agora sendo parcialmente atendidas por colegas e amigos, ele pode se permitir uma postura mais rebelde em relação aos pais. É quando a contravontade se afirma intensamente: a insubordinação que se tornou natural para muitas crianças com TDAH recebe um enorme reforço.

É uma fase difícil para os pais. Eles começam a ter expectativas mais altas e a perder a paciência com a falta de cooperação, a aparente indiferença e a desorganização de seus filhos com TDAH. Já é frustrante ter que viver arrumando a bagunça de uma criança pequena, mas bancar a babá de um ser humano quase adulto parece intolerável. Faltando poucos anos para o filho terminar a escola e entrar no mundo real da faculdade, do trabalho e da responsabilidade, os pais sentem que precisam corrigir a situação com urgência. E suas atitudes oscilam entre controle e permissividade, raramente encontrando um meio-termo. Monta-se assim o palco para confrontos, desconfiança mútua e um desespero parental crescente.

Não é exagero usar a palavra "desespero" para descrever muitos pais e mães de adolescentes que chegam ao meu consultório para avaliações de TDAH. Eles já não sabem mais o que fazer. Sentindo-se impotentes, agarram-se ao diagnóstico como a um bote salva-vidas.

Eu mesmo tenho filhos com TDAH que agora já passaram da adolescência, então entendo essa aflição, apesar de não a sentir mais. É uma fase realmente muito complicada para as famílias, mas que tem solução se os pais estiverem comprometidos e com a mente aberta. Mesmo nos cenários de muita dor e dificuldade, cada família carrega uma fonte profunda de cura. E a natureza, mais uma vez, é uma grande aliada.

Não se deixe enganar pela aparente rejeição que os adolescentes exibem em relação aos pais. Por trás do comportamento desafiador há um desejo e uma necessidade de ser aceito e amado. Se houver amor e aceitação incondicionais dentro de casa, isso será uma influência bem mais poderosa que as pressões externas. Por incrível que pareça, isso é especialmente verdadeiro para o adolescente sensível com TDAH. Ele mantém voluntariamente os vínculos com a família e aceita a autoridade dos pais *se* não se sentir pressionado a se tornar outra pessoa. O autoritarismo só o faz resistir.

Quando atendo adolescentes e seus pais no meu consultório, sempre esbarro em questões de autonomia e controle. A reclamação dos pais costuma ser que o adolescente com TDAH "não ouve nada". A realidade é que aquilo que os adolescentes ouvem tende a fazê-los seguir a direção oposta à pretendida pelos pais.

Muitos adolescentes se incomodam com o diagnóstico de TDAH. Não querem ser vistos como diferentes, como se houvesse algo de errado com eles do ponto de vista mental. Sentem que os pais veem o transtorno como a origem de todos os conflitos e embates que surgem diariamente. "Eles querem acreditar que o único problema está na minha cabeça", me disse a primeira adolescente que avaliei. Lara, como vou chamá-la, era uma garota de 16 anos cheia de vida. O pai biológico havia desaparecido da sua vida anos antes, e a mãe tornara a se casar. Havia um irmão de 2 anos desse segundo casamento. Lara gostava do padrasto, mas reclamava: "Ele me critica o tempo inteiro. Manda em mim, mas nem meu pai ele é." Lara vivia discutindo com a mãe e o padrasto. O casal a considerava impossível, enquanto Lara sentia que todos estavam contra ela. Quando conversei com a mãe, ficou evidente que a mulher deixava que o marido disciplinasse a filha dela, com regras muito rígidas e punições. Lara ficava "de castigo" sempre que desobedecia um pouco a essas regras. Nos conflitos mais intensos – que às vezes chegavam às raias da agressão física –, a mãe achava mais fácil ficar do lado do marido do que apoiar a filha ou mesmo escutar seu ponto de vista. Ela não queria pôr em risco o próprio casamento. Mãe e filha brigavam muito. Lara andava um pouco deprimida, sentia-se bastante isolada em casa e temia que a mãe a trocasse pela nova família. Ao mesmo tempo, tinha uma personalidade forte demais para baixar a cabeça, o que, conforme assinalei para a mãe, na verdade era um testemunho da criação empática que ela havia dispensado à filha ao longo dos anos.

Lara claramente preenchia os critérios para o diagnóstico de TDAH. Desde os primeiros anos de escola, já tinha dificuldades de concentração, comportava-se mal em sala de aula, vivia se esquecendo de entregar trabalhos e não era estudiosa. Mas ela não queria admitir que isso prejudicava sua vida. Como qualquer jovem com TDAH, Lara não tinha o autoconhecimento para perceber que seus problemas eram, de certa forma, consequências do seu comportamento. Nisso, claro, estava apenas espelhando as atitudes dos adultos à sua volta – seus pais e professores –, que também não percebiam que eles mesmos serviam de gatilho para as reações dela.

Senti que havia outras questões bem mais importantes em jogo do que o boletim de Lara no primeiro ano do ensino médio e o fato de ela não conseguir se concentrar nos deveres de casa. Se eu tivesse simplesmente fechado o diagnóstico de TDAH, teria parecido aos olhos dela apenas outra figura de autoridade a culpando por tudo que havia de errado em sua vida e na sua relação com os pais. Explicações do tipo "O problema não é você, são os circuitos e substâncias químicas do seu cérebro" não significam muita coisa para uma adolescente insegura e arisca que não quer ser vista como diferente. Falei para Lara e sua mãe que ela de fato apresentava sinais de TDAH e que lidar com esses sinais poderia ajudá-la. Expliquei também que a relação ruim de Lara com a mãe e o padrasto não era resultado do seu TDAH, mas de dinâmicas familiares problemáticas pelas quais ela era apenas em parte responsável. Disse que as regras sob as quais Lara estava sendo obrigada a viver precisavam ser repensadas. Elas eram mais uma causa dos seus problemas do que uma solução para eles. As mudanças mais urgentes a serem feitas não eram melhorar a capacidade de concentração ou o comportamento de Lara, e sim melhorar a compreensão e a comunicação na família. Depois que isso fosse resolvido, poderíamos retomar a questão do diagnóstico e do tratamento específico. Mais tarde me reuni com a mãe e o padrasto, e pedi que valorizassem mais as necessidades de autonomia de Lara. Sugeri também que a relação entre o casal fosse trabalhada para que, em momentos de conflito, a mãe não precisasse escolher entre a filha e o marido. Para a surpresa de Lara, ambos concordaram. "É a primeira vez que alguém me escuta", disse ela.

Três meses depois, Lara já se mostrava mais disposta a falar sobre os próprios problemas relacionados ao TDAH. Depois de algum tempo, ela acabou decidindo testar uma medicação psicoestimulante para ajudá-la a se concentrar e ser menos impulsiva. Sua primeira experiência com remédios acabou não sendo bem-sucedida. Houve efeitos colaterais, e Lara não quis continuar tentando. Dois anos mais tarde, ela passou a tirar notas máximas em sua matéria preferida, algo sem precedentes. Segundo a mãe, em outras matérias ela ainda tinha dificuldade para se concentrar, mas estava bem mais motivada e empolgada para entrar na faculdade. A família seguiu fazendo terapia regularmente e o clima na casa melhorou muito. Sem precisar ficar na defensiva o tempo todo, Lara percebeu que podia recorrer à família se precisasse de ajuda com os estudos e com a vida pessoal. Como eu disse à mãe e ao padrasto, essa hora chegaria em algum momento, mesmo que fosse em dois ou cinco anos. O importante é que, quando Lara estivesse pronta para buscar ajuda, faria isso por iniciativa própria, com uma probabilidade bem maior de sucesso do que se estivesse se sentindo pressionada.

O caso de Lara nos ensina muitas coisas, assim como o caso de todos os outros adolescentes que me foram encaminhados para uma avaliação de TDAH. Em primeiro lugar: o adolescente com TDAH tem uma necessidade imensa de ser ouvido. Ele não consegue olhar para dentro de si até sentir que foi compreendido e validado. Ele tem um profundo sentimento de incompreensão, mais profundo do que se dá conta. Toda crítica, todo julgamento ativa sentimentos de vergonha dos quais ele tenta se defender com todas as forças. É mais fácil para pais e mães caírem na armadilha de bater boca com o adolescente, dizendo coisas como "Eu me esforço para te entender", "Eu também tenho meus problemas", "Quem não tem consideração comigo é você", "O mundo não gira ao seu redor". Infelizmente, essa abordagem só faz imobilizar os dois lados.

No passado, já me dirigi aos meus filhos ou falei sobre eles com a mesma amargura de alguém injustiçado, e vejo isso em muitos pais e mães de adolescentes com TDAH. Nós, adultos, precisamos entender que a situação não é balanceada. Por mais impotentes e desolados que estejamos nos sentindo, existe na relação entre pais e filhos um desequilíbrio de poder, e a vantagem está do nosso lado. O adolescente não só depende de nós financeiramente, por exemplo, mas também deseja ser amado e aceito por nós. A insubordinação nada mais é que a máscara por trás da qual ele esconde de nós e de si mesmo a própria vulnerabilidade. Por termos mais poder, temos também mais responsabilidade. Se for para mudar alguma coisa, somos nós que precisamos dar o primeiro passo, ou seja: não apenas ouvir o que nossos filhos dizem, mas compreender o significado de suas palavras e reconhecer os sentimentos por trás delas. Quando conseguimos fazer isso sem hostilidade, o impasse emocional se desfaz. Isso não significa ser permissivo. Ouvir outra pessoa e reconhecer seus sentimentos não é necessariamente a mesma coisa que concordar com tudo que ela diz ou faz. Na minha experiência com adolescentes com TDAH, aprendi que eles se mostram mais dispostos a fazer uma autoanálise e a pedir ajuda quando veem que seus pais estão dispostos a vê-los e aceitá-los como são, respeitando seus sentimentos e sua autonomia. Esse deve ser o primeiro passo. Como vimos no caso de Lara, não há "tratamento" médico possível a menos que os pais assumam sua responsabilidade pela qualidade da relação.

Minha primeira consulta com pais e mães de crianças com TDAH quase sempre termina com conselhos para que relaxem as regras que impuseram na esperança de induzir hábitos de estudo e comportamentos melhores. Quando se trata de regras, menos é mais, o que pode parecer paradoxal. "Por que conceder ainda mais privilégios à nossa filha", perguntam eles, "se ela tem se mostrado tão irresponsável com os privilégios que já tem?" A resposta é que não estamos falando em privilégios. A questão aqui é autonomia, que tem a ver com direitos. Um adolescente deveria ter o direito de decidir se quer arrumar o próprio quarto. Se a bagunça incomodar os pais, basta fechar a porta para não vê-la. Contanto que não esteja causando problemas a terceiros, o jovem tem o direito de decidir por quanto tempo e com quem vai falar ao telefone ou a que horas vai dormir. É preciso fazer uma distinção entre assuntos pessoais e assuntos que também afetam os outros. A organização do quarto diz respeito apenas ao adolescente, mas as tarefas domésticas dizem respeito à família toda, já que uma cozinha bagunçada incomoda todo mundo. Se quisermos que nosso filho veja essa distinção, precisamos vê-la primeiro. Uma pessoa tende a respeitar os limites dos outros quando seus próprios direitos e limites são respeitados. Precisamos conceder autonomia pelo motivo prático de que, sem ela, não haverá crescimento psicológico e nenhum de nossos objetivos de longo prazo será alcançado.

Um dos pontos de conflito mais comuns entre o adolescente com TDAH e seus pais é a rotina de trabalhos escolares e deveres de casa. A baixa capacidade de concentração em atividades desinteressantes e a tendência à procrastinação e à apatia levam muitos adolescentes com TDAH a ter um desempenho escolar abaixo da média, e poucos estão sequer chegando perto de alcançar seu potencial. "Se não tomarmos alguma providência, ele vai repetir de ano", dizem os pais, ou "É uma pena ver uma menina tão inteligente se saindo tão mal na escola". Meu conselho é que os pais recuem na questão do dever de casa se houver problemas mais importantes a serem trabalhados. Repetir o primeiro ano do ensino médio não mata ninguém. "Pode até ser", já me disseram alguns pais, "mas e o golpe na autoestima?" Tudo que posso dar como resposta é que esse adolescente já tem autoestima baixa. Se quisermos que a autoestima se desenvolva a longo prazo, o indivíduo precisa se curar psicologicamente, sentir-se aceito de maneira incondicional e ser capaz de fazer as próprias escolhas. Ninguém gosta de repetir de ano na escola, mas os laços emocionais com a família e a noção de autonomia do adolescente são mais importantes que reveses acadêmicos temporários. Se for possível preservar o bom desempenho escolar e a boa relação na família, melhor ainda. Mas, se for preciso escolher, que se escolha o objetivo a longo prazo.

É essencial encontrar um caminho que não tenda nem ao autoritarismo nem à permissividade. Nenhum pré-adolescente ou adolescente aceitará bem as proibições se seu vínculo emocional com os pais for frágil. Crianças mais novas às vezes se rebelam de forma passiva, mas o adolescente tende a fazer isso de forma dramática. Não é que os pais devam parar de se preocupar com o desempenho escolar de seus filhos, mas qualquer intervenção deve ser pensada visando preservar a relação em família. Críticas e broncas diárias se tornam cansativas até para os pais, e só conseguem frustrar e afastar ainda mais o adolescente.

"Se o fato de implorar, persuadir, forçar ou discutir fosse fazer seu filho ou filha ter um desempenho ligeiramente melhor nos estudos, seria possível defender esse tipo de abordagem", costumo ressaltar para os pais, "embora mesmo assim os danos a longo prazo fossem superar qualquer ganho temporário. Na verdade nada disso funciona, nem sequer a curto prazo. Nada disso contribui para o que estamos tentando alcançar; na verdade, só dificulta ainda mais as coisas." Por outro lado, é útil refletir junto com o adolescente sobre quais são seus objetivos escolares, que fatores podem ser obstáculos e como fazer para evitá-los. Quando a relação é de confiança e a motivação está presente, o apoio dos pais é inestimável.

A menos que a situação seja extrema, devemos também tomar cuidado para não sermos intrusivos em áreas nas quais já concedemos autonomia, mesmo quando não aprovamos o que o adolescente está fazendo. Uma pessoa cujos fracassos resultam de decisões tomadas livremente é muito mais capaz de aprender com os erros do que alguém cujas ações e reações decorrem da obediência ou da desobediência. O jovem acabará tendo que encontrar seu próprio caminho no mundo. Não temos como salvá-lo dos próprios erros e tampouco seria útil fazermos isso. Meu conselho para pais e mães de adolescentes com TDAH é que treinem segurar a língua antes de dizer qualquer coisa por impulso.

"Mas como vou ensinar meu filho a ter autodisciplina se não obrigá-lo a fazer o dever de casa?", perguntou a mãe de um rapaz de 17 anos.

"Não vai", respondi. "Nessa fase da vida não dá para ensiná-lo a ter *autodisciplina* na base da pressão. Talvez você consiga forçá-lo a ter disciplina, mas no melhor dos casos só temporariamente. Para que a autodisciplina dele se desenvolva, é preciso respeitar sua autonomia."

Lara me disse que seus pais a viviam criticando, e essa é a reclamação predominante de todo adolescente com TDAH que recebo em meu consultório. Às vezes esquecemos que os adolescentes têm uma concepção própria sobre a vida. Eles veem as coisas de outra maneira. Consideram muitas de nossas atitudes e preocupações irrelevantes ou mesmo absurdas, como Holden Caulfield em *O apanhador no campo de centeio*. Suas prioridades não são as nossas.

Isso ficou evidente numa conversa que tive com Angus, um rapaz de 16 anos muito talentoso que recebi no meu consultório. Eu o conheço desde bebê, já que fui o médico que acompanhou seu parto. Vi-o crescer. Vi o casamento de seus pais ruir à medida que o pai – um homem muito afável e inteligente, exímio malabarista – afundava cada vez mais no alcoolismo. Angus tem TDAH e, no ano anterior à consulta, teve também um problema grave com uso de drogas. Foi expulso de nada menos que cinco escolas num período de dois anos. Ele articulou com grande clareza a ambivalência que muitos adolescentes têm em relação ao diagnóstico de TDAH. Melhor seria que pais e mães respeitassem essa ambivalência. No diálogo que reproduzo a seguir, Angus também exprimiu o desejo que todo adolescente tem de ser aceito como é.

– Adoro história e inglês – me disse ele –, mas nas outras matérias os professores vivem dizendo que não presto atenção, não me concentro, falo demais. Eu nunca anoto nada.

– Por que não quer tentar tomar remédios? – perguntei.

– É o meu jeito. Pode parecer estranho vindo de um ex-viciado em drogas, mas não quero alterar minha mente com substâncias para controlar meu comportamento. Eu sou como sou por causa de como fui criado, da influência que o mundo tem sobre mim, daquilo que vi, das minhas experiências. Não quero tentar mudar porque algumas pessoas dizem que tenho um problema. E pode ser que eu tenha mesmo.

– Se você não acha que é um problema para você, não há motivo para tomar remédios – falei.

– Não é que não seja um problema – respondeu Angus. – Sei que é, mas não ligo. Não vou me transformar em outra pessoa pelos outros. Posso até estar sendo extremamente egoísta, mas não vou começar a tomar remédios para ficar mais... Como é que se diz...? Mais controlável...

– Administrável – sugeri.

– É, isso. Para ficar mais administrável para os meus professores. Não adiantaria, porque não seria eu. Eu penso assim: se você não consegue me aceitar como sou, então o que você quer? O que está querendo de mim?

Insisti um pouco:

– Mas você não gostaria de conseguir se concentrar mais, de ser mais focado em algumas dessas outras matérias que não são suas preferidas?

– Não – respondeu Angus. – Acho que o TDAH em si não é tão ruim assim. O problema fica grave quando você adiciona um lar desfeito, um pai alcoólatra, más influências na rua, falta de autoconfiança... Isso a Ritalina não resolve. Ela alivia o TDAH, mas não todos os outros problemas.

PARTE SEIS
O ADULTO COM TDAH

25
Motivos para existir: autoestima

Quando insiste em sufocar os próprios impulsos, você vira um amontoado de muco. Por fim, acaba escarrando tudo o que tem dentro de si e só anos depois percebe que não se tratava de um escarro, mas do seu eu mais profundo. Se perder essa substância, vai passar a vida correndo por ruas escuras feito um louco perseguido por fantasmas. Vai poder dizer com total sinceridade: "Não sei o que quero da vida."

HENRY MILLER, *Sexus*

"Desperdicei a maior parte da minha vida", me disse Andrea, uma desempregada de 50 anos. "Não conquistei nada. Não tenho qualquer motivo para existir. Ainda não fiz jus à minha existência."

Culpa, vergonha e autojulgamento são comuns entre os adultos com TDAH que atendo em meu consultório. Embora sejam aspectos de muitas outras perturbações psicológicas crônicas, como a depressão, uma autoestima baixa e uma autocrítica implacável estão tão entranhadas na personalidade de alguém com TDAH que seria difícil saber onde o transtorno termina e a baixa autoestima começa. Estou convencido de que muitos dos traços atribuídos ao TDAH não são manifestações das limitações neurofisiológicas específicas do transtorno, e sim da baixa autoestima. Trabalhar demais, ser compulsivo e não saber dizer não – todas características típicas do TDAH – são alguns dos exemplos discutidos neste capítulo.

Na criança com TDAH, a baixa autoestima se manifesta não só verbalmente, em frases autodepreciativas como "Eu sou burra". Acima de tudo, está aparente no perfeccionismo, e no abatimento e na desmotivação que ela sente ao fracassar numa tarefa ou perder num jogo. Ela tampouco consegue aceitar que não tem razão. O ego frágil, que rejeita a si mesmo, não tolera nenhum lembrete da sua falibilidade. Muitas pessoas com TDAH mantêm essa fragilidade na vida adulta.

Qual é a origem do autojulgamento e da falta de amor-próprio? A explicação convencional é que a baixa autoestima dos adultos com TDAH é uma consequência natural dos muitos fracassos, das oportunidades perdidas e dos reveses que eles vivenciaram desde a infância devido a seus déficits neurofisiológicos. Por mais plausível que soe, isso só esclarece em pequena medida por que pessoas com TDAH são tão duras consigo mesmas.

Como muitos outros pacientes meus, Andrea jamais julgaria mais ninguém com a mesma severidade com que se julga. Isso reflete falta de autoestima, não falta de conquistas. Precisamos entender que a verdadeira autoestima se manifesta na vida emocional e no comportamento de uma pessoa; não se trata de uma autoimagem superficialmente positiva. Pessoas com uma visão grandiosa de si mesmas no nível consciente carecem de verdadeira autoestima no âmago da sua psique. Sua autoavaliação exageradamente positiva é uma defesa contra seus sentimentos mais profundos de falta de valor. O workaholic bem-sucedido profissionalmente sofre de baixa autoestima, seja qual for sua autoimagem projetada para o mundo. Um estudo de Toronto perguntou às pessoas se elas se sentiam desanimadas, vulneráveis ou sozinhas e concluiu que homens têm uma autoestima mais elevada que as mulheres, já que eles tenderam a negar tais sentimentos. O que os pesquisadores parecem não ter cogitado é que estavam medindo não a autoestima dos entrevistados, mas a negação e a supressão de emoções negativas... que indicam baixa autoestima!

Alguns adultos com TDAH apresentam muita autoconfiança em áreas específicas e, segundo os padrões sociais, são pessoas de alto desempenho. Outros são pessoas de baixo desempenho e pouca autoconfiança em qualquer campo de atuação. *O que todos eles* têm em comum é a baixa autoestima. As pessoas de baixo desempenho acham que as limitações impostas pelo TDAH prejudicam sua autoestima; as de alto desempenho pensam o contrário. O profundo abismo que pode existir entre sucesso e autoaceitação é ilustrado por um trecho de diário que me foi mostrado por um profissional de 43 anos com TDAH, um homem bem-sucedido e respeitado pelos clientes e pela sociedade. O diário dele é o que esperaríamos de alguém com TDAH: pedacinhos de papel um pouco amassados, arquivados sem ordem específica. Típica também é a profunda insatisfação consigo mesmo que o diário revela:

> Não conquistei muita coisa na vida. Sinto que tenho mais habilidades que conquistas. Sinto que poderia ter feito mais. [...] Passo a vida vegetando e minhas ambições parecem ervas daninhas apodrecendo à minha volta. Quero pintar. Quero aprender idiomas: francês, alemão, espanhol... Que mais? Quero fazer exercícios. Quero meditar. Quero ler. Quero ver gente. Quero absorver mais cultura. Quero dormir o suficiente. Quero parar de ver besteiras na TV. Quero me alimentar melhor. [...] Quero viver!*

Como era de esperar, o que não ocorreu a esse homem foi escrever "Quero aprender a me aceitar".

Como já vimos, além do autojulgamento implacável, outros sinais de baixa autoestima incluem: uma visão inflada de si mesmo, vista com frequência em políticos, por exemplo; um anseio por ser bem avaliado pelos outros; uma frustração com o fracasso; uma tendência a culpar alguém excessivamente (a si mesmo ou aos outros) quando as coisas dão errado. A pessoa com autoestima baixa tende a tratar mal os mais fracos ou subordinados, ou aceita ser maltratada; tende a discutir, a querer provar que tem razão, ou, inversamente, parte do princípio de que está sempre errada; tenta impor aos outros as próprias opiniões ou, ao contrário, não diz o que pensa por medo de ser julgada; deixa que o julgamento dos outros influencie as próprias emoções, ou então rejeita categoricamente a opinião dos outros sobre seu trabalho ou comportamento. Entre os traços de baixa autoestima também estão: um sentimento exagerado de responsabilidade pelas pessoas com quem se relaciona e, como discutiremos em breve, uma incapacidade de dizer não; a necessidade de ter

---

* Registro feito antes de o homem saber que tinha TDAH, citado com autorização.

sucesso para poder se sentir bem em relação a si mesmo; a tendência a abusar do próprio corpo ou da própria mente com substâncias químicas ou comportamentos nocivos, sobrecarga de trabalho, falta de tempo e de espaço para si. Tudo isso revela uma postura *condicional* em relação a si mesmo, desprovida de respeito genuíno.

A autoestima que se baseia no sucesso já foi chamada de *autoestima causal* ou *adquirida*, que nada tem a ver com a *autoestima genuína*. Uma pessoa verdadeiramente à vontade consigo mesma não diz "Tenho valor *porque* sou capaz de fazer isso ou aquilo", e sim "Tenho valor *mesmo que não consiga* fazer isso ou aquilo". A autoestima causal avalia; a autoestima genuína aceita. A autoestima causal é volúvel, aumenta e diminui junto com o desempenho da pessoa; a autoestima genuína é sólida, não vem de fora. A autoestima causal dá muito valor ao que os outros pensam; a autoestima genuína independe das opiniões dos outros. A autoestima causal é uma imitação falsificada da autoestima genuína: por melhor que faça a pessoa se sentir na hora, ela não valoriza *a pessoa*. Valoriza apenas a conquista, sem a qual a pessoa sozinha seria rejeitada. A autoestima genuína é *quem se é*; a autoestima causal é *aquilo que se faz*.

Adultos com TDAH não têm baixa autoestima por serem malsucedidos, mas é devido à sua baixa autoestima que eles fazem um julgamento duro de si mesmos e das próprias conquistas. É também em parte devido à baixa autoestima que as pessoas não alcançam seu pleno potencial, não se esforçam para encontrar dentro de si fontes de criatividade e autoexpressão, não ousam embarcar em atividades e projetos arriscados. Elas se sentem mais seguras não tentando, pois, como se valorizam pouco, têm pânico de falhar. Boa parte das minhas primeiras sessões com os pacientes é dedicada a ajudá-los a reconhecer que, sob muitos aspectos, o problema não é o que eles fizeram na vida, mas como eles se veem. Há pessoas afetadas por limitações muito mais debilitantes que se valorizam bem mais que os adultos com TDAH.

Essa profunda vergonha que eles carregam antecede qualquer lembrança de baixo desempenho. A baixa autoestima não é causada pelo TDAH, mas ambos têm as mesmas origens: estresse no ambiente familiar e falta de sintonização e apego com os pais. Como vimos no Capítulo 16, o desenvolvimento saudável da autoestima necessita da atmosfera que Carl R. Rogers chamou de "olhar positivo incondicional". Nessa atmosfera, o mundo adulto entende e valida os sentimentos da criança, permitindo o desenvolvimento de sua identidade. Uma criança ensinada a desconsiderar os próprios sentimentos e pensamentos mais íntimos pressupõe automaticamente haver neles, e portanto na sua própria pessoa, algo de vergonhoso.

A lembrança de nunca ter se sentido à vontade expressando as próprias emoções é absolutamente universal nas histórias dos adultos com TDAH. Ao responder com quem se confidenciavam ao se sentir sozinhos ou tristes quando crianças, quase nenhum se recorda de se sentir acolhido ou seguro o suficiente para se abrir para os pais. Essas pessoas guardam para si seus sofrimentos mais profundos. Por outro lado, muitas recordam as extremas dificuldades que os pais enfrentavam, motivo pelo qual não queriam incomodá-los com seus problemas infantis insignificantes. A criança sensível, escreve a psicoterapeuta suíça Alice Miller, tem "uma capacidade espantosa de perceber e reagir intuitivamente, ou seja, inconscientemente, a essa necessidade da mãe ou de ambos os pais".[1] Quando exploro com meus pacientes suas histórias de infância, o que surge com mais frequência são padrões relacionais que exigiam que a criança tomasse conta emocionalmente do pai ou da mãe, nem que fosse apenas guardando dentro de si os próprios sentimentos para não sobrecarregá-los. Adultos com TDAH só estão convencidos de que sua autoestima reflete até que ponto eles fracassaram na vida porque não entendem que seu primeiríssimo fracasso – a incapacidade de conquistar a aceitação plena e incondicional do mundo adulto – não foi de modo algum um fracasso seu.

Embora a baixa autoestima provenha originalmente da falta de sintonização e apego com os pais, a crença de que ela é exacerbada por um histórico de fracassos não está errada. Só que essa relação é indireta. Na maioria dos adultos que atendi, ficou claro que a incapacidade de se aceitar foi fortemente reforçada ao longo da infância pelas altas expectativas dos pais, que demonstravam decepção e reprovação diante de um mau desempenho. Além das ansiedades dos pais, havia os julgamentos e a vergonha que muitos desses adultos com TDAH tiveram que suportar na escola ao longo da infância. Não foi o desempenho em si, mas a atitude dos adultos em relação a esse desempenho, que definiu a maneira como muitas crianças se valorizariam.

Em nossa segunda sessão, perguntei a Andrea, a mulher que não via motivos para existir, se ela realmente nunca tinha feito nada que valesse a pena na vida. Ela passou um tempo calada. "Eu tentei ser gentil com os outros", respondeu por fim. "Tentei não magoar ninguém. Levo jeito com artesanato. Ensino coisas aos outros. Pratico um pouco de jardinagem. Mas para mim essas coisas são fáceis, fazem parte de mim. Não preciso me esforçar muito para isso. Não sou nenhuma contadora ou advogada."

Perguntei se ela gostaria de ser contadora ou advogada.

"Não é que eu queira fazer essas coisas", respondeu ela, novamente após alguns instantes de pausa. "É que eu acho que deveria querer. Ainda estou tentando obter a aprovação do meu pai."

O modo como Andrea desvalorizou os próprios talentos me soou familiar. Antes de me formar e mesmo depois da faculdade, eu menosprezava meu talento para a escrita. Era capaz de tirar proveito dele – por exemplo, floreando textos superficiais –, mas eu o menosprezava justamente por sentir que era natural. "Não confio nas minhas palavras, elas vêm fácil demais", eu costumava dizer. Jamais me ocorreu que possuir um determinado talento não significava prescindir de esforço. Eu achava que, se tinha facilidade com algo ou gostasse de fazê-lo, provavelmente não tinha muito valor. Eu só valorizava conquistas obtidas à custa de muito sangue, suor e lágrimas. E acabei ouvindo isso da boca de muitos adultos com TDAH no meu consultório. Alguns chegaram a penar tentando se formar em contabilidade, que na minha opinião é a área menos adequada para alguém com déficit de atenção. Do meu ponto de vista, essas pessoas estavam se esforçando para provar seu valor ao conquistar algo inteiramente contrário à sua natureza.

Debra, mulher na casa dos 30 formada em zoologia, me procurou porque estava com dificuldade de recordar coisas e se concentrar. "Eu me sinto burra demais", disse ela. "Nunca consigo acompanhar as conversas. O pessoal fala sobre política ou sobre as últimas notícias e não consigo acompanhar nada. Tento lembrar fatos, nomes e datas que li no jornal, mas não adianta. Eu me desligo." O que Debra consegue fazer é entender as pessoas a fundo, enxergando além do verniz social. Seu desejo de ter mais desenvoltura para conversar em público não era um objetivo absurdo. Mas estranhei que ela parecesse dar mais valor a uma consciência geral dos fatos do que à reflexão, à empatia e à compreensão – dons que já possuía.

Um dos obstáculos enfrentados por adultos com TDAH em sua busca por autoestima é que eles na verdade não sabem muito bem quem é esse alguém que precisam estimar. "Fico louco quando me perguntam o que estou sentindo", me disse um universitário de 20 e poucos anos. "Não faço ideia do que estou sentindo. Tenho sorte se conseguir entender o que senti horas ou dias depois de algo acontecer, mas nunca sei o que estou sentindo *na hora.*" Como ter um forte senso de identidade depende da aceitação dos próprios sentimentos, perder o contato com o lado emocional deixa qualquer pessoa alheia a si mesma. O que resta então a ser estimado? Apenas um eu falso, uma mistura daquilo que gostaríamos de ser com aquilo que imaginamos que esperam de nós. Mais cedo ou mais tarde, as pessoas percebem que esse falso eu – que deseja o que deve ser desejado, sente o que deve ser sentido – não funciona para elas. Ao olhar para dentro de si, elas descobrem um vazio assustador, uma ausência de motivação intrínseca. Já ouvi muitas vezes adultos com TDAH dizerem "Não sei quem sou" ou "Não sei o que quero da vida".

Mulheres com TDAH têm uma propensão especial a priorizar mais as necessidades dos outros do que as próprias. "Eu não sei dizer não. Vivo muito preocupada com o que a outra pessoa está sentindo", me disse Diane, 43 anos, professora do ensino médio. "Não sei por que isso acontece. Acho que cresci assim." Como sempre, as palavras revelam muito. Diane estava expressando uma verdade profunda: ela *cresceu* reprimindo os próprios sentimentos em prol de terceiros. Ela não tinha *nascido* assim. Era algo adquirido. Bebês humanos nascem sem qualquer capacidade de esconder ou reprimir sentimentos, seja fome, medo, desconforto ou dor. Recém-nascidos saudáveis têm um exímio talento para comunicar raiva, para dizer não, como pode confirmar qualquer um que já tenha tentado alimentar um bebê à força. O bebê grita em alto e bom som suas reações ao mundo. Considerando a importância da expressão emocional para a sobrevivência, a natureza não teria nos feito abrir mão dessa capacidade a menos que a repressão da emoção fosse uma exigência do ambiente. Quando desaprendemos a dizer não, abrimos mão da autoestima.

O adulto com TDAH vive enterrado embaixo de uma montanha de "sins", muitos dos quais são simplesmente "nãos" que ele não ousou dizer. Ele passa a vida tentando se livrar desse fardo, tarefa frustrante já que ele acrescenta novos "sins" à pilha mais depressa do que consegue retirá-los. Por mais que eu vivesse ocupado, achava quase impossível recusar toda vez que alguém me pedia para ser meu paciente. Meu vício em servir os outros ficou tão fora de controle que num determinado mês, muitos anos atrás, justo quando estávamos prestes a nos mudar para uma casa nova, acabei fazendo o parto de quinze bebês. A maioria das mulheres estava em sua primeira gestação, ou seja, o trabalho de parto tendia a ser demorado e quase inevitavelmente varava a noite. Fui ficando cada vez mais cansado e exaurido durante o dia justamente quando Rae mais precisava de ajuda para empacotar tudo, organizar a mudança e cuidar das crianças. Com a dissimulação típica dos viciados, eu não tinha lhe contado sobre minha sobrecarga de trabalho. Ela apenas me via desaparecer dia sim, outro também. Quando estava em casa eu ajudava, dentro das limitações de uma pessoa cuja mente zumbia de preocupação com os afazeres autoimpostos. Eu me sentia cada vez mais oco, uma ausência para minha família. Por trás da imagem de médico solícito – um reflexo verdadeiro de algumas qualidades que tenho –, havia também alguém que, no desespero de ser necessário, estava disposto a sacrificar sua vida pessoal. Alguém que se sentia tão distante de seu verdadeiro eu que precisava fugir de qualquer consciência que pudesse ter dele.

A necessidade de ser requisitado a todo custo vem de nossas primeiras experiências na infância. Se a criança não se sente aceita incondicionalmente, ela aprende a *se esforçar* para isso. Quando não está fazendo esse esforço ela se sente ansiosa, devido a um medo inconsciente de ser isolada do pai ou da mãe. Mais tarde, já adulta, quando não está fazendo algo específico, a pessoa sente uma vaga inquietação, a sensação de que *deveria* estar se esforçando. *O adulto não tem descanso psicológico porque a criança jamais conheceu esse descanso.* Ele abomina a rejeição e tem uma necessidade insaciável de que os outros confirmem seu valor. Ser necessário se torna uma droga. A autoestima genuína é sabotada pela autoestima eventual. O que a pessoa fez e o que os outros acham disso passam a ser mais importantes do que quem a pessoa é.

O workaholic compulsivo tenta se convencer de que é alguém muito importante, já que é tão requisitado. Sua rotina frenética o torna insensível à dor emocional e mantém fora de vista e fora da mente seu sentimento de inadequação. Durante uma sessão de terapia em grupo alguns anos atrás, escutei de um dos mediadores que uma pessoa verdadeiramente importante é aquela que se valoriza o suficiente para dedicar no mínimo uma hora por dia só para si. Tive que rir. Eu me dei conta de que tinha trabalhado tanto e me tornado tão "importante" que não era capaz de ter um minuto para mim.

Existe um aspecto fundamental no qual as limitações neurofisiológicas específicas do TDAH de fato prejudicam o desenvolvimento de um senso de identidade e a conquista da autoestima. É adequado falar em *senso* de identidade porque, do ponto de vista neurofisiológico, o eu simplesmente não existe. Não há nenhum "circuito do eu" no cérebro, nenhum pequeno gnomo operando todas as alavancas. O que consideramos nosso eu é na verdade uma construção, comparável à ilusão de óptica que nos faz acreditar que uma série de imagens fotográficas projetadas numa tela em rápida progressão são pessoas e objetos do mundo real. O "eu" que vivenciamos é uma série extremamente veloz de disparos de incontáveis circuitos neurológicos. "A cada instante, o estado do eu se constrói a partir do nada", escreve António Damásio. "É um estado de referência evanescente, tão contínua e consistentemente reconstruído que seu proprietário nunca sabe que está sendo reconstruído a não ser que algo dê errado nessa reconstrução."[2] É a relativa constância da repetição das atividades neurológicas do cérebro que nos convence da existência de um eu bem delimitado. Pode-se dizer que no TDAH essa constância carece de constância. As flutuações são maiores e mais velozes do que para a maioria das pessoas. Parece haver menos coisas às quais se agarrar. A autoestima de fato exige certo grau de autorregulação que a neurofisiologia do TDAH sabota. A criança ou o adulto tomado por emoções e comportamentos extremos não adquire o domínio dos impulsos que a autoestima requer.

Chega a ser irônico, mas, apesar da impulsividade, o adulto com TDAH sufocou persistentemente os próprios impulsos, para usar a expressão de Henry Miller. Por baixo de uma camada conturbada de impulsos superficiais e infantis existem impulsos mais verdadeiros que conduzem a atividades significativas, à afirmação da autonomia, à busca da própria verdade e da conexão com outros seres humanos. Quanto mais se mantém submersa, menos a pessoa sabe quem é ou em que direção fica o seu caminho. Para alcançar a autoestima, primeiro é preciso encontrar os verdadeiros impulsos e trazê-los à tona.

26
Do que é feita a memória

Essa pouca credibilidade de nossas lembranças só será satisfatoriamente explicada quando soubermos em que idioma, em que alfabeto estão escritas, sobre qual superfície e com qual caneta.

PRIMO LEVI, *Os afogados e os sobreviventes*

"Hoje perdi a linha completamente", disse Elsa, 27 anos, funcionária de escritório, abalada por um incidente no ônibus a caminho do meu consultório. Ela tinha visto um grupo de garotas zombando de um homem muito obeso. As adolescentes riam e falavam alto o suficiente para que os outros passageiros ouvissem as provocações. "Me deu um troço", contou Elsa. "Quando eu estava saltando, me peguei gritando com as meninas: 'Suas doentes! Imaturas, cruéis! Deviam ser expulsas do ônibus!' Outras pessoas saltaram no mesmo ponto que eu. Quando o ônibus se afastou, fiquei parada na calçada, ainda furiosa. As pessoas ficaram me olhando como se eu fosse maluca... e eu também fiquei me sentindo maluca."

O artesão David, 40 anos, contou uma história parecida. Ele estava andando pela rua onde mora quando viu dois policiais algemando uma idosa italiana, que pelo visto estava gritando com os vizinhos e os ameaçando por causa de um incidente qualquer. "Eles estavam sendo truculentos com ela", disse David. "Olhavam para ela sem um pingo de gentileza ou compreensão.

Para eles aquela mulher não passava de um problema. Quando eles a empurraram para dentro do camburão eu quis gritar, mas fiquei paralisado. Minha garganta fechou. Depois senti vergonha por ter sido tão covarde. Eu poderia pelo menos ter feito uma reclamação formal por telefone ao chegar em casa, mas fiquei abalado demais até para isso."

Tanto Elsa quanto David têm TDAH, e as histórias que contam se assemelham a experiências e sensações que já escutei de muitas outras pessoas com o mesmo transtorno: uma consciência muito clara da injustiça à sua volta, acompanhada de uma raiva inútil ou um silêncio constrangido. Repetidas vezes, adultos com TDAH me relatam o mal-estar que sentem ao ver uma pessoa vulnerável ser ferida ou humilhada, embora não consigam intervir. Uso o termo *mal-estar* no sentido literal: uma ojeriza que embrulha o estômago e faz a cabeça girar.

Alguns livros e sites sobre TDAH celebram o transtorno como se ele conferisse um tipo especial de empatia humana. "O mundo precisa de mais gente com TDAH", já ouvi um palestrante dizer num congresso importante, sendo recebido por fortes aplausos. Há nesse ponto de vista certa verdade, mas pouca reflexão. As histórias de Elsa e David falam de algo mais doloroso do que a empatia, e menos eficiente também: falam de *identificação*. Quando uma pessoa sente *empatia*, ela consegue entender os sentimentos dos outros e até mesmo compartilhá-los, mas tem consciência de ser um indivíduo à parte, capaz de uma ação independente e útil. Já quando ela *se identifica*, esse limite desaparece. Ela reage como se a vítima fosse ela. Sente a humilhação, a raiva impotente, a vergonha que a outra pessoa está sentindo. Não se trata de solidariedade; trata-se de *lembrança*. A pessoa está presa ao passado.

Como assinalou Judith Lewis Herman, psiquiatra de Harvard: "Em certa medida, todo mundo é prisioneiro do passado."[1] Muitas vezes revivemos o passado sem saber. Em muitas situações, aquilo que pensamos ser o presente não passa da reativação de lembranças precoces armazenadas no *sistema de memória implícita*, um registro imenso e infalivelmente preciso das nossas experiências remotas. Segundo o psicólogo e pesquisador da memória Daniel L. Schacter, a memória implícita acontece "quando as pessoas são influenciadas por uma experiência do passado sem qualquer consciência de que estão se lembrando".[2] Emoções inconscientes e sentimentos conscientes, oscilações rápidas de humor e mudanças fisiológicas radicais podem ocorrer sob o impacto da memória implícita.

Sabe-se que a memória não funciona como uma câmera de vídeo, armazenando todas as informações relativas a uma experiência numa única fita previamente virgem. Reativar memórias não tem nada a ver com buscar uma pasta num arquivo. Não só há muitos componentes na gravação, na armazenagem e na reativação de cada lembrança, como também há mais de um tipo de processo de memória, segundo cientistas e psicólogos que estudam o tema. "O cérebro claramente possui múltiplos sistemas de memória, cada um dedicado a um tipo diferente de função ligada ao aprendizado e à lembrança", escreve o neurocientista Joseph LeDoux.[3] A capacidade de recordar conscientemente acontecimentos, sentimentos ou ideias é somente uma das formas de memória, chamada *memória explícita*. Esta é uma reativação: fatos, imagens e impressões do passado que conseguimos "reativar" de modo mais ou menos consciente e descrever com palavras.

Para as lembranças de curto prazo se fixarem no cérebro e serem armazenadas na memória de longo prazo, elas precisam estar *codificadas*. Schacter assinala que cada experiência contém muitos componentes, tanto físicos quanto emocionais: imagens, sons, palavras, ações, sentimentos. Cada um desses componentes é analisado por conjuntos distintos de circuitos cerebrais. A codificação acontece à medida que os vários circuitos envolvidos na experiência são fortalecidos. (Podemos recordar aqui o princípio de que "neurônios que disparam juntos tendem a continuar disparando juntos".) Esses circuitos estão localizados em muitas partes separadas do cérebro, motivo pelo qual não existe um arquivo neurológico único para armazenar as lembranças. Cada lembrança nova é um novo padrão de conexões fortalecidas entre circuitos cerebrais amplamente distribuídos. Uma lembrança acontece quando os circuitos que participaram da codificação original são simultaneamente reativados por algum estímulo do presente. As conexões entre esses circuitos estão muito sujeitas a influências emocionais, que podem fortalecê-las ou enfraquecê-las com o tempo.

Os circuitos de memória implícita carregam os vestígios neurológicos das experiências da infância. O conteúdo emocional dessas experiências fica codificado neles, mas não necessariamente os detalhes dos acontecimentos em si que deram origem às emoções. Pode haver pelo menos três motivos para isso. Primeiro, como vimos nos capítulos sobre desenvolvimento cerebral, as interações iniciais do bebê com outras pessoas estão mais baseadas em sentimentos do que na percepção consciente do entorno.

Segundo, as estruturas cerebrais que codificam a memória explícita, ou reativada, desenvolvem-se mais tarde em relação à memória implícita. Terceiro, as emoções podem ter sido dissociadas ou reprimidas ainda enquanto os acontecimentos responsáveis por causá-las estavam ocorrendo. Não é necessária nenhuma percepção consciente para que aconteça a codificação da memória implícita ou sua reativação. Um tom de voz ou o olhar de alguém pode ativar memórias implícitas potentes. A pessoa que está tendo esse tipo de lembrança pode acreditar estar reagindo a algo no presente, sem entender o que de fato representa a enxurrada de sentimentos que lhe inunda a mente e o corpo. A memória implícita é responsável por boa parte do comportamento humano, e seus mecanismos são ainda mais influentes por serem inconscientes. Toda vez que nos vemos presos a sentimentos que parecem nos dominar, é provável que estejamos no terreno da memória implícita, o que também é o caso quando nos vemos um tanto afastados de nossos sentimentos. "Os efeitos implícitos de experiências passadas moldam nossas reações, preferências e tendências emocionais, os elementos-chave daquilo que denominamos personalidade", escreve Schacter. "Enquanto nossa autopercepção e nossa identidade são altamente dependentes da memória explícita em relação a episódios do passado e fatos autobiográficos, nossa personalidade pode estar mais intimamente relacionada a processos de memória implícita."[4]

Os episódios ocorridos com Elsa e David são exemplos de memória implícita. Suas reações emocionais e físicas ao testemunharem a humilhação e a violência sofridas por outro ser humano são a reativação de sensações codificadas pela primeira vez durante uma época muito remota na vida, quando eles próprios se sentiram impotentes, constrangidos e humilhados. David, como eu já sabia, fora criado por um pai alcoólatra de temperamento imprevisível e violento. Por ser o caçula, ele também era alvo do abuso verbal e físico da irmã mais velha. Do ponto de vista emocional, embora menos explicitamente traumática, a biografia de Elsa era de partir o coração. Primogênita de quatro filhos, em casa ela sempre se sentira um peixe fora d'água. Sua mãe a criticava por se ver refletida no temperamento sensível e altamente reativo da filha. Elsa apanhava de vez em quando, mas sofria principalmente com a incapacidade da mãe de se conectar com ela emocionalmente, e com suas palavras cortantes. "Não entendo como fui ter uma filha como você", disse-lhe a mãe certa vez. As emoções despertadas em Elsa e David em reação às injustiças que ambos haviam testemunhado eram emoções de crianças pequenas: raiva impotente, vergonha indefesa. Para preservar sua relação com os pais, eles tinham precisado dissociar suas reações emocionais da sua percepção consciente; era por isso que essas emoções não ocorriam quando eles recordavam fatos da infância, somente quando algum acontecimento do presente as desencadeava. Os acontecimentos permaneciam na memória explícita, e as emoções sobreviviam como memórias implícitas. Em outros casos, apenas a memória implícita resiste, enquanto os acontecimentos são esquecidos por completo.

É claro que nem todos os casos de TDAH envolvem uma disfunção parental como a que Elsa e David tiveram que suportar. *Não é preciso haver um grande trauma para os circuitos neurológicos serem codificados com sentimentos de exclusão, injustiça e humilhação.* Isso pode acontecer em famílias amorosas se uma criança sensível tiver experiências inconscientes ou mesmo pré-verbais de se sentir sozinha, isolada, mal compreendida e envergonhada. Isso cria uma forte identificação com os vulneráveis e excluídos, pessoas que Dostoiévski chamava de "ofendidos e maltratados". O objetivo do adulto com TDAH é passar da identificação impotente para o estado empoderado da empatia.

Outros aspectos do TDAH podem ser mais bem compreendidos à luz da memória implícita, em especial o problema com figuras de autoridade, relatado pela maioria dos adultos com o transtorno. Esse problema pode se apresentar de três formas: medo, rebeldia ou uma combinação dos dois. Há sempre, no mínimo, uma rejeição à autoridade, uma sensação de que pessoas poderosas não se importam e são injustas com os outros. Isso nada mais é que a memória implícita do indivíduo, que desde criança já sabia desmascarar os fingimentos e fraquezas do mundo adulto. Quando confrontado com figuras de autoridade como chefes, médicos, professores ou policiais, o adulto com TDAH sente um nervosismo e uma insegurança inexplicáveis. Por mais influente que seja qualquer um desses personagens, em circunstâncias normais nenhum deles tem o poder de evocar tanto medo assim. Na interação com a figura de autoridade, o sistema de memória implícita é ativado e a pessoa volta a se sentir uma criança diante de adultos poderosos.

As reações do TDAH à autoridade nem sempre se devem à memória implícita. Elas às vezes decorrem da contravontade, que, como vimos, é um sinal de um senso de identidade subdesenvolvido. "Eu sempre fui rebelde", me disse Mary-Lynn, 36 anos, mãe de dois filhos. "Me torno reativa ao menor sinal de autoridade." Tal resistência automática a regras e ao poder significa apenas que o adulto ainda não é adulto – e isso dificulta muito sua vida. Eu sempre senti, em quase qualquer situação, uma ânsia compulsiva de expor as fragilidades de uma pessoa em posição de autoridade. É claro que qualquer pessoa poderosa tem seus pontos fracos, mas eu só me prejudicava adotando uma postura automaticamente opositora.

Aliada à memória implícita, a contravontade pode ter um profundo efeito na nossa relação com a sociedade e a política. Como universitário radical no fim dos anos 1960, época da Guerra do Vietnã, eu costumava sair do sério quando psicólogos e psiquiatras explicavam o ativismo antibélico e a rebeldia política da nova geração como uma rebelião mal direcionada, imatura e inconsciente contra pais e mães. Hoje, em retrospecto, posso ver a verdade desse ponto de vista, e também sua cegueira obtusa. A revolta estudantil certamente se devia muito aos atos de rebeldia adolescente e a uma raiva mal resolvida que não tinha origem na guerra. Os críticos estavam certos: a oposição às vezes irracional à autoridade trazia as marcas da memória implícita inconsciente e de uma rebeldia imatura. Nesse sentido, ela era menos eficaz do que poderia ter sido, e tinha uma probabilidade maior de afastar os outros. O erro daqueles médicos e especialistas da mente, porém, foi ignorar as questões legítimas levantadas pela juventude contrária à guerra – uma juventude sensata em sua indignação. O mesmo acontece com o TDAH. A indignação diante de injustiças pode até se originar na memória implícita, mas não é menos legítima por causa disso. Nesse sentido, o palestrante tinha razão: a humanidade precisa de gente sensível, que não quer ou não consegue desviar os olhos do que há de errado no mundo.

A memória implícita tende a ser muito mais difícil de esquecer do que a explícita, especialmente quando há condicionamento emocional. "O medo aprendido é particularmente resiliente", sugere LeDoux, "e esse aprendizado pode inclusive ser indelével".[5] A memória implícita do medo aprendido na primeira infância provavelmente contribui para as limitações neurofisiológicas específicas do TDAH. Um exemplo seria a perda paralisante de clareza mental, vivenciada em situações de estresse intenso. Isso explicaria o "branco" que muitos alunos com TDAH têm em dia de prova.

Quando as memórias explícitas estão sendo acessadas – quando nos lembramos de algo –, parece haver um aumento do fluxo sanguíneo para o lóbulo frontal do cérebro. Exames de imagem do cérebro, por sua vez, mostraram uma atividade reduzida no lóbulo frontal e uma *diminuição* do fluxo sanguíneo para essa parte do córtex durante um esforço mental estressante em algumas pessoas com TDAH (algo que já discutimos no Capítulo 5). Nesses casos, talvez a memória explícita estivesse sendo sobrepujada pelos circuitos de memória implícita nos quais está gravado o medo.

O aluno entra na sala de prova tendo estudado muito bem a matéria, mas se vê totalmente incapaz de responder às questões. Creio que o que ocorre nesses casos é que a experiência de ter que provar o próprio valor e o medo do fracasso provocam um forte choque emocional, impedindo a mente com TDAH de ativar a memória explícita. Os circuitos são sabotados pelos efeitos neurofisiológicos e neuroquímicos da ansiedade, culminando num desligamento generalizado. Ter que provar o próprio valor durante uma prova, com o tempo contado, desencadeia na mente do aluno sensível – seja ele adulto ou criança – medos de rejeição enterrados bem fundo no inconsciente. Como o que está sendo testado não é apenas o conhecimento, mas também a capacidade de ativar a memória diante da ansiedade da rejeição, o aluno com TDAH se vê em grande desvantagem. A memória implícita do medo, adquirida muito antes da memória intelectual, passa a dominar.

Outras pessoas com TDAH podem possuir a autoconfiança intelectual que lhes permite se sair bem em provas. Mesmo assim, em outras situações relativamente banais, elas podem se tornar desarticuladas como uma criança pequena caso ansiedades gravadas tempos atrás no seu sistema de memória implícita sejam desencadeadas. Para dar um exemplo pessoal, minha voz falha sempre que meu interlocutor tira os olhos de mim quando estou falando com ele. As palavras me fogem e começo a balbuciar frases sem sentido. "Para o resto da vida", escreve Stanley Greenspan, "os gestos aparentemente triviais entendidos no final da primeira infância funcionarão como âncoras tanto de nossas relações humanas quanto de nossos processos mentais. [...] Se alguém nos encara com uma expressão vazia, com os olhos perdidos ou sem dizer nada, começamos a nos sentir confusos e até rejeitados. Em indivíduos muito sensíveis, o pensamento se desorganiza e o senso de propósito se esvai aos poucos".[6] É exatamente o que acontece comigo.

27
Lembranças do que não aconteceu: TDAH e relacionamentos

A criança negligenciada ou rejeitada tenderá a reagir desproporcionalmente às separações ao longo da vida.

DR. ROBERT W. FIRESTONE, *The Fantasy Bond*

"Não entendo meus relacionamentos com as mulheres", me disse Trevor, 36 anos, operador da bolsa de valores, diagnosticado com TDAH alguns anos antes. "É doentio querer estar com uma pessoa quando ela é fria com você e perder o interesse quando ela se torna mais carinhosa."

O único casamento de Trevor durou cinco anos e terminou com a esposa pedindo o divórcio. Depois disso ele morou com outra mulher por quatro anos. Havia traído ambas. Ele se envolveu casualmente com dezenas de mulheres, mas não teve nenhum outro relacionamento que durasse mais que poucos meses. Na época de nossa conversa, estava saindo com três mulheres ao mesmo tempo, mas nenhuma delas sabia disso. Muitas dessas relações terminavam logo no início por iniciativa dele, que se cansava rapidamente das parceiras. Por outro lado, sentia-se arrasado toda vez que uma mulher começava a se afastar dele. "Detesto que terminem comigo", disse ele. "Não suporto nem que minha namorada desligue o telefone primeiro que eu. Quando ela fala em desligar, eu prolongo a conversa, puxo assuntos aleatórios, tudo para ganhar mais alguns minutos." No ano anterior, Trevor passara o verão com uma moça estrangeira que havia conhecido por acaso. "Foi estranho", disse ele. "Ela nunca disse que me amava ou que sentiria saudades de mim quando voltasse para o país dela. Isso me magoou."

Perguntei a Trevor se em algum momento ele tinha dito ou sugerido que a amava. Ele deu de ombros. "Isso é o mais estranho. Eu só me incomodei porque ela estava indo embora. No final da relação eu já estava sendo bem desagradável com ela. Hoje fico triste quando penso nisso. Ela sempre foi muito legal comigo. Não sei o que deu em mim."

Ironicamente, apesar de viver pulando de galho em galho, Trevor anseia por uma relação monogâmica. Sonha em construir uma família e lamenta não ser capaz de se comprometer de verdade com ninguém. Já perto dos 40, teme que esteja ficando tarde demais. "Será que não encontrei a pessoa certa para mim?", perguntou. "Ou será que não nasci para o casamento?" Meu palpite é que ele provavelmente já conheceu no mínimo meia dúzia de "pessoas certas".

Ele concordou. "Minha esposa era maravilhosa, e a Melanie [com quem ele morou por quatro anos] também era uma pessoa muito legal. É bizarro, né? Afinal, fui criado na tradição judaico-cristã e acredito nesses valores religiosos. Só acho que sou fraco demais. Não estou à altura deles."

Bizarro e *fraco* não são palavras úteis no vocabulário do autoconhecimento. Sugeri que uma autoanálise compassiva nos ajudaria a entender melhor o medo que Trevor tinha de assumir compromissos e se entregar emocionalmente.

O medo da intimidade é universal entre adultos com TDAH. Ele coexiste, de maneira aparentemente paradoxal, com uma ânsia desesperada por afeto e um pânico de ser rejeitado. A tendência a se manter distante impede que o adulto com TDAH encontre o que mais lhe faria bem: uma relação amorosa e recíproca com outro ser humano. Trevor pode ser um exemplo extremo, mas as questões que o afligem estão, em maior ou menor grau, presentes em todos os relacionamentos afetados pelo TDAH.

Trevor já tinha tentado fazer terapia algumas vezes, mas geralmente abandonava após poucas sessões. Não conseguia identificar os eventos traumáticos por trás de suas dificuldades de relacionamento. Na verdade, não conseguia se lembrar de nada traumático em sua infância. Ninguém tinha abusado dele, seu lar não era um lugar violento e seus pais não eram alcoólatras. A memória dele não estava falhando; estava apenas dizendo o que ele precisava saber. Só que, com isso, ele não aprendeu a reconhecer as muitas lembranças que permeavam sua vida adulta.

O psiquiatra Mark Epstein explica que há lembranças "que não dizem respeito propriamente a *algo* terrível que tenha acontecido, mas, para usar as palavras do psicanalista infantil D. W. Winnicott, a 'algo que não ocorreu quando algo favorável poderia ter ocorrido'. Esses acontecimentos ficam registrados no soma, ou corpo, com mais frequência do que na memória verbal, e só podem ser integrados por meio da sua subsequente vivência e compreensão."[1] Quando passou enfim a reconhecer e compreender as lembranças codificadas em seu corpo e em suas emoções, Trevor viu que seus problemas atuais vinham não do que tinha acontecido na sua família, mas do que *não* tinha acontecido. Ele descobriu que estava vivenciando uma lembrança toda vez que a ansiedade o dominava diante da frieza de uma mulher ou até mesmo quando ela tentava encerrar uma ligação tarde da noite. Seu medo de intimidade era uma reencenação de acontecimentos de um passado distante, *um indicador preciso do que nunca tinha acontecido*. Era consequência da memória implícita.

Vimos no capítulo anterior que a memória implícita é a gravação, nos circuitos cerebrais, do conteúdo emocional das primeiras experiências na vida. Esses circuitos se ativam sem que a pessoa tenha a menor consciência de que o que está sentindo no presente pertence ao passado. "Numa situação como essa", escreve Joseph LeDoux, "você pode se ver dominado por um estado emocional que existe por motivos que não compreende por completo".[2] Muito adequadamente, LeDoux se refere à memória implícita como *memória emocional*.*

De que maneira as reações de Trevor às suas namoradas eram uma memória implícita? No Capítulo 10, vimos que uma porção da matéria cinzenta frontal do lado direito do cérebro – o córtex orbitofrontal (COF) – domina o processamento das emoções e a interpretação de estímulos emocionais. O COF reage mais ao tom de voz e à linguagem corporal do que aos significados específicos das palavras. Sua interpretação do presente é altamente influenciada pelo passado, por vestígios de interações emocionais da primeira infância codificados em seus circuitos: as chamadas "pegadas da infância". Imaginemos que, nos anos formativos de Trevor, seus pais levavam uma vida tão conturbada que não conseguiam suprir as

---

* A memória implícita ou emocional pode ser vista em ação em brigas de trânsito, por exemplo, como vimos no Capítulo 10.

necessidades de apego do próprio filho. (Isso parece mesmo ter acontecido, a julgar pelos detalhes que Trevor consegue recordar da infância.) A emoção que um bebê sensível vivenciaria ao se sentir isolado de seus cuidadores seria uma profunda ansiedade em relação ao abandono, exatamente o que Trevor vivencia diante da mais leve indicação de que uma parceira está se afastando dele, nem que seja apenas pelo telefone.

A ansiedade de Trevor não tem a ver com o fim da relação, já que ele mesmo vive terminando com as namoradas; tem a ver com a possibilidade de ser ele a parte abandonada. Quando mãe e bebê trocam olhares profundos, o bebê acaba desviando os olhos depois de um tempo para evitar uma estimulação excessiva. Nesse caso, não há ansiedade alguma. Por outro lado, se quem interrompe o contato visual é a mãe, o bebê fica aflito e na mesma hora é dominado pelo estado fisiológico da vergonha. O desespero de Trevor para evitar esse estado está enraizado em suas memórias implícitas. Os circuitos ativados toda vez que ele teme ser largado são aqueles codificados com as emoções vivenciadas pela primeira vez quando Trevor, então um bebê altamente sensível, não recebia a atenção amorosa e irrestrita da qual tanto precisava. Assim, ele se lembra do que *não* aconteceu.

O medo da rejeição não é exclusivo de quem tem TDAH; nenhum dos aspectos psicológicos do transtorno é exclusivo, aliás. Mas a questão é agravada graças à hiper-reatividade natural a todo mundo que sofre de TDAH. No adulto com o transtorno, assim como na criança, essa hipersensibilidade exacerba o impacto de qualquer estímulo emocional. O medo da rejeição nunca está muito longe da superfície. Pessoas com TDAH têm uma sensibilidade extrema à mais ínfima sugestão de abandono. O medo é despertado por qualquer estímulo que se assemelhe a rejeição. O gatilho pode ser um olhar, um comentário ou um parceiro que recusa fazer sexo numa determinada noite.

O adulto com TDAH não sabe a diferença entre recusa e rejeição. Quando ouve um "não" de um namorado ou namorada, de um amigo ou de um chefe, é como se o Universo estivesse lhe negando o direito de existir. As memórias implícitas de um marido que vê sua esposa lhe negando sexo tornam impossível para ele sentir qualquer outra coisa a não ser rejeição. Sua dificuldade de autorregulação também o impede de reagir como adulto em situações como essa.

As emoções associadas a memórias implícitas de rejeição podem ser fortes o suficiente para gerar pensamentos de que a vida não vale a pena. "Meu marido fica desnorteado quando lhe digo não", relatou uma mulher durante uma sessão de terapia. "Ele fica arrasado e eu me sinto muito culpada." A reação do marido é a mesma do bebê sensível quando o pai ou a mãe se mostra emocionalmente indisponível, pois a vida do bebê parece de fato impossível sem a atenção de seus cuidadores. O outro, aquele que "rejeitou", é visto como uma entidade poderosa e cruel, enquanto a pessoa "rejeitada" se sente sozinha, impotente e incapaz de fugir da dor emocional. Um homem que não se sentia valorizado pela esposa chegou a chamá-la de Rainha do Gelo, o que automaticamente fazia dele seu súdito carente.

Acredita-se que o córtex orbitofrontal desempenha um papel importante na autorregulação emocional. Ele ajuda a inibir fortes emoções, como o medo e a ansiedade, gerados na amídala e em outros centros do cérebro abaixo do nível do córtex.[3] Como vimos, no TDAH, a capacidade de inibir fortes emoções está comprometida, porque as conexões do COF com os centros cerebrais inferiores não se desenvolveram de modo ideal. *Assim como a hipersensibilidade exacerba o sentimento de rejeição, a autorregulação deficiente devido à inibição comprometida do córtex exagera a reação à rejeição.* Com isso em mente, podemos entender o que se segue. A reação do bebê à intensa ansiedade causada pela separação física ou emocional do cuidador consiste na raiva, no distanciamento ou numa combinação de ambos. Foi assim que eu muitas vezes reagi em circunstâncias semelhantes. Tenho certeza de que o que estava sendo ativado era o estado de ansiedade e raiva que vivi no meu primeiro ano de vida, quando minha mãe esteve emocionalmente distante, em especial durante as três semanas que passamos separados por volta do meu primeiro aniversário (algo que contei com mais detalhes no Capítulo 11).

No segundo volume de sua trilogia sobre apego, John Bowlby descreve o que aconteceu quando dez crianças pequenas, até então acolhidas em abrigos, reencontraram a mãe após uma separação de 12 dias a 21 semanas. Em todos os casos, a separação se devia a emergências familiares e à ausência de outros cuidadores, e em nenhum deles havia qualquer intenção da mãe de abandonar a criança. "Ao reencontrar a mãe pela primeira vez após os dias ou semanas de separação, todas as dez crianças demonstraram algum grau de distanciamento. Duas pareceram não reconhecê-la. As outras oito viraram o rosto ou se afastaram. A maioria chorou ou demonstrou tristeza;

várias apresentaram semblante ora choroso, ora vazio."[4] Após períodos de separação mais curtos, o bebê com cerca de 1 ano tende a demonstrar raiva.

Bowlby também assinala que os pais podem estar fisicamente presentes mas emocionalmente distantes devido a estresse, ansiedade, depressão ou preocupações com outros assuntos. Do ponto de vista do bebê, isso praticamente não faz diferença. Suas reações codificadas serão as mesmas, pois para ele a verdadeira questão não é a *presença* física do cuidador, mas sua *acessibilidade* emocional. A dinâmica do afastamento já foi chamada por Bowlby de *afastamento defensivo* e tem um propósito. É como se a criança dissesse: *Foi tão doloroso para mim suportar sua ausência que vou me fechar dentro de uma armadura imune às emoções, ao amor e à dor. Nunca mais quero ser ferido desse jeito.*

Consequentemente, adultos com TDAH têm dificuldade para se entregar a uma relação, para se abrir e se permitir ser vulnerável. Dependendo do grau de tristeza que vivenciaram na infância, a simples ideia de um compromisso pode lhes causar ansiedade. Os homens com TDAH, em especial, tendem a manter um pé fora da porta ao se aprofundar num relacionamento. "Eu vivo atrás de um estepe", me disse um homem de 30 anos. Independentemente de quem fosse sua parceira atual, ele se sentia mais seguro se conseguisse pensar em outra para assumir seu lugar se fosse necessário. O desinteresse que Trevor sentia pelas parceiras quando elas começavam a se envolver mais profundamente era, na verdade, uma expressão do seu medo de intimidade.

Outra explicação para o comportamento de Trevor era o tédio. Muitos adultos com TDAH se entediam rapidamente com as relações e com muitos outros aspectos da vida. Acham que falta algo ao seu parceiro ou parceira, mas na realidade estão entediados consigo mesmos. Alguém apático precisa buscar fontes externas de energia e motivação, pois acredita que a plenitude só pode vir de outra pessoa. Essa é a memória implícita do bebê faminto por alimento emocional, incapaz de satisfazer as próprias necessidades, obrigado a depender do pai ou da mãe. Num relacionamento amoroso, a pessoa espera então que o parceiro preencha o vazio que existe dentro dela. Só que esse alimento só pode ser encontrado por meio do crescimento psicológico e espiritual, ou seja, por meio do autoconhecimento. Enquanto esperarmos que outra pessoa proporcione o que falta dentro de nós, inevitavelmente vamos nos decepcionar. Nesse caso, ficaremos tentados a procurar outro parceiro, um novo relacionamento no qual talvez encontremos o que está faltando. Sem desenvolvimento pessoal, essa busca não levará a lugar algum.

O medo de intimidade é também um medo de se perder. Há o conhecido paradoxo de que a pessoa com TDAH quer contato humano verdadeiro, quer se sentir parte de um grupo, mas ao mesmo tempo é reclusa e muitas vezes prefere ficar sozinha. O paradoxo se deve à oscilação entre dois medos: o de ser abandonado e o de mergulhar tão profundamente numa relação a ponto de se anular. "Só consigo ser eu mesmo quando estou sozinho", me disse Frank, 50 anos, um escritor que veio se consultar comigo após mais um relacionamento fracassado. Uma pessoa assim se vê diante de duas alternativas, nenhuma delas satisfatória: ou escolhe a relação e desiste da própria identidade, ou mantém a identidade e desiste da relação e até mesmo de qualquer contato social. A grande questão é *como ser fiel a si mesmo enquanto se convive com os outros*. As pessoas desesperadas por um relacionamento abrem mão da própria identidade, de seus verdadeiros sentimentos, por medo da rejeição; no decorrer do relacionamento, elas podem se retrair, como fez Trevor repetidas vezes, numa tentativa de se reencontrar. Essa dinâmica costuma ser vista depois do ato mais íntimo de todos, a relação sexual, quando uma profunda conexão é seguida por um impulso de se afastar – algo comum especialmente entre os homens. É possível passar décadas numa relação sem nunca se sentir totalmente comprometido com ela. A ambivalência é uma memória intrínseca de emoções da infância, quando era preciso escolher agradar aos pais ou agradar a si mesmo.

O sexo é um bom termômetro para avaliar a intimidade de um casal. Quando pergunto aos meus pacientes com TDAH sobre sua vida sexual, costumo ouvir respostas como "Inexistente". Na maioria dos casos, a falta de intimidade sexual é um sinal inconfundível de que ambas as partes estão se afastando emocionalmente. O mais curioso é que vejo isso não apenas quando o casal ou um dos parceiros tem TDAH, mas também quando o TDAH está presente apenas nos filhos. Nesse último caso, a falta de intimidade entre os pais diz muito sobre o isolamento e a tensão emocional em meio aos quais a criança existe.

Outro fator que enfraquece o desejo sexual é a propensão do adulto com TDAH a se comportar como uma criança irresponsável, algo mais comum entre os homens. Isso pode levar o cônjuge a se comportar como sua mãe, organizando sua vida e cuidando de suas necessidades emocionais. Muitas esposas já reclamaram comigo que parecem ter um filho extra dentro de casa, um filho de um metro e oitenta, já meio careca e de barba grisalha. Infelizmente, além desse papel de mãe, pode haver também uma rotina de broncas da qual muitos homens se queixam comigo. Eles costumam aceitar mal o fato de outra pessoa estar tentando controlá-los, mesmo que seja sua esposa e mesmo que ela tenha motivos legítimos para isso. A contravontade de crianças e adolescentes descrita no Capítulo 20 também é uma dinâmica importante que influencia as reações do adulto com TDAH. O casal se vê constantemente preso num emaranhado de ansiedade, controle, resistência e oposição. Um dos problemas de tratar o marido como se fosse um filho, claro, é que essa dinâmica é incompatível com o desejo sexual. Já aconselhei muitos casais a abrir mão dos papéis de pai ou mãe do parceiro para poderem ter uma intimidade verdadeiramente adulta.

"As pessoas gravitam em direção aos seus próprios reflexos emocionais", assinala Michael Kerr.[5] Hoje em dia já se reconhece que as pessoas preferem construir relacionamentos com quem está exatamente no mesmo nível de desenvolvimento psicológico e de autoaceitação que elas. "As pessoas tendem a fazer escolhas com base em seu nível de desenvolvimento emocional em muitos setores da vida, não só no casamento", escreve Stanley Greenspan, "porque quem está num nível diferente praticamente fala outro idioma. [...] Pessoas com níveis de desenvolvimento muito distintos têm pouco assunto em comum."[6] O que podemos chamar de "lei do desenvolvimento igual" se aplica inclusive quando o casal acha que um dos parceiros é emocionalmente mais maduro. Talvez essa ilusão se deva ao fato de um dos dois aparentar mais estabilidade que o outro. Em geral são as mulheres com TDAH que me dizem que o marido é mais bem ajustado que elas. Segundo determinados critérios, pode até parecer assim. Talvez o marido tenha um bom emprego e demonstre muito mais autoconfiança que a esposa no dia a dia. No entanto, quando essa relação é examinada de perto, percebemos que, embora o marido seja o principal provedor em termos financeiros, é a esposa que se encarrega de toda a responsabilidade emocional. Ela é não apenas o esteio que sustenta a vida emocional da família, como também tem a atribuição secreta e inconsciente de absorver as ansiedades do marido e proteger seu frágil ego, convencendo-o de que ele é um homem forte por natureza. A ansiedade dele, porém, pode ser notada toda vez que a esposa se torna indisponível, mesmo que o motivo seja uma gripe de três dias. Muitas esposas relatam que o marido fica emburrado e o clima em casa se torna inexplicavelmente tenso toda vez que elas adoecem, o que denota a ansiedade do homem: a memória implícita de quando a mãe dele, ou quem sabe o pai, ficava inacessível.

Uma pessoa com TDAH vai inevitavelmente escolher um parceiro ou parceira no mesmo nível de crescimento emocional que o seu. Como, por definição, o TDAH pressupõe uma inteligência emocional subdesenvolvida, qualquer relacionamento de alguém com TDAH começa com duas pessoas que empacaram em estágios relativamente iniciais de desenvolvimento emocional. Isso varia em maior ou menor grau, como tudo relacionado ao TDAH, mas nenhum desses relacionamentos escapará dos problemas advindos da falta de maturidade. Quando digo "maturidade", me refiro ao grau de individuação, à capacidade da pessoa de se sustentar emocionalmente de forma *genuína* em momentos difíceis sem precisar ser maternada por outro alguém. E uso a palavra "genuína" porque muitas pessoas fingem para si mesmas e para os outros que são capazes de se cuidar emocionalmente, mas só o fazem suprimindo a própria ansiedade. Essa ansiedade varrida para debaixo do tapete se manifesta na forma de sintomas psicológicos ou de doenças físicas.

Outra regra quase sem exceção é que nossa escolha de parceiros para relacionamentos tem por modelo as interações que tínhamos com nossos cuidadores. Isso é verdadeiro mesmo quando as semelhanças não são aparentes. "Muitas pessoas têm dificuldade de aceitar a ideia de terem buscado parceiros parecidos com seu pai ou sua mãe", escreve o terapeuta de família e educador Harville Hendrix. "Num nível consciente, elas estavam procurando apenas traços positivos: pessoas gentis, amorosas, bonitas, inteligentes, criativas. [...] No entanto, sejam quais forem suas intenções conscientes, a maioria das pessoas é atraída por parceiros que possuem os traços positivos *e* negativos de seus cuidadores, e os traços negativos costumam ter mais influência."[7] Do ponto de vista neurofisiológico, nossa escolha de parceiro reflete os padrões de relacionamento iniciais gravados nos circuitos neurais do córtex pré-frontal direito, em especial sua porção orbitofrontal. O COF reconhecerá e escolherá como alvo alguém que, no nível inconsciente, ative suas reações familiares. Essa pessoa, afinal, se parecerá mais com as pessoas por cujo amor ansiamos tão desesperadamente durante a vida inteira.* Somos inexoravelmente propensos a nos casar com a pessoa que, dentre todas as candidatas, mais provavelmente provocará em nós as memórias implícitas mais dolorosas e confusas, assim como as mais calorosas e felizes.

As relações precisam mudar caso se queira criar condições propícias ao desenvolvimento. "Devo ser uma pessoa muito forte", me disse Jennifer, 33 anos, que tem TDAH. "Devo mesmo, do contrário não teria suportado o que vivi no meu casamento." O marido, apesar de bem-intencionado, era autoritário, frio e totalmente contrário à ideia de fazer aconselhamento ou terapia de casal. Ela se sentia muito só. Concordei que ela havia demonstrado muita força ao lidar com a situação, mantendo um emprego e assumindo a responsabilidade por criar os filhos, um deles com TDAH bastante pronunciado. Ela também exibia força emocional ao reconhecer, ao contrário do marido, que precisava de ajuda. Só que existe uma diferença importante e muitas vezes negligenciada entre ser forte e ter poder. A força é uma qualidade interior; o poder se estabelece na relação com os outros. Eu posso ser forte e ao mesmo tempo ser impotente em algum relacionamento. "Num casamento, quem precisa 'suportar' as coisas?", perguntei. "Quem tem mais poder ou quem tem menos?" A disposição de Jennifer para aceitar um fardo injusto era, como sempre, uma reencenação do papel que ela desempenhava quando criança em sua família de origem. Enquanto ela continuasse assumindo esse fardo sem questionar, pouco conseguiria avançar em direção a seu objetivo: desenvolver-se e atenuar seus padrões de TDAH.

Um dos problemas que mais deixa os parceiros perplexos é o que John Ratey denominou "memória a-histórica". O adulto com TDAH (e naturalmente a criança) funciona às vezes como se os acontecimentos anteriores, mesmo os mais recentes, nunca tivessem ocorrido. Imagine que seu parceiro com TDAH tenha lhe ofendido na noite anterior, mas hoje de manhã cumprimenta você com um sorriso caloroso e um abraço, esperando que você aja da mesma maneira. Como as feridas da noite anterior ainda estão recentes, você não se mostra nem um pouco receptivo. Você recua, o que acaba provocando no parceiro uma reação de raiva ou afastamento diante

---

* Também é por isso que uma porcentagem tão surpreendentemente alta das mulheres abusadas na infância acaba escolhendo parceiros abusadores. Muitas se recriminam, dizendo que são "burras", mas essa escolha não tem nada a ver com intelecto.

dessa rejeição. Outro aspecto da memória a-histórica é sua natureza excludente. Quando, por exemplo, uma pessoa recorda os bons tempos de uma relação, é quase como se nada de ruim jamais tivesse acontecido. Infelizmente, também acontece o contrário: quando se está recordando o lado ruim, é como se nunca tivesse havido um lado bom. O sentimento atual domina a memória. Nesse aspecto, a mente com TDAH se assemelha muito a uma tela de TV: não se pode acessar dois canais ao mesmo tempo. Esse traço lembra o pensamento "tudo ou nada" de crianças pequenas e é mais um indicador de desenvolvimento incompleto na pessoa adulta.

As limitações neurológicas do TDAH impõem muitos outros problemas, é claro. É difícil viver com um parceiro que pode ser bagunceiro e desorganizado, que não se lembra do que prometeu, que se desliga no meio das conversas, que esquece datas e aniversários, que tem pavio curto e, em momentos de crise, pode se descontrolar. Nada disso, porém, chega perto do estrago causado na relação pela ansiedade e pela dor armazenadas nos circuitos de memória implícita do cérebro com TDAH.

28
Moisés salvo pelo anjo: automaternagem (I)

> *Para tornar-se o que se é, é preciso não ter a mais vaga noção do que se é. Vistos assim, até mesmo os erros da vida têm seu significado e valor: os eventuais caminhos secundários e errados, os atrasos, as "modéstias", a seriedade desperdiçada em tarefas que nada têm a ver com a tarefa.*
>
> FRIEDRICH NIETZSCHE, *Ecce Homo*

Quando pais e mães vêm buscar tratamento para o filho ou a filha com TDAH, minha principal preocupação é ajudá-los a ver que são eles os mais aptos a guiar essa criança pelo caminho do desenvolvimento. Já vimos nos capítulos anteriores as abordagens e os princípios por meio dos quais eles podem fazer isso; princípios semelhantes se aplicam ao adulto. A questão continua a mesma: quais são as condições necessárias para o desenvolvimento da autorregulação, da motivação intrínseca e da autoestima de um adulto? A diferença, claro, é que, na idade adulta, estabelecer essas condições não é mais tarefa do pai ou da mãe. A pessoa se vê diante da enorme responsabilidade de oferecer a si própria o mesmo apoio e a mesma atenção que o TDAH sempre sabotou.

O adulto com TDAH, assim como a criança, precisa de mais do que ferramentas de organização e técnicas comportamentais para saber lidar melhor com obrigações e tarefas. Embora úteis, essas estratégias não resolverão o problema central, que é a relação que a pessoa tem consigo mesma. A questão segue sendo relacional, mas desta vez adulto e criança estão fundidos numa só pessoa.*

A primeira medida de automaternagem que sugiro às pessoas é buscar autoconhecimento e apoio psicológico. No próximo capítulo veremos questões de cuidado físico – medidas simples mas muitas vezes negligenciadas.

1. Buscar se conhecer com compaixão

Ao longo deste livro, enfatizei a importância da compreensão em qualquer abordagem de tratamento para o TDAH. O amor parental é uma força da natureza tão sábia e tão potente que, quando pais e mães se dedicam ao esforço de compreender quem são seus filhos e por que eles fazem o que fazem, as palavras e as ações adequadas seguem-se quase automaticamente. Ter uma mente aberta; se interessar de verdade em entender a criança; aceitá-la incondicionalmente; admitir que não dá para "saber" o que ela pensa ou sente... tudo isso é de grande valia para tentar reparar feridas infligidas por erros do passado, por julgamentos equivocados e pelos bloqueios emocionais dos próprios pais. E tudo isso é igualmente importante quando o adulto com TDAH embarca na sua jornada de autocura.

Desenvolver uma nova autoimagem não é tarefa fácil, uma vez que contraria uma vida inteira de condicionamentos. Não basta ter pensamento positivo nem afirmar ingenuamente "Eu hoje vou ser mais gentil comigo mesmo". Em vez disso, a pessoa precisa se despir gradualmente das defesas construídas tempos antes por pura necessidade, defesas mantidas devido às ansiedades contidas na memória implícita. É preciso ter não apenas vontade de se aceitar, mas também coragem para se olhar com honestidade. Além disso, o adulto com TDAH precisa adquirir as competências do

---

* Nesses casos, costumam me perguntar se estou me referindo à chamada "criança interior". Não exatamente. Essa expressão dá a entender que a pessoa é o túmulo vivo de alguma criaturinha aprisionada e digna de pena. Há algo de real nela, porém, se pensarmos que se refere a necessidades psicológicas não atendidas, a habilidades emocionais subdesenvolvidas e a circuitos neurológicos gravados com memória implícita.

autoconhecimento, e a primeira delas é a capacidade de *notar* toda vez que fizer um comentário ou julgamento crítico em relação a si mesmo; *notar* toda vez que for dominado pela ansiedade; *notar* quando seu comportamento não estiver de acordo com seu objetivo de longo prazo. Como uma mãe preocupada com o filho, a pessoa adulta deve se perguntar quais são os significados por trás de um determinado comportamento que ela mesma está tendo.

A pessoa nota e aos poucos vai aprendendo a não julgar o comportamento, e sim aceitar os sentimentos que o motivam. "Eu sou meu pior inimigo", pode reclamar alguém. "Por que dou tanta importância ao que os outros pensam?" Ou: "Por que eu faria uma coisa dessas se sei que nunca funciona?" Se feitas com compaixão, essas perguntas podem ajudar a explicar muita coisa. Com grande frequência, elas nem sequer são perguntas. São *afirmações*, impacientes e autocondenatórias: "Há algo muito errado comigo. Eu não deveria ter tanto medo da opinião dos outros." Uma mudança no tom e nas palavras faria desse julgamento um bom ponto de partida para o autoconhecimento: "Eu gostaria muito de entender por que me sinto tão mal só de pensar em desagradar os outros." Existe sempre algum motivo válido, ou pelo menos *existia* quando esse comportamento específico foi adotado. Podemos nos livrar daquilo que compreendemos, mas nos agarramos com unhas e dentes a aspectos da nossa personalidade que permanecem ocultos e cujo poder não entendemos. O adulto precisa estar atento ao tom que usa ao se fazer essas perguntas: ele deve entrevistar a si mesmo, não se interrogar. Esse tipo de trabalho não se faz da noite para o dia. "Quanto tempo você diria que levou para desenvolver esses problemas e chegar ao seu estado atual?", pergunto ao paciente com TDAH que chega ao meu consultório, em geral com pressa de resolver tudo na primeira sessão. Três ou quatro décadas é a resposta habitual. Então eu digo que vai ser preciso pelo menos uma fração considerável desse tempo para reverter as coisas.

2. Autoaceitação: tolerar a culpa e a ansiedade

A autoaceitação não é um conceito tão simples quanto sugere o próprio nome, já que não existe um "eu" abstrato flutuando por aí implorando para ser aceito. O "eu" é da forma como o vivenciamos: feliz num momento, ansioso no seguinte; confiante pela manhã, culpado e envergonhado à tarde;

ora generoso, ora carente. O problema não é termos esses sentimentos mutáveis e conflitantes, mas termos em relação a eles uma atitude muito condicional. Queremos manter alguns e afastar outros. Nisso espelhamos nossa infância, quando os adultos à nossa volta preferiam ver apenas os aspectos da nossa personalidade que não lhes causassem desconforto. Autoaceitação não significa, portanto, gostar de si mesmo em todos os momentos da vida, e sim tolerar as próprias emoções, todas elas, inclusive as incômodas.

A culpa é um exemplo perfeito de emoção que adultos com TDAH tentam evitar a todo custo. Às vezes as pessoas têm dificuldade de entender que sua segurança psicológica não está em fugir do sentimento de culpa, e sim em conviver bem com ele. "Eu vivo tentando agradar os outros" é uma frase recorrente entre adultos com TDAH. "Estou sempre muito atento às necessidades da outra pessoa. Me sinto culpado quando decepciono alguém. Nunca consigo dizer não." Ou: "Sou o tipo de pessoa para quem todo mundo liga para contar seus problemas. Mas eu mesmo não consigo fazer isso. Me sinto culpado só de pensar nas outras pessoas que têm problemas maiores que os meus. Eu deveria ser capaz de me virar sozinho."

Para ilustrar quão desaconselhável é tentar eliminar a culpa, vejamos uma antiga lenda judaica, sobre o bebê Moisés, que não consta nas Escrituras.[1] Segundo a conhecida história bíblica do Êxodo, Moisés estava destinado a conduzir os escravos hebreus para longe do jugo egípcio. Ainda bebê, escapou da morte e foi adotado na corte real pela filha do faraó. Segundo a lenda, os videntes imperiais profetizaram que o menino um dia contestaria a autoridade real, por isso ele foi submetido a um teste fatal. Colocaram na frente dele uma pedra de ônix, símbolo de ambição real, e também um carvão aceso. Se ele pegasse a pedra, morreria. Sem ser visto por ninguém, o anjo Gabriel se postou atrás de Moisés para protegê-lo. "Moisés estendeu a mão em direção à pedra de ônix e tentou pegá-la, mas o anjo Gabriel guiou sua mão para longe e a pôs sobre o carvão em brasa, e o carvão queimou a mão do menino, que a ergueu e a levou à boca, queimando assim parte dos lábios e da língua, e por toda a vida teve dificuldades para falar."

Para qualquer pessoa que ouve essa história, fica claro que o anjo salvou Moisés. Embora tenha feito seu protegido ferir a boca, naquelas circunstâncias Gabriel não tinha alternativa. A culpa desempenha o mesmo papel de sobrevivência; ela é uma guardiã. Quando o mundo adulto exige, mesmo sem querer, que uma criança reprima parte do seu verdadeiro eu – os próprios desejos, sentimentos e preferências –, ela precisa desenvolver algum mecanismo interior que a force a se adequar automaticamente. Do contrário, terá que suportar a dor de ter decepcionado e afastado os pais. A culpa é como um desses mecanismos interiores. Ela guia a criança para longe da pedra de ônix (seus próprios impulsos) e a faz levar à boca o carvão em brasa (os sentimentos que os pais julgam aceitáveis). A criança se fere, mas a relação indispensável com os adultos é preservada.

A culpa funciona de um jeito muito simples: recebe um estímulo e provoca uma reação. O estímulo é o seguinte: *você, criança ou adulto, deseja fazer algo por si mesmo que talvez decepcione outra pessoa.* Esse algo pode ser um delito real, como roubar, ou pode ser o simples desejo de se expressar genuinamente, mesmo que isso contrarie seus pais. Para a culpa não faz diferença. Tanto o delito quanto a autoexpressão geram o mesmo julgamento: *egoísta*. A culpa tampouco é capaz de distinguir passado e presente. Ela vê apenas a relação que você tinha com seus cuidadores na infância, ainda que hoje você esteja interagindo com seu cônjuge, seus amigos, sua médica, seus funcionários...

A culpa é incapaz de entender que os serviços dela não são mais necessários. Ela simplesmente permanece ali, causando desconforto. O problema é que a tememos. Queremos nos livrar dela. *Eu vou obedecer. Faço qualquer coisa desde que você suma. Apenas vá embora.* Se víssemos na culpa a amiga leal e bem-intencionada que ela é, nós lhe abriríamos espaço. Escutaríamos seu alerta – *Não seja egoísta* –, mas decidiríamos por nós mesmos, de maneira consciente, se esse alerta faz ou não sentido. *Sim, obrigado pelo aviso. Pode continuar me acompanhando se quiser, mas vou deixar meus circuitos cerebrais adultos decidirem se estou de fato ferindo alguém ou apenas atendendo às minhas necessidades legítimas.*

As pessoas precisam aprender a aceitar a culpa, avaliando criticamente suas mensagens. A culpa sempre vai existir; sua voz está gravada em circuitos de memória implícita intrincadamente construídos. Não é possível se livrar dela à força, apenas comprar seu silêncio temporariamente, lhe obedecendo. Melhor seria acolhê-la como parte do autocuidado. Pelo menos no início desse processo, se a pessoa não sente culpa, é porque deve estar ignorando seu verdadeiro eu.

Algo parecido acontece quando alguém com TDAH precisa se impor. John, homem na casa dos 40 que vive com o companheiro há quase vinte anos, está tomando remédios para tratar seu TDAH há cerca de seis meses. O trabalho psicológico que John fez desde o diagnóstico o tem ajudado a se sentir cada vez mais independente do parceiro. "Antigamente eu nunca pensava no que queria fazer", diz ele. "Eu fazia sempre o que o George quisesse. Agora tenho minhas opiniões, mas fico muito ansioso toda vez que tento expressá-las. Fico tenso, ofegante." Eu o parabenizo. Na relação com George, ele passou quase duas décadas sem notar a própria ansiedade, apenas porque nunca se permitiu dar sequer um único passo independente. Sua ansiedade, consequência natural da autoafirmação, é prova de seu enorme esforço de autoconhecimento. Se conseguir acolher e suportar essa ansiedade, John seguirá crescendo.*

Pode parecer contraditório admitir que na realidade muitas pessoas com TDAH agem, sim, de forma egoísta, em especial quando se trata de seus vícios e compulsões. Mas como isso se relaciona ao que aprendemos sobre o efeito inibidor da culpa e da ansiedade? Posso testemunhar que, em alguns aspectos importantes da minha vida – não todos – eu sempre quis agradar os outros, reprimindo meu verdadeiro eu. Também me comportei muitas vezes de modo autocentrado e narcisista. Quanto mais o verdadeiro eu é reprimido, mais compulsivas as tentativas de compensar isso, rendendo-se a impulsos e desejos superficiais, infantis, de gratificação instantânea.

3. Não se punir pela situação atual

Se quiser alcançar a cura, não se repreenda por não ter chegado lá ainda.

"Não acredito que desperdicei tanto tempo na vida", ouço de muitos adultos com TDAH. "Só fui descobrir depois dos 40 o que deveria ter entendido quando era adolescente." Eu também já desejei ter entendido dez, vinte, trinta anos atrás o que aprendi há relativamente pouco tempo.

---

* Não me refiro aqui a um estado de ansiedade crônico, tampouco a ataques de pânico agudos, e sim a sentimentos de ansiedade específicos e identificáveis que John sente sempre que tenta se impor. Eu não aconselharia ninguém a acolher estados patológicos de ansiedade como sinais positivos de desenvolvimento pessoal.

Só que eu não tinha como entender no passado; simples assim. Não tenho motivo algum para me ver como vítima, mas também não escolhi as circunstâncias que moldaram minha neurofisiologia e minha personalidade, que são a mesma coisa. Só se pode fazer escolhas quando se está consciente e desperto, não antes.

O despertar não é repentino; é gradual e acontece em etapas. Às vezes pegamos caminhos alternativos ou entramos sem perceber em becos sem saída. Pagamos por cada erro, e infelizmente os outros também. Nada disso tem como ser evitado, tudo precisa acontecer, não só para encontrarmos a direção certa, mas para *sabermos* que a encontramos. Nem assim a jornada termina, e ainda podemos nos perder de novo. Parafraseando Nietzsche, até os caminhos secundários e errados têm significado e propósito, nem que seja nos ensinar para que lado não fica a nossa estrada.

4. Escolher um guia: psicoterapia e aconselhamento

A pessoa com TDAH, seja qual for sua idade ao ser diagnosticada, passou a vida inteira com baixa autoestima e sofrimento emocional. Muitos de seus comportamentos são tentativas vãs e mal disfarçadas de eliminar o sofrimento. Só que o sofrimento não tem como ser eliminado; ele precisa ser ouvido. Ele tem uma história para contar e lições para ensinar. No projeto de automaternagem, o adulto não tem muitos meios de proporcionar isso a si mesmo. Pais amorosos podem dedicar tempo à criança, ouvir sua história, ajudá-la a expressar seus sentimentos, espelhar suas emoções, mas o adulto precisa encontrar um cuidador substituto, de preferência um profissional de aconselhamento ou psicoterapia. Sem esse suporte especializado, a abordagem do TDAH em adultos tende ao fracasso.

O propósito do terapeuta não é curar o "paciente" ou dizer o que ele deve fazer da vida. O objetivo é que a pessoa amadureça e respeite a si mesma pelo que é. Em outras palavras, o objetivo não é "curar", mas desenvolver. O papel do terapeuta é em parte o de um espelho falante no qual o indivíduo possa se ver refletido com mais clareza. Até adquirir as competências necessárias, sem espelho ele é tão incapaz de ver a própria psique quanto com os próprios olhos. O terapeuta precisa estender ao paciente a atitude que Carl Rogers chamou de olhar positivo incondicional.

"Quando uma pessoa é encorajada a acessar e expressar seus sentimentos mais profundos", escreve o psicoterapeuta e psicanalista britânico Anthony Storr, "sabendo que não será rejeitada por ser quem é, costuma ocorrer um processo de reorganização ou de resolução na mente, trazendo consigo um sentimento de paz: o sentimento de que a verdade foi alcançada a fundo".[2]

A quem se deve recorrer? Infelizmente, as pessoas nem sempre encontram um terapeuta competente e compassivo, porque confundem psicólogo com psiquiatra.

Enquanto ambos lidam com problemas da mente, a formação que recebem é muito distinta. A formação acadêmica dos psicólogos tende a incluir material sobre o desenvolvimento da mente humana da infância em diante, sobre as raízes de seus potenciais distúrbios e também sobre a experiência prática da terapia. Por não serem médicos, os psicólogos não podem receitar medicação, e seus serviços nem sempre são cobertos pelos planos de saúde.

A questão financeira também é complicada, já que as tarifas praticadas pelos psicoterapeutas podem ser altas ou mesmo proibitivas para muitos orçamentos. Para outras pessoas, é uma questão de prioridades. Eu mesmo não estava disposto a pagar por esse serviço na época em que ainda relutava em aceitar que precisava de ajuda. Essa resistência é exacerbada quando negamos que temos um problema, quando não valorizamos nossas necessidades emocionais e nosso crescimento psicológico, e quando já temos a crença arraigada de que terapia é inútil.

A não ser em casos de transtornos mentais complexos ou de depressão grave que necessite de hospitalização, reluto em encaminhar meus pacientes a um psiquiatra. Não questiono a competência ou as intenções dos psiquiatras; questiono a própria natureza do que a psiquiatria se tornou e o tipo de formação que a residência em psiquiatria oferece aos futuros profissionais. Como escreveu um psiquiatra norte-americano numa edição de 1996 da *Psychiatry News*: "Muitos dos residentes em psiquiatria que se formam hoje não fazem a menor ideia de como compreender o organismo humano no contexto do estresse causado pelo ambiente e pelas relações." Enfatiza-se, em vez disso, uma compreensão limitada da biologia e sua manipulação por meios farmacológicos. "É espantoso perceber", comenta António Damásio, "que os estudantes de medicina aprendem psicopatologia sem nunca terem aprendido psicologia".[3]

A psiquiatria tende a aceitar o modelo médico da doença e da cura.

Mesmo após muitas idas ao consultório do psiquiatra, as pessoas com frequência relatam que as questões básicas da vida que as levaram à depressão, ao déficit de atenção, à ansiedade ou ao pânico não foram abordadas, nem de maneira superficial. No modelo médico, o paciente apresenta os sintomas e, após extrair as informações necessárias, o médico diagnostica e receita, administra ou opera a cura. Essa abordagem funciona para um osso quebrado, mas não para uma psique ferida; funciona para um apêndice inflamado, mas não para um desconcerto de emoções. Para uma questão complexa como o TDAH, o modelo médico é inadequado, a não ser no restrito âmbito do tratamento farmacológico.

Então podemos inferir que nenhum psiquiatra sabe oferecer psicoterapia ou que todos os psicólogos sabem? Não dá para generalizar desse jeito. Eu mesmo fui atendido por uma psiquiatra cuja abordagem creio que me ajudou, e por outro lado conheço psicólogos cuja competência não posso atestar. Nenhum currículo formal e nenhum diploma podem, por si sós, inculcar as qualidades obrigatórias de um bom terapeuta: empatia, integridade, compaixão, honestidade, reflexão e competência. Há terapeutas excelentes que não são nem médicos nem psicólogos.

Outro fator que agrava o problema para adultos com TDAH é que, entre os distúrbios mais comuns do cérebro e da mente, o déficit de atenção é provavelmente o menos compreendido e o mais frequentemente ignorado. Em relação a ele há menos consenso, menos vocabulário e mais controvérsia.

É importante que o terapeuta, seja qual for sua formação, tenha conhecimento sobre o TDAH. Só que mais importante ainda é que ele conheça o ser humano e, em primeiro lugar, conheça a si mesmo. A mais prestigiosa formação acadêmica de nada adianta se o profissional de saúde mental tem, ele próprio, questões psicológicas mal resolvidas. Pior ainda se ele se recusar a admiti-las. Todo mundo tem questões, e isso inclui quem escolhe a saúde mental como sua área de trabalho.

De todos os tipos de formação profissional, aquela que considero mais útil para o TDAH é a terapia de família. Um bom terapeuta de família não se fixa nas disfunções ou nos sentimentos incômodos das pessoas. Ele as ajuda a reconhecer emoções dolorosas, mas também a ver seus problemas no contexto do sistema familiar multigeracional do qual fazem parte. Ele incentiva as pessoas a assumir responsabilidade pelos próprios sentimentos, em vez de imaginar que esses sentimentos vêm das falhas ou da má vontade de seus cônjuges, amigos ou colegas – um ponto de vista libertador que permite ao paciente despir o manto da vitimização.

A terapia de família também ajuda os pacientes a ver os fios invisíveis que conectam suas experiências emocionais às das pessoas importantes com as quais sua vida está entrelaçada, mas não significa necessariamente que a família inteira deva participar; na verdade, em geral não é produtivo pais e mães levarem os filhos. A terapia de família se refere à abordagem do terapeuta, à sua formação. Um adulto pode se consultar individualmente com um terapeuta de família; no caso dos casais, ambos participariam.

Em muitos lugares, segundo relatos, encontrar um bom profissional de psicoterapia é tão difícil quanto procurar agulha em palheiro, mas não é impossível. O boca a boca costuma render boas indicações.

No fim das contas, tudo depende de como a pessoa se sente na presença do terapeuta. Pessoas com TDAH tendem a ter dificuldade para reconhecer a própria intuição, que dirá segui-la. No entanto, os sentimentos intuitivos são os melhores guias. Muitas vezes vi pacientes que passaram meses ou até anos com um psiquiatra, psicólogo ou terapeuta específico mesmo sentindo que não estavam sendo ajudados. O que os mantinha lá era o velho medo da culpa e da ansiedade. Melhor seria ter ficado com a culpa e a ansiedade e largado a terapia ineficaz.

29
O ambiente físico e espiritual: automaternagem (II)

> *Para o cérebro funcionar da melhor maneira e para o indivíduo alcançar todo o seu potencial, é preciso que se desenvolva a capacidade de estar sozinho. O ser humano tem a tendência de ignorar as próprias necessidades e seus sentimentos mais profundos. No entanto, por meio da solidão, ele se torna mais apto a aprender, pensar, inovar e manter contato com seu mundo interior.*
>
> ANTHONY STORR, *Solitude*

Para além de controlar seus sintomas com remédios, o adulto com TDAH precisa aprender a cuidar de si mesmo como um pai ou uma mãe cuidaria de um filho. Levado pelas correntezas revoltas do cérebro, esse adulto passou a vida inteira no piloto automático, preso aos detalhes cotidianos, sem pensar muito no que deveria fazer para ser emocionalmente saudável. Para ele, o tempo se dispersa como a luz do sol através de uma peneira.

Bons pais não se preocupam apenas em manter a criança viva; eles têm consciência de que o filho é uma pessoa em desenvolvimento, com necessidades ditadas tanto pelo futuro quanto pelo presente. Adultos com TDAH se esquecem de pensar no futuro, como disse John Ratey. Em geral, não consideram as condições necessárias para crescer e se desenvolver de acordo com sua verdadeira natureza. Quando peço que adultos se classifiquem segundo uma escala simples, que mede as competências parentais e a atenção que dedicam a si mesmos, as pontuações tendem a ser baixas... tão escandalosamente baixas que já disse a muitos de meus pacientes que, se eles fossem uma criança sob seus cuidados, eu teria acionado o conselho tutelar. (E só não faria isso porque, antes de tudo, teria que denunciar a mim mesmo.)

Como vimos no capítulo anterior, o adulto precisa antes de tudo de autoconhecimento e autoaceitação – o que na verdade não difere em nada do que qualquer pai ou mãe deve a uma criança. Os outros aspectos da automaternagem também remetem ao cuidado que pais zelosos dedicam aos filhos. O adulto com TDAH não perdeu a sensibilidade temperamental com a qual veio ao mundo. Assim como acontece com as crianças, as condições do entorno seguem tendo um impacto direto e importante em suas emoções e seus processos mentais, mesmo que esse adulto tenha se tornado especialista em tocar a vida como se não fosse necessário nutrir o corpo e a alma.

Sem as condições certas, o cérebro não desenvolve circuitos novos e a mente não desenvolve novas formas de se relacionar com o mundo e consigo mesma. Uma pessoa não tem como ficar saudável em meio ao caos à sua volta. Quais são, portanto, as condições do entorno necessárias para o autodesenvolvimento?

1. Espaço físico

Em primeiro lugar, o ambiente em que o adulto vive precisa ser uma escolha consciente. Há quem olhe a bagunça do próprio quarto e decida *conscientemente* não fazer nada a respeito. O problema é tornar essa tarefa uma obrigação. A contravontade (a resistência automática à pressão) surge inclusive quando as ordens partem de nós mesmos. O adulto precisa se permitir pelo menos a mesma autonomia que concederia a um adolescente. Arrumar um espaço físico para que a mente não fique oprimida com a bagunça não é um *dever*, e sim algo sensato se o objetivo de longo prazo for o autodesenvolvimento. Se o adulto decidir manter a bagunça, que pelo menos tenha em mente as consequências dessa escolha.

O adulto com TDAH precisa saber que seu ambiente físico ajuda a harmonizar ou a desorganizar sua mente. Embora muitos afirmem funcionar bem em meio ao caos que os rodeia, o fato é que são sensíveis demais para não serem afetados por isso. Deixar de cuidar da casa é deixar de cuidar de si mesmo.

Se necessário, a pessoa pode estabelecer para si pequenos objetivos graduais. É desanimador tentar realizar algo que parece inviável. O cérebro com TDAH fica sobrecarregado diante de uma tarefa complexa: como a mente opera num esquema "tudo ou nada", a impressão que fica é que tudo deve ser feito imediatamente, de uma só vez. Só que não é assim que as coisas funcionam. O melhor plano, creio eu, é não insistir na realização de nenhuma tarefa específica, mas impor um intervalo de tempo fixo dentro do qual trabalhar. Quando esse tempo se esgotar, pare. Isso fará você perceber melhor a maneira como tem usado o próprio tempo, às vezes desperdiçando horas com tarefas desimportantes ou rituais sem sentido.

Para isso, é preciso aprender a tolerar o fracasso. O histórico de derrotas do adulto com TDAH não lhe ensinou a suportar o fracasso, e sim a ficar permanentemente frustrado com ele. Manter o ambiente organizado pode ser fácil para muita gente, mas o adulto com TDAH deve aceitar desde o início que vai fracassar nessa tarefa por algum tempo – e tudo bem. A longo prazo, o esforço em si terá organizado melhor sua mente.

2. Higiene do sono

O adulto com TDAH costuma ter hábitos noturnos e ficar acordado até tarde. A origem dessa propensão não está clara, mas creio que possamos aprender algo observando crianças com TDAH.

Muitas vezes uma criança com esse transtorno tem dificuldade de acordar pela manhã, mas luta para dormir à noite. Creio que o problema seja a ansiedade de separação, pois já vi a mesma criança ser muito mais cooperativa na hora de dormir quando está se sentindo mais segura emocionalmente. Eu mesmo já reparei que, quando estou menos tenso e ansioso em relação ao meu casamento, minha tendência a ficar acordado até tarde é menor.

Algo no adulto com TDAH faz com que ele adie a hora de ir para a cama e apagar a luz. O medo é de ficar sozinho com a própria mente agitada, nem que seja por uns poucos minutos. Eu costumava ficar lendo até o livro me escorregar das mãos e eu acordar horas mais tarde, ainda de óculos e com o abajur aceso. Muitos pacientes com TDAH já relataram a mesma rotina na hora de dormir. O medo de ficar só com a própria mente representa, creio eu, uma memória implícita da ausência de contato com o cuidador na primeira infância. Um bebê nessa situação fica muito abalado emocionalmente e tenta encontrar algum outro objeto mental ou físico com o qual se relacionar. Por isso as crianças pequenas começam a se agarrar automaticamente a partes do próprio corpo, como os cabelos ou os órgãos genitais. O medo inconsciente de reativar essa memória implícita é o que leva o adulto a evitar deitar na cama e simplesmente dormir.

Um fator que contribui para isso é que a mente distraída acha mais fácil se concentrar no silêncio da noite, quando todas as outras pessoas já estão dormindo. Muitos adultos me disseram que é nessa hora que trabalham melhor, ou que se sentem em paz o suficiente para ler ou descansar.

O problema, claro, é que o sono é essencial para o cérebro regenerar o sensível aparato neurológico dos estados de alerta e de atenção. Durante o sono, a mente também organiza o que aconteceu durante o dia. "Adentrar o mundo louco dos sonhos toda noite provavelmente promove a saúde mental de maneiras que ainda não compreendemos", sugere Anthony Storr. "Parece claro que, nos sonhos, ocorre algum tipo de escaneamento ou reprogramação que tem um efeito benéfico no funcionamento mental."[1]

Essa parte talvez seja autoevidente, mas o adulto com TDAH tende a considerar seu padrão irregular de sono um "sintoma" do transtorno, em vez de vê-lo como algo nocivo para seu estado emocional, para seu estado de alerta e para sua capacidade de atenção.

3. Nutrição

Bons pais desejam proporcionar à criança refeições gostosas e nutritivas, servidas num ambiente livre de tensão e a serem consumidas sem pressa. Quando perguntados sobre esse aspecto da automaternagem, a maioria dos adultos com TDAH dá de ombros. As refeições não são regulares nem balanceadas e tendem a ser engolidas em vez de degustadas.

A criança ou o adulto com TDAH é extremamente sensível não apenas ao ambiente externo, mas também ao interno. Se estamos preocupados com a bioquímica do cérebro, deveríamos estar preocupados também com a bioquímica do corpo: uma nutrição adequada é indispensável para a saúde de ambos. A criança com TDAH desmorona por completo quando o nível de açúcar em seu sangue cai e fica hiperativa quando ele sobe, mostrando quão diretamente o estado nutricional afeta o cérebro. Aqui, também, tudo depende de quais são os objetivos. Se a meta for o desenvolvimento do equilíbrio mental a longo prazo, a saúde do corpo não pode ser ignorada.

4. Exercício físico

"Sua 'criança' está se exercitando o bastante?", pergunto aos adultos com TDAH. Músculos bem tonificados e um sistema cardiovascular saudável são essenciais para todo mundo, claro. A falta de exercício causa uma espécie de preguiça que prejudica a atenção e o estado de alerta. O exercício físico libera no cérebro substâncias necessárias para a estabilização do humor, para a motivação e para a atenção, e a longo prazo torna mais eficiente o aparato químico que fabrica essas substâncias. Recomendo às pessoas estabelecerem uma rotina diária de exercícios vigorosos.

Para equilibrar o efeito de contração muscular da atividade física, é preciso dedicar algum tempo a exercícios de alongamento antes e depois da atividade. O alongamento é importante até para alguém que não consegue realizar exercícios cardiovasculares. Pessoas com TDAH, acostumadas a uma vida inteira de tensão autogerada, tendem a ter músculos tensos e articulações e ligamentos rígidos. Exercícios de alongamento simples, praticados por uns poucos minutos ao dia, têm um grande poder libertador para o corpo e a mente. Eles são uma excelente forma de começar o dia e também de liberar tensão acumulada antes de ir para a cama.

5. Natureza

Pais que nunca levam o filho para a natureza, para longe da cidade, estão privando a criança não só de experiências maravilhosas, mas também de uma grande oportunidade de equilibrar a mente. A natureza conta com uma unidade, uma harmonia e uma paz inigualáveis – tudo que falta à mente com TDAH. Muitos pais reparam que a criança vai ficando mais serena após poucos dias longe da agitação da vida urbana. O adulto também pode se beneficiar do contato com a natureza. "A natureza", escreve o recluso e hipersensível autor Marcel Proust, "em virtude de todos os sentimentos que provocou em mim, pareceu-me a coisa mais diametralmente oposta às invenções mecânicas da humanidade. Quanto menos ela refletia essas invenções, mais espaço oferecia para meu coração se expandir."

Andrea, uma desempregada de 50 anos que se sentia uma derrotada, falou sobre um exercício de concentração maravilhoso que lhe fora ensinado por uma anciã indígena experiente nas técnicas de cura do seu povo. "Ela me disse para me sentar numa campina, medir com os olhos um trecho de chão de um metro quadrado e passar uma hora sem fazer nada a não ser olhar para aquele chão. Passei a conhecer cada folha de relva, reparei nas diferentes texturas das folhas caídas, acompanhei cada movimento de formigas e joaninhas, e o tempo passou sem que eu percebesse. Nunca senti tamanha empolgação. Desde então já fiz isso várias vezes."

6. Menos obrigações

Nenhum pai ou mãe quer sobrecarregar uma criança com uma quantidade impossível de tarefas e responsabilidades. O vício em trabalho do adulto com TDAH e seu medo da palavra "não" o leva a se sobrecarregar. Uma grande parcela dos pacientes com TDAH que atendi equilibra uma quantidade excessiva de projetos e compromissos que os deixa quase sem tempo para respirar. Nós levamos uma vida agitada, pensando em dez coisas ao mesmo tempo, depois nos perguntamos por que não conseguimos ficar parados e prestar atenção em nada. Esse "sintoma" do TDAH também se autoperpetua; ele cria a si próprio. Se o objetivo for mudar a maneira como a mente lida consigo mesma, precisamos abrir algum espaço para ela se desenvolver. Talvez tenhamos que abrir mão de algumas atividades.

7. Diversão

Existe uma diferença entre se entreter e se divertir. Ver televisão pode ser um entretenimento, mas não é uma atividade que *diverte*. A pessoa não se sente revigorada ao desligar a TV. A diversão, por outro lado, nutre a mente ou destrava o corpo. Cada pessoa gosta de se divertir de um jeito diferente, mas o fato é que todo adulto com TDAH nega a si mesmo uma rotina de regeneração mental e física.

8. Expressão criativa

Quase todo adulto com TDAH que conheço tem algum anseio secreto por se expressar artisticamente, e quase nenhum toma uma providência concreta em relação a isso. Liberar os instintos criativos é essencial para encontrar significado e propósito na vida.

Nos fóruns on-line sobre TDAH encontramos várias histórias de sucesso: gente que, apesar do TDAH, se tornou um grande artista, um escritor, um gênio. Argumenta-se inclusive – de modo duvidoso, na minha opinião – que o TDAH confere vantagens como criatividade e senso de humor. Mozart, Einstein e Thomas Edison são alguns dos exemplos famosos.

Não há como negar que a mente com TDAH tem tendência à criatividade. Mesmo aqueles sem interesse criativo exibem uma veia artística e são capazes de encontrar soluções engenhosas com as quais os outros nem sequer sonhariam.

Eu mesmo adoraria acreditar que as limitações neurofisiológicas e as disfunções psicológicas discutidas neste livro também têm seu lado positivo, o que daria a mim e a meus semelhantes um certo poder de expressão criativa. Infelizmente, porém, qualquer dom natural que eu tenha foi prejudicado por minha desorganização, minha compulsão, minha distração, minha falta de persistência, minha memória fraca e meus períodos de letargia psíquica. Não fossem esses traços de TDAH, creio eu, meus dons teriam desabrochado muito antes.

Não creio que o TDAH leve à criatividade nem que a criatividade cause o TDAH. O que acontece, isso sim, é que ambos têm origem no mesmo traço inato: a sensibilidade. Para a criatividade, a sensibilidade é indispensável. O indivíduo sensível, como vimos, absorve os sinais emocionais e psíquicos invisíveis do seu entorno. É por isso que, em alguns níveis do inconsciente, ele tem uma consciência mais profunda do mundo. Também pode estar mais sintonizado com determinados estímulos sensoriais, como sons, cores ou tons musicais. A sensibilidade lhe proporciona a matéria-prima que sua mente vai remoldar. É a sensibilidade, portanto, que contribui para o surgimento do TDAH assim como para a criatividade.

Colin, um homem de 40 anos que diagnostiquei com TDAH dois anos atrás, trabalha como barman há vinte, ganha bem, bebe mais do que deveria e se recrimina por não ter diploma universitário como os irmãos. Seu verdadeiro interesse era a direção de cinema. Parte da minha abordagem de tratamento é explorar, junto com as pessoas, sua natureza criativa, e encorajá-las a fazer uma autoinvestigação de por que esse lado foi negligenciado. Se autoestima significa estimar a si mesmo, então os impulsos criativos mais profundos do indivíduo precisam ser levados em consideração. A automaternagem que ajuda a curar o TDAH precisa prestar atenção nas necessidades criativas da pessoa.

Colin veio se consultar comigo recentemente. Ele começou a trabalhar na próspera indústria cinematográfica de Vancouver. Está adorando e em breve dará o corajoso passo de abandonar a estabilidade de seu emprego no bar do hotel. "Só lamento uma coisa", disse ele. "Estou trabalhando com um monte de gente que sabia o que queria desde cedo. Eles estão vinte anos na minha frente. Preciso recuperar muito tempo perdido."

"É mesmo uma pena", concordei. "Mas primeiro você precisa recuperar o tempo perdido consigo mesmo."

Nem todo mundo consegue ganhar a vida com a arte de sua escolha, mas sempre incentivo as pessoas a identificar sua energia criativa e deixar que ela flua naturalmente. Para muitos adultos com TDAH, seguir esse conselho não significa buscar nada de novo; apenas se reconectar a algo de que se distanciaram tempos atrás.

9. Meditação e mindfulness

O problema do TDAH, como qualquer outro que as pessoas enfrentem individual ou coletivamente, só pode ser resolvido por meio de uma visão equilibrada de nossas necessidades como seres humanos. Já vimos como é importante estar atento ao corpo e buscar ajuda para desatar os nós psicológicos que nos prendem. O terceiro pilar de uma existência humana equilibrada é o trabalho espiritual. Ele pode ocorrer num contexto religioso, mas não necessariamente. Trabalho espiritual significa cultivar uma solidão consciente. Todas as práticas tradicionais de meditação e contemplação, incluindo muitos tipos de oração, têm como propósito nos ajudar a nos libertar por um tempo de nossas preocupações com pessoas, objetos, desejos, pensamentos e medos, e buscar ativamente uma conexão conosco e com o restante da criação. Imensamente benéfico para todos, o trabalho espiritual é essencial no autotratamento do TDAH.

A sabedoria milenar das tradições de todos os continentes e culturas nos diz que a realidade tem aspectos mais profundos e universais do que tendemos a imaginar em nossa vida atarefada. A pessoa que sente não estar sendo "ela mesma" no fundo reconhece isso. Sem conseguir explicar por quê, ela sente haver um eu mais verdadeiro que não se expressa diretamente, mas que mesmo assim existe... do contrário, como ela saberia não estar sendo esse eu? Uma vaga consciência do verdadeiro eu invade nossa consciência nem que seja na forma da insatisfação que sentimos por não conseguir entrar em contato com ele. Sentimos de algum modo que, em muitas de nossas atividades, estamos correndo atrás de sombras, mas a própria existência das sombras significa também a existência dos objetos, seres ou entidades reais por elas representados. Quando um ser humano diz não saber quem é, ele está comunicando sua convicção de que aquilo que sabe de si é apenas um reflexo parcial da completude em que consiste seu verdadeiro eu.

A maior conquista da civilização ocidental, o método científico, passou a ser interpretada de modo tão limitado que foi usada para eliminar conhecimentos essenciais conquistados durante centenas de gerações: o conhecimento de que não somos apenas as moléculas que acidentalmente se juntaram para formar nosso corpo, os pensamentos que ocupam temporariamente nossa mente, os sentimentos que nos agitam ou que nos tranquilizam num ou noutro momento. Nós nos tornamos tão "científicos" que nossa ciência passou a ignorar ou a negar o trabalho e a experiência dos maiores mestres da humanidade.

Devo esclarecer, no entanto, que nunca tive as experiências espirituais que teriam me permitido abordar essas questões com autoridade. Para começar, só recentemente comecei a prestar mais atenção em minhas próprias necessidades espirituais, e nem sempre consigo fazer isso, como é típico de uma pessoa com TDAH. Mesmo assim, tenho a impressão de *recordar* essas realidades espirituais de alguma forma, o que para mim significa que não estou completamente desvinculado delas, embora antes pensasse que sim.

Pessoas que já se aprofundaram no estudo do "verdadeiro eu", como o psiquiatra e praticante do budismo Mark Epstein e o mestre espiritual e psicólogo A. H. Almaas, dizem que para a manifestação integral do eu é preciso usar o conhecimento da psicologia ocidental moderna junto com os ensinamentos espirituais das tradições orientais e médio-orientais, e dos povos originários de outros continentes. Eles não sugerem uma *síntese* entre espiritualidade oriental e psicologia ocidental, mas mostram que ambos os caminhos exploram o mesmo terreno. Não é preciso sintetizar aquilo que já é inseparável. Estou convencido de que eles têm razão.

Para a mente fragmentada pelo TDAH, a busca da plenitude deve, portanto, envolver também a busca espiritual, não importa como o indivíduo a defina. O método que escolhi para mim mesmo foi a meditação. A mente com TDAH sente um enorme desconforto com o ato de meditar, um tédio intenso. Isso torna ainda mais impressionante o fato de eu recentemente ter passado a apreciar a meditação e ansiar por ela. Depois de algum tempo, torna-se divertido ver a mente agitada e ansiosa dar suas cambalhotas, piruetas e fazer seus truques de mágica, observar todas essas coisas e trabalhar para não confundir isso tudo *comigo*.

De todas as tradições espirituais, o budismo foi a que mais profundamente cultivou a meditação. Nietzsche chamava Buda de "o mais profundo dos fisiologistas". Ele poderia muito bem ter dito neurofisiologista. Já vimos que parte da base neurológica do TDAH é a sobrevivência tenaz de rotas neurológicas ativadas na primeira infância, resultado da tendência dos neurônios de continuarem disparando juntos caso tenham disparado juntos alguma vez. A meditação com o objetivo de alcançar o mindfulness, um fortalecimento do "terceiro olho" observador na mente, é uma forma de enfraquecer o poder das reações neurológicas automáticas. "A cada instante", escreve Mark Epstein, "preste muita atenção exatamente ao que está vivenciando no momento presente, separando suas reações dos acontecimentos sensoriais em si".[2]

Meditar é uma das formas de influenciar a neurofisiologia do TDAH – uma forma importante, mas não a única. Qualquer atividade que promova uma concentração consciente, da jardinagem às artes marciais, trará benefícios. Adultos com TDAH deveriam ao menos cogitar se dedicar a alguma rotina diária de solidão contemplativa. A solidão contemplativa é diferente de estar sozinho num recinto lendo, ouvindo música ou perdido em devaneios. Significa dedicar certa atenção à própria vida, aos próprios pensamentos e sentimentos. Assim como a natureza, tem um efeito integrador e harmonioso.

Sem algum tipo de prática, é tão impossível desenvolver a habilidade da concentração quanto aprender a tocar piano. Nada é mais difícil para a mente com TDAH do que meditar ou contemplar qualquer coisa com uma atenção determinada. Um cérebro acostumado a décadas de desatenção e desorganização não vai se reorganizar da noite para o dia. Se o objetivo de longo prazo for desenvolver a atenção e a presença de espírito, é preciso dedicar tempo e esforço ao seu cultivo diário. No início, basta conseguir manter o foco nem que seja por cinco minutos. O importante é reavivar uma habilidade por muito tempo adormecida.

Com todas essas tarefas de automaternagem, o dilema para o adulto com TDAH é que o próprio estado que ele deseja superar dificulta a criação das condições necessárias para o crescimento. Para conseguir aquietar o caos interior é preciso eliminar sua consequência: o caos exterior. Depois de uma vida inteira de experiências decepcionantes, é natural que as pessoas esperem encontrar ajuda num comprimido ou na sabedoria de algum especialista. "Muitas pessoas querem refazer a própria vida", escreve o médico e escritor Andrew Weil, "mas não conseguem se imaginar fazendo isso sem ajuda externa. Se ao menos as mãos competentes de alguém pudessem exercer a força necessária para fazê-las começar, elas conseguiriam, mas sozinhas continuam a seguir os mesmos caminhos de sempre."

Como já vimos, não se pode forçar ninguém – nem a si mesmo – a se motivar. A melhor atitude a ser adotada é de paciência e compaixão, o que também precisa incluir uma tolerância em relação ao fracasso. Quando se trata de mudar hábitos nocivos ou instituir novos hábitos saudáveis, escreve Weil, "o fato de ter sucesso ou fracassar é menos importante que a tentativa".[3]

Quando começar? Não há momento melhor que o presente.

30
Mascarando lágrimas e tristeza: vícios e o cérebro com TDAH

Não é verdade que quando o coração está cheio os olhos necessariamente transbordam; há quem nunca consiga fazer isso, principalmente no nosso século, que, apesar de todo o sofrimento e toda a tristeza, com certeza vai entrar para a história como o século sem lágrimas.

GÜNTHER GRASS, *O tambor*

Todos os vícios são uma espécie de anestesia. Eles distanciam nossa consciência do sofrimento; assumimos outro estado mental que julgamos mais confortável, ao menos temporariamente. Desesperados para sair de nossa mente, sem perceber nos rendemos à compulsão e nos deixamos levar por um sono desperto.

Quer elas saibam ou não, muitas pessoas adictas são portadoras de TDAH, independentemente de qual seja seu vício: jogos de azar, sexo, compras, trabalho, exercícios físicos, atividades de risco, nicotina, cocaína, álcool ou maconha. Para dar um exemplo, de acordo com algumas pesquisas, a taxa de fumantes na população com TDAH é o triplo da observada na população sem o transtorno.

É fácil entender o apelo que as substâncias viciantes têm para o cérebro com TDAH. A nicotina, por exemplo, torna as pessoas mais alertas e melhora a eficiência mental. Também melhora o humor, ao estimular a liberação de neuroquímicos como a dopamina, importante para os sentimentos de recompensa e motivação, e as endorfinas, opioides naturais do cérebro, responsáveis por gerar sensações de prazer. As endorfinas, por terem uma estrutura química semelhante à da morfina, funcionam também como analgésicos, aliviando assim tanto a dor física quanto a emocional. (Acredita-se que um dos motivos para a resiliência espantosa da criança pequena, que vive caindo, se machucando e levantando conforme explora o mundo, seja a presença abundante de endorfinas no cérebro nesse estágio da vida.) Essa combinação de estímulo e tranquilização permite ao viciado em nicotina, assim como ao viciado em cafeína, ser um sonâmbulo desperto. O alcoólatra, por sua vez, vive cambaleando num estado de estupor, com as terminações nervosas anestesiadas, sem sentir dor alguma.

Menos evidentes, mas não menos fisiológicos, são os efeitos cerebrais de comportamentos de autoestimulação. As pessoas que compulsivamente jogam, compram, fazem sexo ou se expõem a atividades de risco estão todas atrás do mesmo pico de dopamina e de endorfinas que a ingestão de substâncias proporciona ao viciado. Vale tudo para aguentar mais um dia. Pessoas com TDAH amam dopamina e endorfinas.

Houve momentos em que meu vício em trabalho não satisfez minha necessidade de entorpecimento. Eu precisei de mais e encontrei isso em atividades que alimentavam por tabela minhas necessidades criativas e espirituais; digo "por tabela" porque a mente compulsiva com TDAH não faz ideia de quais são suas verdadeiras necessidades e precisa encontrar para elas alguma expressão simbólica. O caminho que escolhi foi comprar compulsivamente discos e CDs de música clássica, e às vezes livros também. Olhando de fora, esses hobbies podem parecer inocentes ou mesmo admiráveis, algo que de fato seriam caso fossem apreciados de maneira consciente e moderada. Só que o viciado não tem esse controle. A compulsão chama, e o adicto corre para atendê-la. Gradualmente, a cada surto de compras, eu me sentia encolhendo até virar uma versão fantasma de mim mesmo, dominado pelo autodesprezo e questionando o valor da minha existência. Já tratei pessoas viciadas em heroína e pude reconhecer em mim a mesma expressão vazia e desvairada em seus olhos. A pessoa que tem um vício comportamental sabe, ou deveria saber, que pouco a separa do viciado em drogas.

Ao longo dos anos, gastei milhares de dólares em CDs. Torrar centenas em uma ou duas horas era fácil. Meu recorde de gastos, creio eu, beirou os 8 mil dólares em uma semana. (Guardei aquelas notas fiscais para lembrar meus dias de compulsão.) Só não fui à falência porque era um médico muito dedicado – leia-se workaholic – e muito admirado mundo afora. Eu justificava aqueles gastos exorbitantes como se fossem uma recompensa por todo o meu trabalho árduo: um vício servia de álibi para o outro. O que me deixava confuso – e vejo isso em diversos outros adictos com TDAH – era que as duas dependências comportamentais representavam partes minhas que eram genuínas, ainda que exageradas. O vício em discos ou livros podia se disfarçar aos meus próprios olhos como interesse artístico, e meu vício em trabalho, como um serviço à humanidade; e eu de fato tenho um interesse artístico e de fato desejo servir à humanidade.

Não haveria nada de errado, pelo menos não pelos padrões da nossa sociedade, em comprar quantidades colossais de discos e livros.* Imagino que um homem possa amar tão fervorosamente a música e a leitura a ponto de decidir, após a devida reflexão, dedicar grande parte de sua renda e energia a essas atividades. A verdade é que para mim, como para todos os adictos, o que empolgava não era o objetivo explícito – ouvir música –, mas o processo da aquisição. Hoje, anos depois, ainda nem sequer escutei muitas das óperas e sinfonias que comprei, quanto mais os muitos discos que revendi por uma mixaria sem jamais ter escutado porque alguma outra versão precisava de espaço na minha prateleira.

Existe uma linha tênue, porém discernível, entre vício e paixão. Qualquer paixão pode se transformar em vício. Tudo depende apenas de quem está no comando: se o indivíduo ou o comportamento. A adicção é um comportamento que a pessoa mantém apesar da certeza de que ele causa prejuízos a ela ou a terceiros. A paixão ama o objetivo ou o processo que constitui seu objetivo (os quadros que a pessoa compra ou que ela mesma pinta), mas o verdadeiro objeto da adicção é a *emoção* de mergulhar no comportamento, não o amor que se tem por ele. (O objetivo de quem joga compulsivamente não é a vitória, e sim a emoção do jogo.)

---

* Exceto pelo fato de ser difícil justificar tamanha autoindulgência enquanto a poucas ruas de distância outras pessoas passam fome. Essa não é uma questão que cheguei sequer perto de solucionar. Evidentemente não estou pronto para lidar com ela.

Os efeitos disso na minha família foram devastadores, não por causa de privações financeiras ou mesmo do tempo que eu passava fora de casa fuçando as lojas. O efeito principal era que, sempre que estava dominado pela compulsão, eu não conseguia estar presente – mesmo em casa, não estava atento à minha família. Para um viciado, a moral, a verdade, a devoção a um parceiro ou aos filhos podem virar uma abstração. Eu me atrasava para os compromissos com meus filhos, ou então os apressava para que se adequassem à minha rotina. Mentia para minha esposa diariamente, durante semanas e meses a fio. Quando a hora da verdade chegava, como sempre chega, eu fazia confissões cheias de culpa e promessas que logo seriam quebradas. Entrava correndo em casa, guardava no hall de entrada minhas mais novas aquisições e fingia estar presente. Por dentro, eu só conseguia pensar em música. Obviamente, eu detestava a mim mesmo. E quanto mais me recriminava, mais duro, controlador e crítico me tornava com meus filhos e minha filha. É insuportável ver as necessidades dos outros, ainda mais de nossos filhos e filhas, quando estamos preocupados em atender às nossas falsas necessidades. Talvez o ápice, mas não o fim, de meus anos de vício tenha sido o dia em que larguei uma mulher em trabalho de parto no hospital para ir correndo até o centro da cidade buscar não sei qual disco pelo qual andava obcecado. Eu até teria conseguido voltar a tempo do parto se não tivesse começado a procurar outros discos para comprar. Ao voltar murmurei desculpas, mas nenhuma explicação. Todos foram extremamente compreensivos, até mesmo minha decepcionada paciente (o nome dela é Joyce, e ela conhece essa história há muito tempo). Afinal, sou um médico atarefado. Não posso estar em todos os lugares ao mesmo tempo.

Quando me entregava à compulsão, eu me sentia mais focado que nunca. Era capaz de recordar títulos, regentes, selos de gravadora, críticas de música. Meu cérebro ficava totalmente alerta. Eu marcava de almoçar com duas pessoas diferentes em dois restaurantes diferentes ao mesmo tempo, mas nunca me esquecia de ligar para a loja quando queria encomendar algum disco. Meus lobos pré-frontais ficavam encharcados com as endorfinas e com a dopamina liberadas pela empolgação da busca e da compra. O vício, de uma forma estranha, faz o viciado se sentir mais conectado à vida. O lado ruim é que ele o separa cada vez mais de si mesmo. O que está sendo alimentado é seu apetite, não sua fome.

Do ponto de vista bioquímico, qualquer substância ou comportamento viciante é uma automedicação, um alívio autoadministrado para a dor emocional. Mas a pessoa com TDAH também está se tratando para uma doença que nem sequer sabe ter.

Seja qual for o comportamento ou a substância por trás do vício, o tratamento do TDAH só avança quando a pessoa aceita que tem compulsões e toma providências para enfrentá-las. Não é possível entorpecer os sentimentos e esperar se manter plenamente desperto. Quando o vício domina, o verdadeiro eu – a maneira como realmente se é no mundo – adormece. Reconhecer o vício significa reconhecer a dor. Até isso acontecer, quem controla o viciado é a dor e quem o domina é a adicção. "A tarefa de integrar pensamentos e sentimentos se chama *esforço de reconhecimento*", escreve o psicólogo e especialista em vício Robert J. Kearney:

> Quando são responsáveis e não estão em negação, as pessoas estão *conscientes* [...] daquilo que sentem e *sabem* [...] o que aconteceu dentro delas para gerar tais sentimentos. É uma cadeia de três partes conectada pela consciência: consciência dos acontecimentos, consciência da interpretação desses acontecimentos e consciência da reação emocional subsequente a essas interpretações. Quando a cadeia é rompida, o sentimento não é reconhecido. Quando a tarefa de reconhecimento é executada, a cadeia se sustenta.[1]

Certa vez contei a meu terapeuta que eu vivia lendo por aí que deveria me curar "sentindo minha dor e minha tristeza". Por mais que eu tentasse, não poderia me forçar a invocar emoções de acordo com a fórmula de algum livro. Os sentimentos vêm ou não. Então onde estavam minha dor e minha tristeza?

"É verdade", concordou ele. "Como você poderia saber?" Eu estava passando todas as minhas horas acordado, conforme ele assinalou, me estimulando com uma atividade incessante, trabalhando depois do expediente para manter meu cérebro girando, empanturrado com doces mentais; o que exatamente esperava sentir? Onde haveria uma pequena brecha para o sentimento entrar?

Hoje se sabe que o cérebro de pessoas com tendência ao vício tem uma predisposição biológica a algum desequilíbrio de substâncias químicas.

Acredita-se, por exemplo, que os viciados em narcóticos sofram de uma relativa deficiência de endorfinas, o narcótico natural do cérebro. Pessoas com TDAH parecem ter carência de dopamina, a substância química da recompensa. Certamente existem também combinações de desequilíbrios. Qual a causa dessa química cerebral anômala? A resposta científica mais simplista poria mais uma vez a culpa na herança genética, embora haja também quem insista em ver tudo em termos de falha de caráter e pouca força de vontade. Esses moralistas têm certa razão ao rejeitar o determinismo genético; já os que defendem a genética estão certos ao insistir na importância da biologia e da fisiologia. E os dois lados estão errados.

As origens da neuroquímica deficiente no vício, assim como da neuroquímica deficiente no TDAH, podem ser relacionadas a acontecimentos ocorridos durante o primeiro ou segundo ano de vida, que como sabemos é o período formativo mais crucial para o cérebro.[2] Vimos no Capítulo 12 que o estresse emocional pode afetar o fornecimento de substâncias químicas cerebrais; recorde, por exemplo, como filhotes de macaco apresentam uma queda nos níveis de dopamina em seus lobos frontais após apenas poucos dias separados da mãe. "O isolamento social e a privação precoce de cuidado empático causam uma redução permanente dos receptores cerebrais de opioides", escreve o pesquisador e teórico Allan Schore.[3] A incidência catastrófica de abuso de substâncias que assola as populações minoritárias e oprimidas pode, segundo essa visão, ser explicada pelo estresse insuportável que a sociedade impôs à vida familiar dos pobres e vulneráveis. Apesar disso, a mídia faz um escarcéu toda vez que alguém relata a mais recente controvérsia relacionada, por exemplo, ao gene do alcoolismo.

Podemos ver, portanto, que a *dor* que a pessoa viciada em substâncias não quer sentir tem por origem as mesmas experiências que a privaram da *substância química* que ela está tentando repor por meio da sua adicção. As emoções das quais o viciado comportamental está fugindo foram gravadas nos seus circuitos de memória implícita ao mesmo tempo que os circuitos da dopamina foram atrofiados, circuitos esses que agora, por meio de seus comportamentos em busca de emoção, ele está tentando estimular. Quanto mais essas pessoas se esforçam para compensar sua bioquímica deficiente por meio de seus respectivos vícios, mais elas perpetuam o vazio emocional que só pode começar a ser preenchido pelo reconhecimento do seu problema e pela identificação de suas causas no passado e no presente.

Boa parte dos adultos com TDAH que atendo reconhece ter sido viciada em alguma substância em algum momento da vida, e não são poucos os que continuam assim no presente. Quando descubro que pais ou mães em busca de tratamento para o TDAH de seu filho têm um vício em alguma substância, como o álcool, eu lhes digo, com a maior gentileza de que sou capaz, que seu filho não tem como receber muita ajuda a menos que eles confrontem esse vício. Muitas vezes esses pais nem retornam ao meu consultório. Adultos que queiram superar seus problemas com o TDAH precisam fazer uma escolha parecida. Enquanto se entregarem às suas compulsões, eles não estarão sendo mais gentis consigo mesmos do que os pais incapazes de abrir mão do próprio vício para ajudar uma criança.

Existem muitos tipos de ajuda para o viciado que deseja se curar, embora muitos enfatizem apenas o vício, não as causas subjacentes. "Geralmente ficamos tão preocupados com o problema causado pelo uso de drogas", escrevem os doutores Hallowell e Ratey em *Tendência à distração*, "que não consideramos que propósito a droga pode estar cumprindo para o usuário."[4] Embora o TDAH não possa ser tratado com sucesso enquanto o vício seguir dominando, o vício tampouco pode receber a atenção adequada se o TDAH for ignorado e as origens comuns de ambos permanecerem inexploradas.

Em seu romance *O tambor*, o autor alemão Günther Grass retrata uma casa noturna que a clientela blasé frequenta para cheirar cebolas pungentes ao som de uma percussão desenfreada. As lágrimas rolam e elas sentem a própria tristeza, que do contrário permaneceria muito profundamente reprimida em suas psiques. O vício dessas pessoas é a intensidade artificialmente induzida da emoção profunda. Como escreve Grass, vivemos muito distanciados de nossa tristeza, que é a parte mais verdadeira de nós. Não existe caminho em direção a si mesmo que leve para longe da dor.

PARTE SETE
CONCLUSÃO

31
Eu nunca tinha olhado as árvores: o que os remédios podem fazer e o que não podem

> *Creio que um dos principais esforços da neurobiologia e da medicina deva ser direcionado ao alívio do sofrimento. [...] Mas como lidar com o sofrimento advindo de conflitos pessoais e sociais externos ao campo da medicina é uma questão distinta e ainda sem solução. A tendência atual é não fazer distinção alguma e usar a abordagem médica para eliminar qualquer desconforto.*
>
> DR. ANTÓNIO DAMÁSIO, *O erro de Descartes*

De um ponto de vista prático, o uso de remédios para tratar o TDAH é ponto pacífico. Controversa é a forma como eles são atualmente utilizados como tratamento de primeira linha.

Existe uma desconfiança legítima de que remédios estejam sendo receitados em excesso com a intenção de tornar uma criança mais administrável para os adultos. Já vi pais darem Ritalina a uma criança porque ela só poderia frequentar a escola se estivesse medicada. Histórias como essa não são raras. No Québec, o número de crianças que tomavam Ritalina quase quadruplicou nos anos 1990. Segundo uma reportagem do *The Globe and Mail*, Pierre Paradis, professor de educação na Universidade do Québec, disse que isso se deveu em grande parte ao fato de as escolas pedirem aos pais que medicassem seus filhos.[1] Segundo o professor Paradis, o aumento no uso da Ritalina veio acompanhado de reduções no número de educadores especiais, psicólogos e assistentes sociais no sistema de ensino, tudo isso resultado dos cortes de verba que, por toda a América do Norte, são considerados um dos deveres dos governos "responsáveis".

É verdade também, contudo, que parte da oposição ao uso de remédios vem das pessoas com menos conhecimento acerca do tema. Certa vez fui rispidamente questionado por um locutor de rádio que exigiu saber como eu podia receitar para crianças um remédio novo e pouco testado como a Ritalina – a verdade, claro, é que esse remédio já era muito conhecido e vinha sendo usado havia no mínimo quatro décadas. Percebo, além disso, que as pessoas mais intransigentes em relação aos remédios são também as que menos têm consciência do que é o TDAH. Sem ter noção de suas dimensões fisiológicas complexas, elas tendem a imaginar que o transtorno seja uma simples questão de alunos indisciplinados que foram mimados ou desestabilizados por pais negligentes.

Apenas pessoas que não testemunharam ou vivenciaram a ajuda dos remédios poderiam ser categoricamente contrárias ao seu uso. Os efeitos positivos costumam ser evidentes e imediatos. Uma paciente minha, de 54 anos, voltou animada após ter tomado uma dose baixa do psicoestimulante dexanfetamina. "Eu nunca tinha olhado as árvores", me disse ela. "Moramos em frente a um parque e temos uma vista linda, mas eu nunca tinha reparado como era verde." Quase três anos depois, ela segue tomando a mesma dose baixa e relata os mesmos efeitos, que seguem lhe parecendo um milagre. Os testemunhos de outros adultos são parecidos. "Sabe o que estou fazendo pela primeira vez na vida?", me perguntou um homem de 40 anos após três semanas tomando Ritalina. "Me expressando." As pessoas me relatam que agora conseguem trabalhar sem perder o foco a cada três minutos, ou conseguem escrever várias páginas por vez. Uma universitária notou uma melhora em suas crises de enxaqueca. Eu estava apreensivo quanto a lhe receitar Ritalina devido ao seu potencial de provocar dores de cabeça; acabou que a enxaqueca dela se devia à ansiedade gerada por sua dificuldade de estudar, tão bem resolvida pelos remédios que ela passou a tirar notas altas como nunca.

Uma adolescente para quem receitei Ritalina há pouco tempo, uma garota de 15 anos com um senso de humor afiado, foi falar com os pais meia hora após tomar a primeira dose: "Me deu vontade de assistir à aula chata do professor de geografia." O que ela fez, na realidade, foi primeiro assistir ao canal educativo. Naquela noite, ela também teve a primeira conversa calma e íntima com a mãe em anos. Seria possível relatar desfechos positivos semelhantes com crianças do primeiro ciclo do ensino fundamental.

Em muitos outros casos, os resultados não são tão impressionantes assim. Os remédios não funcionam ou provocam efeitos adversos, como dores de cabeça, inapetência, agitação, insônia ou ansiedade,* ou então as mudanças positivas simplesmente não são tão radicais. Não há como prever de que forma determinado indivíduo vai reagir a uma medicação específica. Eu explico para todo mundo que decide tentar um psicoestimulante que cada cérebro tem sua química própria; não se pode saber exatamente como ele será afetado. Embora como classe os estimulantes venham sendo usados clinicamente desde 1937 e sejam tão seguros e bem compreendidos quanto qualquer remédio utilizado em qualquer outra área da medicina, cada pessoa que os toma pela primeira vez é, em certo sentido, a própria cobaia. Não há, porém, motivo para temê-los. Mais exatamente, se for para termos alguma relutância em relação ao seu uso, que seja pelos motivos certos, não com base em informações equivocadas – como, por exemplo, a crença de que esses remédios viciam se usados para tratar TDAH. Embora seja possível fazer uso abusivo deles, assim como de outras medicações legítimas, sua administração em doses receitadas por um médico não causa vício. É possível dizer com mais propriedade que eles podem *evitar* os vícios ao corrigir parte da bioquímica que predispõe uma pessoa ao abuso de substâncias, como vimos no capítulo anterior.

As principais substâncias usadas para tratar o TDAH são os psicoestimulantes, sendo a Ritalina (metilfenidato) e a dexanfetamina os mais conhecidos. Embora eles tenham modos de ação distintos, ambos estimulam a atividade do córtex cerebral ao equilibrar os níveis dos neurotransmissores (mensageiros químicos) no lobo frontal do cérebro e em outros centros

---

* Não dá para prever quem vai ou não apresentar efeitos adversos. O medo desses efeitos não é motivo para não tomar o medicamento. Os efeitos desaparecem horas depois de cessado o remédio e não causam nenhum dano a longo prazo. De modo geral, os psicoestimulantes são bem tolerados pela maioria das pessoas.

envolvidos na estimulação e na atenção. Como vimos na analogia do "guarda de trânsito que pega no sono" no Capítulo 5, quando se aumenta o poder inibidor do córtex, há menos caos na mente e uma capacidade maior de resistir à distração. A pessoa se sente mais calma, mais focada e com mais propósito.

Nem o metilfenidato pode ser qualificado como melhor que a dexanfetamina ou vice-versa; o que determina o que funciona melhor é a predisposição individual. Remédios alternativos estão disponíveis, entre eles outros psicoestimulantes, antidepressivos em dose baixa e algumas outras classes de medicamentos. Não farei aqui uma discussão técnica sobre remédios e doses; o tema está bem abordado em vários outros livros sobre TDAH. Bem mais importantes são os princípios que deveriam conduzir o tratamento medicamentoso, inclusive a possibilidade de a medicação não ser necessária para alguns pacientes.

Somente uma pessoa tem o direito de decidir se um remédio será tomado: o paciente

Para os adultos isso é claro, mas no tratamento de crianças muitas vezes não se reconhece esse princípio. É essencial a criança não ter a percepção de estar doente, de que há algo errado com ela. Ela não tem uma doença e não precisa ser curada. O remédio pode melhorar seu funcionamento, se for esse o objetivo escolhido, mas ninguém deve lhe impor as demandas do mundo adulto. Quando se toma uma substância química, isso altera o modo como a pessoa se sente internamente e se relaciona com o mundo. Mesmo essas mudanças sendo positivas, trata-se de uma violação colossal de limites quando pais ou escolas insistem para uma criança se submeter a flutuações de estados químicos sem que ela queira.

É compreensível que os professores se sintam frustrados numa sala de aula cheia de crianças entre as quais talvez duas ou quatro tenham TDAH. A não ser que o professor ignore por completo essas crianças ou as silencie por meio da coação, boa parte da sua energia será consumida na interação com elas em detrimento das outras. Como acontece entre os médicos, nem sempre os professores têm consciência do que o TDAH significa. O revoltante é que sistemas educacionais carentes de recursos precisem apelar para uma espécie de camisa de força química. Crianças estão sendo alteradas para se encaixar nas escolas, em vez de as escolas estarem sendo organizadas para atender às necessidades de crianças que precisam de mais flexibilidade e criatividade.

Também é compreensível o desespero de pais que mal conseguem lidar com o filho com TDAH e acham que, sem remédio, a criança terá um desempenho escolar ruim. Um casal que atendi chegou a misturar Ritalina na bebida que o filho tomava no café da manhã. O menino se recusava a tomar o remédio voluntariamente e, sem ele, vivia tendo problemas na escola. Convenci esse casal a cessar tal prática na mesma hora.

Pais e mães às vezes ficam chateados com minha insistência na autonomia da criança. "Ele vai repetir de ano se não tomar o remédio à força", é o argumento que usam. Tirando a questão de princípios, meus motivos são bastante práticos se tivermos em mente objetivos de longo prazo. Pode até ser possível fazer uma criança pequena avançar pelos primeiros anos de escola por meio do uso forçado de remédios. Mas e depois? Muito antes da adolescência, quase todas as crianças serão capazes de exercer uma forte resistência. Sua contravontade, até então reprimida, surgirá com tudo, e elas se oporão ao medicamento por mais útil que ele possa ter sido. Além do mais, pressionar a criança e violar seus limites sabotará os objetivos de desenvolvimento a longo prazo que de fato deveriam ser a principal meta do tratamento. Em vez de se preocupar com o desempenho acadêmico, bem melhor seria que os pais trabalhassem a relação de apego com o filho e seu próprio método de criação. Crianças que se sentem bem consigo mesmas e amadas em casa terão pouca probabilidade de recusar a ajuda de remédios caso, de fato, seja necessária.

Quem receita deve saber o que está fazendo

Os remédios usados para tratar o TDAH não podem ser receitados como a maioria dos medicamentos. A dosagem de penicilina receitada para uma infecção bacteriana de garganta, por exemplo, não varia entre uma criança de 8 anos e um adulto de 80. Alguns outros remédios são dosados segundo o peso corporal. No caso dos psicoestimulantes, não existe nem uma dose fixa nem se pode julgar a partir do tamanho corporal. Uma criança pequena pode precisar de uma dose alta, assim como um adulto talvez precise de uma dose baixa. O princípio é começar com uma quantidade mínima do remédio e ir aumentando aos poucos. Se uma criança tem efeitos adversos por causa de psicoestimulantes tomados durante um longo período, o problema se deve a um erro de quem está receitando, não aos remédios. É muito simples reduzir a dose ou interromper a medicação por completo em caso de problemas.

O objetivo da medicação não é controlar o comportamento, mas ajudar a criança a se concentrar

Os pré-adolescentes que tomam Ritalina são, em sua grande maioria, do sexo masculino, e mesmo para um menino com TDAH existem outros motivos além do transtorno que podem justificar seu comportamento agitado. Se um médico aumenta a dose do remédio até que se alcance um comportamento perfeito em sala de aula, ele pode acabar tranquilizando o paciente até um estado excessivamente entorpecido, com perda da vivacidade e da energia especial típicas de tantas crianças com TDAH. O mais importante deve ser a experiência que a criança tem de si mesma, não apenas os comportamentos observados. Nenhuma criança deveria ter que tomar remédios que lhe causam efeitos adversos, da mesma forma que nenhum adulto gostaria de fazê-lo.

O adulto deve ter expectativas claras e realistas quanto ao que os remédios podem fazer por ele

Num congresso sobre TDAH em adultos do qual participei, as conversas entre uma apresentação e outra tratavam principalmente de qual remédio era receitado para qual pessoa, e que outras substâncias poderiam estar sendo usadas. Havia uma decepção geral com o fato de, apesar do tratamento farmacológico, as pessoas continuarem tendo dificuldades significativas em sua vida. É claro que medicamentos não alteram as questões mais importantes que uma pessoa precisa enfrentar. Em alguns casos eles podem ser de imensa ajuda, e em outros seus benefícios serão mais limitados.

Em nenhum caso eles resolverão os problemas básicos de baixa autoestima, medo de intimidade, estilo de vida compulsivo e falta de autoconhecimento. As medicações, se tomadas, devem ser usadas com o objetivo específico de reduzir a distração e melhorar a concentração e o foco, não de mudar a vida das pessoas.

O adulto deve ter consciência do próprio estado emocional ao começar a tomar remédios para TDAH

Com certa frequência, o adulto com TDAH pode estar sofrendo de uma depressão branda ou de ansiedade. Se for o caso, os psicoestimulantes podem não ajudar, ou em alguns casos até piorar as coisas. Se houver depressão ou ansiedade, é preciso que essas questões sejam abordadas primeiro, ou pelo menos ao mesmo tempo.

Remédios nunca devem ser o único – nem mesmo o primeiro – tratamento

O problema mais sério relacionado ao uso indiscriminado de medicamentos para tratar o TDAH é que muitas vezes – talvez na grande maioria dos casos – eles são a única forma consistente de intervenção. Apesar disso, sozinhos eles não promovem mudanças positivas a longo prazo. Quando deixam de tomá-los, crianças ou adultos constatam que nenhum de seus problemas desapareceu.

O TDAH não é um problema primordialmente médico. Nem suas causas nem suas manifestações se devem a qualquer doença. Os fatores que sustentam a turbulência mental e os comportamentos relacionados ao TDAH são só em parte bioquimicamente internos ao indivíduo, e têm mais a ver com as circunstâncias nas quais a pessoa vive sua vida. Confiar num comprimido é tentador, mas isso conduz à direção errada. Bem mais difícil, e bem mais essencial, é abordar as questões de segurança psicológica, relações familiares, estilo de vida e autoestima.

Uma das muitas ótimas recomendações feitas pelo psicólogo Thomas Armstrong em seu livro *O mito do TDAH infantil* é que os remédios não sejam usados como tratamento de primeira linha para o transtorno. "O mais importante", escreve ele, "é que os remédios possam ser usados *como último recurso*, depois que uma real tentativa de usar diversas intervenções não farmacológicas tenha falhado."² Eu talvez não afirmasse isso de modo tão categórico assim, mas, apesar do entusiasmo que senti pelos remédios assim que fiquei sabendo sobre o TDAH, e apesar dos benefícios claros que eles possam ter, hoje tendo a pensar dessa forma.* Há casos em que é sensato fazer uma intervenção farmacológica precoce – com anuência do paciente –, como no caso da criança que não para quieta e não consegue ter uma vivência saudável em casa e na escola. O uso exclusivo de medicamentos nunca pode ser defendido, e os objetivos de desenvolvimento abordados neste livro devem sempre ser priorizados.

Os efeitos da medicação devem ser considerados a longo prazo

A garota de 15 anos que ficou com vontade de "assistir à aula chata do professor de geografia" após tomar sua primeira dose de Ritalina teve, apesar disso, alguns sentimentos contraditórios em relação ao medicamento. "Não estou sendo a pessoa de sempre", me disse ela. "É meio estranho ver minha mente funcionando de outro jeito." Durante a infância e a adolescência, o indivíduo tem a tarefa de consolidar uma noção de si mesmo, de quem ele é. Os remédios impõem um estado artificial, afetando humores e pensamentos. Mesmo que essas mudanças sejam positivas, elas ainda assim podem acrescentar confusão a um processo já rico em mudanças e conflitos internos. Elas podem, como assinala Stanley Greenspan, "sabotar o objetivo a longo prazo do adolescente, que é formar um senso de si unificado".³

Um dos principais motivos para não pressionar a criança a tomar remédios é que esse senso de si unificado tem uma probabilidade bem menor de ser perturbado se ela própria optar pelo tratamento farmacológico. Ao fazer uma escolha livre, ela não está simplesmente decidindo tomar um remédio, mas indicando que seu senso de si está pronto para acomodar a consciência de que ela talvez tenha problemas em determinadas áreas de

---

* Infelizmente, o Dr. Armstrong praticamente refuta a própria existência do TDAH. Apesar disso, seu livro é muito útil para pais e mães de crianças com o transtorno.

funcionamento, e de que vai aceitá-los. Ao apoiar essa liberdade de escolha, os pais mostram que confiam no julgamento da criança e que não acham que há algo errado com ela. Eles tampouco reforçam o receio da criança de não ser aceita exatamente do jeito que é.

Não dê importância excessiva aos efeitos da medicação

Seria fácil chegar a conclusões equivocadas a partir de experiências como a da mesma adolescente que, ao tomar Ritalina, teve uma conversa significativa com a mãe pela primeira vez em anos. Poderíamos supor que a única coisa errada entre mãe e filha era o TDAH da garota, agora "curado". Não é assim. Essa família segue tendo muitos problemas que só agora estão sendo trabalhados pelos pais. A própria garota, apesar do contato com a mãe sob o efeito da Ritalina, ainda falava com desânimo sobre sua relação com a família. "Por que meus pais não podem simplesmente me aceitar como eu sou?", dizia ela. "Não entendo nem por que eles me querem em casa." O fato de o remédio ter funcionado para acalmá-la e ter lhe dado foco certamente indica que ela tem um problema neurofisiológico, mas realça também o problema da mãe: algo nela se tensiona quando a filha está tensa. Suas próprias ansiedades são desencadeadas, impedindo-a de permanecer calma, amorosa e atenta. A menos que a filha esteja bem controlada, a mãe não consegue ter com ela uma atitude de aceitação. Não houve entre as duas individuação ou diferenciação suficiente. À sua própria maneira, o pai também participou desse triângulo. É responsabilidade do pai e da mãe reconhecer essas dinâmicas e tomar providências para mudá-las, algo que esse casal está disposto a fazer.

Considerando a importância das abordagens não farmacológicas, como explicar a imensa preferência pelo uso de remédios para tratar o TDAH? Há, é claro, na cultura ocidental a propensão a buscar alívio imediato para um problema insistente e difícil. Só que as coisas não são tão simples assim.

"Enquanto até muito recentemente a consulta clínica determinava o que era feito no laboratório de pesquisa", escreveu o médico e autor Sherwin Nuland, "hoje em dia os achados laboratoriais têm a mesma probabilidade de dizer ao médico o que ele pode fazer na consulta clínica. Muitas vezes é o rabo que abana o cachorro. Na verdade, o rabo está se tornando o cachorro."[4] O fato é que pesquisadores e médicos acham muito mais fácil obter financiamento para estudos clínicos de medicamentos do que para tratamentos que não tenham o potencial de gerar lucros imensos para ninguém. As grandes farmacêuticas, principal fonte das verbas de pesquisa, não têm incentivo algum para apoiar abordagens alternativas que em nada contribuirão para o tamanho de seus cofres. Se o rabo do laboratório está abanando o cachorro da experiência clínica, como sugere o Dr. Nuland, isso se deve em grande parte ao fato de o pobre cachorro estar morrendo de fome ao mesmo tempo que o rabo vai ficando cada vez maior.

32
O que significa dar atenção

Com a ajuda de tantas convenções, as pessoas resolveram tudo do jeito fácil, do jeito mais fácil possível. Mas está claro que devemos valorizar o esforço. Todo ser vivo se submete a isso. Tudo na natureza cresce e se estabelece à sua própria maneira, desenvolve a própria identidade, insiste nela a todo custo, contra toda resistência. Podemos ter certeza de pouquíssima coisa, mas a necessidade de valorizar o esforço é uma certeza que não nos abandona.

RAINER MARIA RILKE, Cartas a um jovem poeta

"Passei a vida inteira fingindo ser normal", me disse Elizabeth, 50 anos, designer de interiores. Se tem uma coisa que todo adulto com TDAH sabe é fingir normalidade. Elizabeth tenta se encaixar minimizando a intensidade dos próprios sentimentos em relação a coisas que os outros parecem considerar desimportantes, esforçando-se para reprimir a própria intensidade e fingindo se interessar por assuntos que a matam de tédio. É uma batalha perdida. Por mais que o alienígena tente se passar por terráqueo, algo esquisito e revelador nos seus modos, alguma expressão de sua verdadeira natureza vai, em momentos de desatenção, denunciá-lo como aquilo que ele de fato é: *diferente*.

Embora o medo de ser diferente seja universal, as pessoas que se encaixam nas normas sociais sofrem menos com isso. Quem não se considera diferente não é obrigado a passar cada dia da vida ciente da máscara que está usando e tomado pelo medo de ela cair.

A ironia é que a energia que adultos com TDAH gastam tentando se adequar é um desperdício, assim como a ansiedade de pais e mães por causa das peculiaridades do filho. O mundo está bem mais disposto a aceitar alguém diferente e à vontade com isso do que alguém que tenta desesperadamente se enturmar negando a própria essência. O que incomoda os outros, muito mais que a diferença, é a autorrejeição. Assim, a solução para o adulto não é "se encaixar", mas aceitar a própria incapacidade de se adequar. E, no caso da criança, sua singularidade precisa primeiro ser aceita no coração de seus pais.

Nada disso se conquista sem esforço, e nem sempre o sucesso total é possível. Não faz mal. O importante é se entregar ao processo, por mais difícil que seja. A cura não é um evento, não é um ato isolado. A cura ocorre mediante um processo; ela está no próprio processo.

Não se trata de modo algum de um processo fácil. A pessoa com TDAH se sente isolada desde o início. É bom que ela se dê conta de que muitas outras pessoas já tiveram e estão tendo a mesma experiência. Existem milhões de pessoas com a vida afetada de uma forma ou de outra pelo TDAH. O apoio mútuo certamente ajuda. Juntos somos mais fortes.

Essa força coletiva é essencial também para outro propósito: além do apoio psicológico individual, é preciso que a sociedade em geral mude sua maneira de ver o TDAH, especialmente os profissionais de saúde e educação. Ainda há muita confusão, ceticismo e hostilidade em torno desse tema.

O conhecimento médico atual sobre o TDAH me lembra o modo como médicos costumavam conduzir partos na década de 1970, quando comecei a exercer a medicina. Era comum fazer episiotomia em todas as parturientes. "Hora de fazer um cortezinho", eu anunciava quando a cabeça do bebê estava pronta para sair pelo canal de parto. Após injetar um anestésico local perto da entrada da vagina, eu então realizava uma incisão de poucos centímetros, aparava o bebê e o passava para a enfermeira. Em seguida me dedicava a costurar a ferida que eu mesmo havia causado. Era isso que eu fora ensinado a fazer na faculdade de medicina; eu não conhecia outra forma. Por acaso aprendi com algumas parteiras – naquela idade das trevas que ainda opera de forma ilícita na Colúmbia Britânica – que na maioria dos partos não é preciso fazer episiotomia. Outras surpresas se seguiram: as mulheres podiam parir sem estar com os pés em estribos, ou mesmo sem estar deitadas. Quando não houvesse complicações, o bebê podia ser entregue à mãe sem ser cutucado e examinado sob luzes fortes ou ter tubos plásticos de sucção enfiados na boca. Essas doutrinas hereges foram desde então validadas por pesquisas médicas, de modo que hoje obstetras podem exercer com paz de espírito aquilo que as parteiras já fazem com segurança há centenas de anos. Três conclusões podem ser tiradas dessa experiência. Primeiro, a visão médica do mundo tende a não confiar muito na natureza. Segundo, há coisas no mundo que são verdadeiras mesmo sem serem ensinadas na faculdade de medicina. Terceiro, médicos às vezes precisam ser educados pela sociedade... à força, se necessário. Desde que comecei a me interessar pelo TDAH, já vi as mesmas lições se aplicarem repetidas vezes. Elas se aplicam também ao sistema de ensino e à psicoterapia. As pessoas precisam ir atrás de ajuda e educar os profissionais quanto à realidade de sua vida. Pais de crianças com TDAH, assim como adultos com o transtorno, precisam exigir que o mundo preste mais atenção nas suas necessidades, ao mesmo tempo que aprendem a prestar atenção em si mesmos e em seus filhos.

Aprendi por experiência que um objetivo de vida não pode ser evitar sentimentos dolorosos. Para pessoas como eu, que têm TDAH, e para todas as outras também, a dor emocional é uma realidade. Ela não precisa excluir a alegria e a capacidade de apreciar a beleza da vida. Cada um de nós precisa adquirir a sabedoria ancestral de que o importante não é lutar contra a dor, mas conseguir suportá-la quando ela for inevitável. "Muitos pais se abalam quando seus filhos estão se sentindo tristes ou decepcionados", escreve Stanley Greenspan. "É especialmente difícil para pais de crianças sensíveis, pois elas sentem as emoções com muita intensidade. No entanto, os pais podem ajudar seus filhos a lidar com esses sentimentos incômodos, a tolerar uma sensação de perda e decepção e seguir em frente."[1] Não estamos ajudando nossos filhos quando tentamos protegê-los da tristeza ou do fracasso. O que realmente queremos para eles, quando sentirem tristeza, é que sejam capazes de suportar a decepção e os sentimentos dolorosos, que não se escondam atrás de surtos de raiva ou comportamentos compulsivos com o objetivo de evitar o abalo emocional. Em suma, que não venham a ser adultos com TDAH. É preciso muito amor para ajudar uma criança a aceitar o sofrimento, entendendo que a tristeza pode ser suportada e que, assim como todos os outros estados mentais, é algo efêmero. Vai passar.

Ao longo deste livro, insisti na conexão entre relacionamento humano e atenção. Acontece que o amor está intimamente associado à atenção. Em *A trilha menos percorrida*, M. Scott Peck define de forma brilhante o amor como ação, como a disposição para se desdobrar de modo a conseguir cuidar do crescimento espiritual e psicológico de outro alguém ou de si mesmo. Desdobrar-se significa fazer exatamente aquilo que achamos difícil fazer. A maioria dos pais não precisa ser ensinada a amar os filhos, mas todos nós teríamos muito a ganhar se aprendêssemos a demonstrar esse amor a cada dia. Torço para que as pessoas possam encontrar alguma ajuda neste livro.

Adultos com TDAH são os que têm pela frente a tarefa mais difícil de todas: aprender a demonstrar amor por si mesmos. Essa é a luta suprema, pois exige que o indivíduo se dispa gradualmente das defesas que passou a identificar como seu eu e se aventure em território desconhecido.

Amar, segundo o Dr. Peck, é se desdobrar na direção de outro alguém ou de si mesmo. Por acaso, esse também é o significado exato de *dar atenção* a outro alguém ou a si mesmo. A palavra "atenção" vem do latim *attendere*, "esticar". *Dar atenção* significa desdobrar-se, esticar-se em determinada direção.

Se formos capazes de amar ativamente, não haverá nenhum déficit de atenção e nenhum transtorno.

BIBLIOGRAFIA

Não tentei listar todas as obras consultadas para este livro, tampouco todas as que o leitor poderá achar úteis. São citadas apenas as publicações usadas como referência no texto ou que foram consideradas de especial importância na sua preparação.

– G.M.

OBRAS GERAIS SOBRE TDAH

ARMSTRONG, Thomas. *O mito do TDAH infantil: 101 maneiras de melhorar o comportamento e a atenção de seu filho sem medicamentos, rótulos ou coerção.* São Paulo: Manole, 2019.

HALLOWELL, Edward M.; RATEY, John J. *Tendência à distração: Identificação e gerência do distúrbio do déficit de atenção da infância à vida adulta.* Rio de Janeiro: Rocco, 1999.

_____. *Answers to Distraction.* Nova York: Pantheon Books, 1994.

OBRAS ACADÊMICAS E PROFISSIONAIS SOBRE TDAH

BARKLEY, Russell A. *Transtorno de déficit de atenção/hiperatividade.* Porto Alegre: Penso, 2002.

_____. "Impaired Delayed Responding". *In*: ROUTH, Donald K. (org.). *Disruptive Behavior Disorders in Childhood*. Nova York: Plenum Press, 1994.

_____. *ADHD and the Nature of Self-Control*. Nova York: The Guilford Press, 1997.

HINSHAW, Stephen P. *Attention Deficits and Hyperactivity in Children*. Thousand Oaks, CA: Sage Publications, 1994.

NADEAU, Kathleen G. *A Comprehensive Guide to Attention Deficit Disorder in Adults: Research, Diagnosis, Treatment*. New York: Brunner/Mazel, 1995.

WENDER, Paul H. *Attention-Deficit Hyperactivity Disorder in Adults*. Nova York: Oxford University Press, 1995.

OBRAS DE PSICOLOGIA, PSIQUIATRIA E DESENVOLVIMENTO INFANTIL

BOWLBY, John. *Apego e perda I – Apego: a natureza do vínculo*. São Paulo: Martins Fontes, 2019.

_____. *Apego e perda II: Separação, angústia e raiva*. São Paulo: Martins Fontes, 2019.

_____. *Apego e perda III: Perda, tristeza e depressão*. São Paulo: Martins Fontes, 2019.

_____. *Uma base segura: Aplicações clínicas da teoria do apego*. São Paulo: Artmed, 2023.

CHESS, Stella; THOMAS Alexander. *Origins and Evolution of Behavior Disorders: From Infancy to Early Adult Life*. Cambridge, MA: Harvard University Press, 1984.

DECI, Edward L. *Por que fazemos o que fazemos: Entendendo a automotivação*. São Paulo: Negócio Editora, 1997.

DINNERSTEIN, Dorothy. *The Mermaid and the Minotaur: Sexual Arrangements and Human Malaise*. Nova York: Harper Perennial, 1977.

DREIKURS, Rudolf. *Children: THE Challenge*. Nova York: Hawthorn/Dutton, 1964.

DUBOVSKY, Steven L. *Mind-Body Deceptions: The Psychosomatics of Everyday Life*. Nova York: W.W. Norton & Company, 1997.

EPSTEIN, Mark. *Pensamentos sem pensador: Psicoterapia pela perspectiva budista*. São Paulo: Gryphus Editora, 2018.

ERIKSON, Erik H. *Infância e sociedade*. Rio de Janeiro: Zahar, 1971.

FIRESTONE, Robert W. *The Fantasy Bond: Effects of Psychological Defenses on Interpersonal Relations*. Nova York: Human Sciences Press, Inc., 1985.

FREEMAN, David S. *Family Therapy with Couples: The Family-of-Origin Approach*. Nova York: Jason Aronson Inc., 1992.

GOLEMAN, Daniel. *Inteligência emocional: A teoria revolucionária que redefine o que é ser inteligente*. Rio de Janeiro: Objetiva, 2011.

GREENSPAN, Stanley I. *The Challenging Child: Understanding, Raising and Enjoying the Five "Difficult" Types of Children*. Reading, MA: Addison-Wesley Publishing, 1995.

_____. *A evolução da mente*. Rio de Janeiro: Record, 1999.

HERMAN, Judith Lewis. *Trauma and Recovery: The Aftermath of Violence From Domestic Abuse to Political Terror*. Nova York: Basic Books, 1992.

KAGAN, Jerome. *The Nature of the Child*. Nova York: Basic Books, 1994.

KAUFMAN, Gershen. *Shame: The Power of Caring*. Rochester, VT: Schenkman Books, 1980.

KEARNEY, Robert J. *Within the Wall of Denial: Conquering Addictive Behaviors*. Nova York: W.W. Norton and Company, 1996.

KERR, Michael E.; BOWEN, Murray. *Family Evaluation: The Role of the Family as an Emotional Unit that Governs Individual Behavior and Development*. Nova York: W.W. Norton and Company, 1988.

Van der KOLK, Bessel A. et al. (org.). *Traumatic Stress: The Effects of Overwhelming Experience on Mind, Body and Society*. Nova York: The Guilford Press, 1996.

LYNN, Steven Jay; RHUE, Judith W. (org.). *Dissociation: Clinical and Theoretical Perspectives*. Nova York: The Guilford Press, 1994.

MAHLER, Margaret S. et al. *O nascimento psicológico da criança: Simbiose e individuação*. São Paulo: Artmed, 1986.

MILLER, Alice. *The Untouched Key: Tracing Childhood Trauma in Creativity and Destructiveness*. Nova York: Anchor Books, 1988.

_____. *O drama da criança bem-dotada: A busca do verdadeiro eu*. São Paulo: Summus Editorial, 2024.

MONTAGU, Ashley. *The Human Revolution*. Nova York: Bantam Books, 1965.

MURRAY, Lynne; COOPER, Peter J. *Pospartum Depression and Child Development*. Nova York: The Guilford Press, 1997.

PLOMIN, Robert. *Development, Genetics, and Psychology*. Hillsdale, NJ: Lawrence Erlbaum Associates, 1986.

RATEY, John J.; JOHNSON, Catherine. *Shadow Syndromes: Recognizing and Coping with the Hidden Psychological Disorders that Can Influence your Behavior and Silently Determine the Course of Your Life*. Nova York: Pantheon Books, 1997.

RATHVON, Natalie. *The Unmotivated Child: Helping Your Underachiever Become a Successful Student*. Nova York: Fireside, 1996.

ROGERS, Carl R. *Tornar-se pessoa*. São Paulo: WMF Martins Fontes, 2009.

SINGER, Dorothy G.; REVENSON, Tracey A. *A Piaget Primer: How a Child Thinks*. Nova York: Penguin Books, 1978.

STERN, Daniel N. *The Interpersonal World of the Infant*. Nova York: Basic Books, 1985.

SULLOWAY, Frank J. *Vocação rebelde*. Rio de Janeiro: Record, 2000.

WINNICOTT, D.W. *The Child, the Family, and the Outside World*. Nova York: Penguin Books, 1964.

_____. *The Maturational Process and the Facilitating Environment: Studies in the Theory of Emotional Development*. Madison, CT: International Universities Press, 1985.

CÉREBRO, MENTE E DESENVOLVIMENTO CEREBRAL

DAMÁSIO, António R. *O erro de Descartes: Emoção, razão e o cérebro humano*. São Paulo: Companhia das Letras, 2012.

DAWSON, Geraldine; FISCHER, Kurt W. *Human Behavior and the Developing Brain*. Nova York: The Guilford Press, 1994.

DIAMOND, Marian Cleeves. *Enriching Heredity: The Impact of the Environment on the Anatomy of the Brain*. Nova York: The Free Press, 1988.

EDELMAN, Gerald M. *Bright Air, Brilliant Fire: On the Matter of the Mind*. Nova York: Basic Books, 1992.

FREYD, Jennifer F. *Betrayal Trauma: The Logic of Forgetting Childhood Abuse*. Cambridge, MA: Harvard University Press, 1996.

GREENSPAN, Stanley I. *A evolução da mente: As origens da inteligência e as novas ameaças a seu desenvolvimento*. Rio de Janeiro: Record, 1999.

KOTULAK, Ronald. *Inside the Brain: Revolutionary Discoveries of How the Mind Works*. Kansas City, MO: Andrews and McMeel, 1996.

LeDOUX, Joseph. *O cérebro emocional: Os misteriosos alicerces da vida emocional*. Rio de Janeiro: Objetiva, 1998.

RESTAK, Richard M. *The Modular Brain: How New Discoveries in Neuroscience are Answering Age-Old Questions About Memory, Free Will, Consciousness, and Personal Identity*. Nova York: Simon and Schuster Inc., 1994.

_____. *Receptors*. Nova York: Bantam Books, 1994.

SCHACTER, Daniel L. *Searching for Memory: The Brain, the Mind and the Past*. Nova York: Basic Books, 1996.

SCHORE, Allan N. *Affect Regulation and the Origin of the Self: The Neurobiology of Emotional Development*. Hillsdale, NJ: Lawrence Erlbaum Associates, 1994.

SIEGEL, Daniel J. "Cognitive Neuroscience Encounters Psychotherapy: Lessons from Research on Attachment and the Development of Emotion, Memory and Narrative", apresentado em discurso na plenária do 1996 Annual Meeting of the American Association of Directors of Psychiatric Residency Training (a ser publicado em SIEGEL, Daniel J. *Memory Matters*. Guilford).

STORR, Anthony. *Solitude*. Londres: Flamington, 1989.

OUTRAS OBRAS CITADAS

BLY, Robert. *The Sibling Society*. Nova York: Vintage Books, 1996.

DOSTOIÉVSKI, Fiódor. *Memórias do subsolo*. São Paulo: Editora 34, 2009.

FRANK, Anne. *O diário de Anne Frank*. Rio de Janeiro: Record, 2014.

GINZBERG, Louis. *As lendas do povo judeu*. São Paulo: Perspectiva, 2020.

HENDRIX, Harville. *Getting the Love You Want: A Guide for Couples*. Nova York: HarperCollins, 1990.

ILLICH, Ivan. *Limits to Medicine*. Londres: Marion Boyards, 1976.

KRISHNAMURTI, J. *On Relationship*. Nova York: Harper San Francisco, 1992.

MILLER, Henry. *Sexus*. São Paulo: Companhia das Letras, 2004.

MORROW, Lance. *Heart: A Memoir*. Nova York: Warner Books, 1995.

NIETZSCHE, Friedrich. *Ecce Homo: Como alguém se torna aquilo que é*. Petrópolis: Vozes, 2022.

PECK, Scott F. *A trilha menos percorrida*. Rio de Janeiro: Imago, 1994.

PROUST, Marcel. *À procura do tempo perdido, Vol. I: Para o lado de Swann*. São Paulo: Companhia das Letras, 2022.

RICCI, Nino. *In a Glass House*. Toronto: McClelland & Stewart, 1983.

SACKS, Oliver. *Um antropólogo em Marte*. São Paulo: Companhia de Bolso, 2006.

SALINGER, J. D. *O apanhador no campo de centeio*. São Paulo: Todavia, 2019.

SUZUKI, Shunryu. *Mente Zen, mente de principiante*. São Paulo: Palas Athena, 1994.

WEIL, Andrew. *Saúde ideal em 8 semanas*. Rio de Janeiro: Rocco, 1998.

WINNICOTT, D. W. *Tudo começa em casa*. São Paulo: Ubu Editora, 2021.

NOTAS

PREFÁCIO

1. Katherine Ellison "A.D.H.D. Rates Rise Around Globe, but Sympathy Often Lags." *The New York Times,* 9 nov. 2015. https://archive.nytimes.com/well.blogs.nytimes.com/2015/11/09/a-d-h-d-rates-rise-around-globe-but-sympathy-often-lags.

INTRODUÇÃO

1. Na literatura acadêmica, Stephen P. Hinshaw, professor associado de psicologia na Universidade da Califórnia em Berkeley, tem sido uma voz singular, sugerindo a possibilidade de interações biológicas, sociais e psicológicas complexas que, juntas, constituiriam as raízes do TDAH: "Está sendo lenta a aceitação de conceitos de rotas causais complexas nas quais fatores de risco psicobiológicos, funcionamento familiar problemático e influências sistêmicas mais amplas poderiam se combinar para moldar problemas na regulação da atenção, na modulação do nível de atividade e na inibição da resposta." (HINSHAW, *Attention Deficits and Hyperactivity in Children*, p. ix.)

CAPÍTULO 3 – PODERÍAMOS TODOS FICAR LOUCOS

1. Estatísticas canadenses sobre o uso da Ritalina: *The Vancouver Province,* 3 abr. 1998.

2. Sobre nosso conhecimento ainda rudimentar em relação ao microfuncionamento do cérebro, "estamos muito longe de conseguir explicar sequer um aspecto ou parte de um ato integrado por meio de um circuito neural, conjunto neural ou código neural", escreve a pesquisadora do cérebro Patricia Goldman-Rakic. (DAWSON e FISCHER, *Human Behavior and the Developing Brain*, p. xi.)

CAPÍTULO 5 – ESQUECER DE PENSAR NO FUTURO

1. SINGER e REVENSON, *A Piaget Primer*, p. 95.
2. GOLEMAN, *Emotional Intelligence* [*Inteligência emocional*], p. 34.
3. Estudo da Universidade de Alberta: JANZEN, Troy et al. Differences in Baseline EEG Measures for ADD and Normally Achieving Preadolescent Males. *Biofeedback and Self-Regulation*, v. 20, n. 1, pp. 65-82, 1995.
4. "O trabalho do córtex é impedir a resposta inadequada, mais do que produzir a resposta adequada", escreve o neurocientista Joseph LeDoux. (LeDOUX, *The Emotional Brain* [*O cérebro emocional*], p. 165.)
5. GREENSPAN, *The Growth of the Mind* [*A evolução da mente*], p. 143.

CAPÍTULO 6 – MUNDOS DISTINTOS: HEREDITARIEDADE E OS AMBIENTES DA INFÂNCIA

1. A escassez de evidências em prol da base genética para traços de personalidade não se limita ao TDAH. Robert Plomin, célebre geneticista comportamental da Universidade do Colorado em Boulder, abordou essa questão num de seus livros. O estudo dos efeitos hereditários no desenvolvimento da personalidade, assinalou ele, demandaria identificar genes isolados que determinam características específicas. "Infelizmente, não existe nenhum exemplo de um único gene sequer que determine uma quantidade detectável de variação em qualquer característica psicológica, como, por exemplo, capacidade cognitiva, personalidade ou psicopatologia." (PLOMIN, *Development, Genetics, and Psychology*, p. 4.)

2. "Como pais e mães compartilham com os descendentes tanto o ambiente familiar quanto a hereditariedade, a semelhança não prova a existência de uma influência genética." (PLOMIN, p. 9.)
3. Existe outro argumento pró-genético nessa mesma linha: como gêmeos idênticos adotados por famílias distintas têm uma taxa de concordância mais alta que a de gêmeos fraternos, a diferença mais uma vez parece se dever à genética. Em alguma medida é verdade, claro. Qualquer suscetibilidade genética herdada por um gêmeo idêntico também afetará seu irmão. Entretanto, existe também um importante fator ambiental em jogo. O mundo tem uma probabilidade muito maior de reagir de modo semelhante a gêmeos idênticos – mesmo sexo, mesmas tendências herdadas, mesmos traços físicos – do que a gêmeos fraternos, que podem ser de sexos opostos e diferir na aparência e nos padrões de reatividade. Em outras palavras, no caso dos gêmeos idênticos, os fatores ambientais têm uma probabilidade ainda maior de serem parecidos, mesmo em caso de adoção por famílias diferentes.
4. WENDER, *Attention-Deficit Hyperactivity Disorder in Adults*, p. 98.
5. GREENSPAN, *The Growth of the Mind* [*A evolução da mente*], p. 143.
6. "A influência da ordem de nascimento, assim como a do gênero, pode ser identificada ao longo da história com consequências claras e radicais. [...] Suas consequências psicológicas fornecem fortes indícios sobre o papel do ambiente familiar", afirma Frank J. Sulloway, do Departamento de Ciências Cerebrais e Cognitivas do Massachusetts Institute of Technology, em seu livro *Born to Rebel* [*Vocação: rebelde*], p. xiv.
7. MAHLER, *The Psychological Birth of the Human Infant* [*O nascimento psicológico da criança*], p. 3.

CAPÍTULO 7 – ALERGIAS EMOCIONAIS: TDAH E SENSIBILIDADE

1. Estudo sobre estimulação do nervo vago: DAWSON e FISCHER, p. 349.

CAPÍTULO 8 – UMA COREOGRAFIA SURREALISTA

1. "A quantidade de contatos sinápticos no córtex cerebral humano é vertiginosa", escreve Peter Huttenlocher, neurocientista da Universidade de Chicago. "Está claro que essa grande quantidade não tem como ser determinada por uma programação genética em que cada sinapse tenha uma localização precisa. O mais provável é que somente o esboço geral da conectividade básica seja determinado geneticamente." (DAWSON e FISCHER, p. 138.)
2. DAMÁSIO, *Descartes' Error* [*O erro de Descartes*], p. 260.
3. A respeito da vulnerabilidade do cérebro do bebê em relação a influências ambientais: "Em qualquer momento desse processo, há muitos potenciais para estímulos bons ou ruins entrarem lá e moldarem a microestrutura do cérebro", declarou numa entrevista ao *Chicago Tribune* o Dr. Robert Post, chefe do setor de psiquiatria biológica do Instituto Nacional de Saúde Mental dos Estados Unidos. (KOTULAK, *Inside the Brain*, p. 8.)
4. Darwinismo neural: "Tanto os neurônios quanto as conexões neurais competem para sobreviver e crescer", escrevem os pesquisadores Kurt W. Fischer e Samuel P. Rose. "Neurônios que recebem pouco estímulo e, portanto, não ficam ativos são eliminados; já os ativos são mantidos. Da mesma forma, as sinapses que conectam os neurônios competem entre si, e as que recebem bastante estímulo prosperam, enquanto as que recebem estímulos mínimos se enfraquecem ou acabam extintas. Essa competição é uma parte importante do desenvolvimento e parece explicar muitos dos efeitos da experiência específica. A experiência faz alguns neurônios e sinapses (e outros não) sobreviverem e crescerem." (DAWSON e FISCHER, p. 9.)
5. "Todos os indícios apontam que, embora o período de gestação humano tenha só uma semana ou duas de diferença em comparação com o dos grandes primatas, inúmeros fatores, que se combinam para resultar no desenvolvimento muito mais prolongado do bebê humano, o levam a nascer antes de sua gestação ter se completado." (MONTAGU, *The Human Revolution*, p. 86.)

CAPÍTULO 9 – SINTONIZAÇÃO E APEGO

1. Artigo da *Scientific American* citado em SCHORE, *Affect Regulation and the Origin of the Self*, p. 73.
2. Estudo de EEG em bebês de Seattle: DAWSON e FISCHER, p. 367.
3. Estudo britânico sobre depressão pós-parto: MURRAY e COOPER, *Postpartum Depression and Child Development*, p. 97.
4. SIEGEL, "Cognitive Neuroscience Encounters Psychotherapy", notas para um discurso feito na plenária do encontro anual de 1996 da Associação Americana de Diretores de Treinamento em Residência Psiquiátrica (AADPRT).
5. Os intrincados processos de sintonização são descritos da seguinte maneira por Daniel Stern, professor de psiquiatria e chefe do Laboratório de Processos de Desenvolvimento do Centro Médico da Universidade Cornell: "Primeiro, o cuidador precisa ser capaz de ler o estado emocional do bebê a partir de seu comportamento externo. Segundo, o cuidador precisa executar algum comportamento que não seja uma simples imitação, mas que corresponda de alguma forma ao comportamento explícito do bebê. Terceiro, o bebê precisa ser capaz de associar essa reação à sua experiência emocional original, sem interpretá-la como uma simples imitação de seu comportamento." (STERN, *The Interpersonal World of the Infant*, p. 139.)

    Em outras palavras, a mãe (ou figura materna) precisa estar extremamente atenta às gradações sutis e rapidamente mutáveis das emoções do bebê. Ela (ou ele) precisa então ser capaz de comunicar ao bebê – por meio da expressão facial, do tom de voz e da linguagem corporal – que compreende essas emoções e que as está vivenciando também. Essas mensagens são processadas e codificadas pela parte frontal do hemisfério direito do bebê, o córtex pré-frontal direito.

6. BOWLBY, *A Secure Base* [Uma base segura], p. 7.
7. Segundo John Bowlby, pioneiro da teoria do apego: "Uma criança apegada a alguém tem uma forte predisposição para buscar proximidade e contato com essa figura específica, e faz isso em determinadas situações, em especial quando está com medo, cansada ou doente." (BOWLBY, *Attachment* [Apego], p. 371.)

8. GREENSPAN, *The Growth of the Mind* [A evolução da mente], p. 53.

CAPÍTULO 10 – AS PEGADAS DA PRIMEIRA INFÂNCIA

1. Dados científicos e observações psicológicas que apontam para o papel central do córtex orbitofrontal na autorregulação, na motivação, no processamento emocional e na atenção são detalhados com maestria em *Affect Regulation and the Origin of the Self* (Regulação dos afetos e a origem do self), de Allan N. Schore, destinado a se tornar um clássico sobre o desenvolvimento do cérebro.

2. SCHORE, p. 195.

3. "Perturbações nas funções elétricas e químicas podem prejudicar uma região do cérebro de muitas maneiras sutis, e as lesões são apenas um exemplo extremo disso", assinala o psicólogo e neurocientista Joseph LeDoux (LeDOUX, p. 250.)

4. DAMÁSIO, p. 78.

5. DUBOVSKY, *Mind-Body Deceptions*, p. 193.

6. Estudo sobre ansiedade e benzodiazepinas naturais em ratos: CALDJI Christian *et al.* Maternal care during infancy regulates the development of neural systems mediating the expression of fearfulness in the rat. *Proceedings of the National Academy of Sciences of the United States of America*, v. 95, n. 9, pp. 5335-5340, 28 abr. 1998.

CAPÍTULO 12 – HISTÓRIAS DENTRO DE HISTÓRIAS: TDAH E FAMÍLIA (III)

1. BARKLEY, *Attention-Deficit Hyperactivity Disorder* [Transtorno de déficit de atenção/hiperatividade], pp. 147-148, 157.

2. VAN DER KOLK, *Traumatic Stress*.

3. BARKLEY, *Attention-Deficit Hyperactivity Disorder* [Transtorno de déficit de atenção/hiperatividade], p. 149.

4. *Ibid.*, p. 148.

5. BOWLBY, *Separation* [Separação], p. 266.

CAPÍTULO 13 – A MAIS FRENÉTICA DAS CULTURAS: AS RAÍZES SOCIAIS DO TDAH

1. HALLOWELL e RATEY, *Driven to Distraction* [*Tendência à distração*], p. 191.
2. BOWLBY, *Attachment* [*Apego*], p. 46.
3. HALLOWELL e RATEY, *Driven to Distraction* [*Tendência à distração*], p. 191.

CAPÍTULO 14 – PENSAMENTOS DESCONEXOS E DESORGANIZAÇÃO: DISTRAÇÃO E DESLIGAMENTO

1. "Em termos mais gerais", escreve o psicólogo Etzel Cardeña, "dissociação significa simplesmente que dois ou mais processos ou conteúdos da mente não estão associados ou integrados." (LYNN e RHUE, *Dissociation*, p. 15.)

   O valor da dissociação é explicado da seguinte maneira pelo Dr. Bessel van der Kolk, professor associado de psiquiatria da Escola de Medicina de Harvard e diretor do Centro de Trauma do Human Resources Institute Hospital de Brookline, Massachusetts: "Durante uma experiência traumática, a dissociação permite à pessoa observar o acontecimento como espectadora, vivenciando pouco ou nenhum sofrimento ou abalo emocional, protegendo-se da consciência do impacto total do ocorrido." (VAN DER KOLK, p. 192.)

2. FREYD, *Betrayal Trauma*, p. 68.
3. FISCHER e ROSE, em DAWSON e FISCHER, p. 33.
4. LeDOUX, p. 287.
5. GREENSPAN, *The Growth of the Mind* [*A evolução da mente*], p. 45.
6. Quando o rosto materno expressa um estado emocional positivo, o bebê tem uma probabilidade maior de buscar o olhar da mãe. Pouco antes de completar 1 ano, quando o bebê começa a andar, o rosto da mãe se torna um guia importante para a exploração do mundo. O olhar feliz e reconfortante da mãe incentiva o interesse em relação ao entorno. Leva apenas um instante – em média 1,33 segundo – para o bebê ler na

expressão facial da mãe os sinais que o encorajam ou desencorajam a continuar explorando o ambiente. (Dados de SCHORE.)
7. SCHACTER, *Searching for Memory*, p. 154.

CAPÍTULO 15 – AS OSCILAÇÕES PENDULARES: HIPERATIVIDADE, APATIA E VERGONHA

1. Esse comportamento de "varredura", bem como outros comportamentos automáticos observados em crianças e adultos com TDAH, é muito semelhante ao que John Bowlby descreve como o comportamento de um bebê após um período de separação da mãe. "Às vezes por horas a fio, o bebê esticava o pescoço para vasculhar seu entorno, aparentemente sem se concentrar em nenhum traço específico, deixando os olhos varrerem todos os objetos sem se prender a nenhum em especial." (BOWLBY, *Separation* [*Separação*], p. 54.)

    Crianças mais velhas que já conseguem se movimentar apresentam uma espécie de hiperatividade móvel que pode se alternar com abatimento e inatividade. Essas são também as oscilações pendulares que caracterizam o comportamento de alguém com TDAH. Outro estudo citado por Bowlby observou: "Essa atividade muitas vezes se refletia em buscas ansiosas ou movimentos agitados. Às vezes havia um tipo de reação bastante oposta ao estresse de ficar sozinho: uma espécie de imobilidade congelada. Além disso, uma criança abalada pela separação ocasionalmente alternava entre a correria sem rumo e a imobilidade." (*Ibid.*, p. 50.)

    Alguns experimentos com animais são reveladores. Na Universidade Estadual da Pensilvânia, descobriu-se que ratos propositalmente lesionados na área orbitofrontal do córtex se tornavam hiperativos. Observações semelhantes foram feitas no Centro de Medicina da Universidade do Colorado, onde filhotes de macaco foram separados da mãe. Juntos, esses achados sugerem que interferir no apego mãe-bebê tem consequências semelhantes às que resultam de danos físicos ao córtex orbitofrontal. A diferença é que a lesão cerebral não tem como ser revertida, mas a disfunção emocional tem.

2. KAUFMAN, *Shame*, p. 13.

3. Todas as observações de pesquisa neste capítulo, exceto se especificado de outra forma, são citações de SCHORE, *Affect Regulation and the Origin of the Self*, pp. 199-230.

CAPÍTULO 16 – SÓ ACABA QUANDO TERMINA: OLHAR POSITIVO INCONDICIONAL

1. Todas as três citações são de DIAMOND, *Enriching Heredity*, p. 150, 157 e 164, respectivamente.
2. Plasticidade do cérebro na primeira infância: DAWSON e FISCHER, p. 147.
3. BENES, citada em DAWSON e FISCHER, p. 198.
4. DAMÁSIO, p. 112.
5. GREENSPAN, *The Growth of the Mind* [A evolução da mente], p. 151.
6. ROGERS, *On Becoming a Person* [Tornar-se pessoa], p. 283.
7. DIAMOND, p. 163.
8. ROGERS, p. 283. Rogers estava resumindo as qualidades de um bom terapeuta, mas o que é necessário numa relação terapeuta-paciente também vale para a relação entre pais e filhos.

CAPÍTULO 18 – COMO PEIXES NO MAR

1. KERR e BOWEN, *Family Evaluation*, p. 203.
2. FREEMAN, *Family Therapy with Couples*, p. 8.

CAPÍTULO 19 – SÓ QUEREM ATENÇÃO

1. DECI, *Why We Do What We Do* [Por que fazemos o que fazemos], p. 28.

CAPÍTULO 20 – OS DESAFIADORES: TDAH OPOSITOR

1. GREENSPAN, *The Growth of the Mind* [A evolução da mente], p. 68.

2. LEPPER, M. R. *et al.* Undermining Children's Intrinsic Interest With Extrinsic Rewards. *Journal of Personality and Social Psychology*, v. 28, pp. 129-137, 1973.
3. DECI, pp. 18, 25.

CAPÍTULO 22 – MEU MARSHMALLOW QUEIMOU: MOTIVAÇÃO E AUTONOMIA

1. RATHVON, *The Unmotivated Child*, p. 25.
2. DECI, pp. 30, 42.
3. GREENSPAN, *The Challenging Child*, p. 50.
4. GREENSPAN, *The Challenging Child*, p. 44.
5. RATHVON, p. 119.

CAPÍTULO 23 – CONFIE NA CRIANÇA, CONFIE EM SI MESMO: O TDAH EM SALA DE AULA

1. O artigo "The Incoherent Brain", de Allyson Goldin, foi publicado na *Harper's Magazine* em maio de 1998.
2. *The New York Times*, 7 de abril de 1998.

CAPÍTULO 25 – MOTIVOS PARA EXISTIR: AUTOESTIMA

1. MILLER, *The Drama of the Gifted Child* [*O drama da criança bem-dotada*], p. 33
2. DAMÁSIO, p. 240.

CAPÍTULO 26 – DO QUE É FEITA A MEMÓRIA

1. HERMAN, *Trauma and Recovery*, p. 235.
2. SCHACTER, p. 161.
3. LeDOUX, p. 198.

4. SCHACTER, p. 233.
5. LeDOUX, p. 204.
6. GREENSPAN, *The Growth of the Mind* [A evolução da mente], p. 56.

CAPÍTULO 27 – LEMBRANÇAS DO QUE NÃO ACONTECEU: TDAH E RELACIONAMENTOS

1. EPSTEIN, *Thoughts Without a Thinker* [Pensamentos sem pensador], p. 165.
2. LeDOUX, p. 203.
3. Sobre a interação entre córtex orbitofrontal e amídala: "O córtex orbital proporciona um vínculo por meio do qual o processamento emocional pela amídala talvez esteja relacionado, na memória de trabalho, com informações que estão sendo processadas em regiões sensoriais e em outras regiões do neocórtex", escreve o Dr. LeDoux (*The Emotional Brain* [O cérebro emocional], p. 278). Resumindo: o COF coleta dados sobre informações vindas de fora, em especial o conteúdo emocional dos estímulos, interpreta-os à luz da memória implícita gravada em seus circuitos durante nossos primeiros meses e anos, e conecta todas essas informações com as mensagens emocionais que chegam vindas das regiões inferiores do cérebro.
4. BOWLBY, *Separation* [Separação], p. 12.
5. KERR e BOWEN, p. 165.
6. GREENSPAN, *The Growth of the Mind* [A evolução da mente], p. 248.
7. HENDRIX, *Getting the Love You Want*, p. 35.

CAPÍTULO 28 – MOISÉS SALVO PELO ANJO: AUTOMATERNAGEM (I)

1. GINZBERG, *The Legends of the Jews* [As lendas do povo judeu], p. 294.
2. STORR, *Solitude*, p. 22.
3. DAMÁSIO, p. 255.

CAPÍTULO 29 – O AMBIENTE FÍSICO E ESPIRITUAL: AUTOMATERNAGEM (II)

1. STORR, p. 25.
2. EPSTEIN, p. 110
3. WEIL, p. 7

CAPÍTULO 30 – MASCARANDO LÁGRIMAS E TRISTEZA: VÍCIOS E O CÉREBRO COM TDAH

1. KEARNEY, *Within the Wall of Denial*, p. 62.
2. "Os opioides têm um papel singular nos processos socioemocionais, de memória e de apego. Nas interações afetivas diretas, o rosto emocionalmente expressivo do objeto que está sendo memorizado, a mãe, conduz a alterações nos peptídeos opioides do cérebro em desenvolvimento da criança." (SCHORE, p. 145.)
3. SCHORE, p. 438.
4. HALLOWELL e RATEY, *Driven to Distraction* [*Tendência à distração*], p. 368.

CAPÍTULO 31 – EU NUNCA TINHA OLHADO AS ÁRVORES: O QUE OS REMÉDIOS PODEM FAZER E O QUE NÃO PODEM

1. *The Globe and Mail*, 27 de maio de 1998.
2. ARMSTRONG, *The Myth of the A.D.D. Child* [*O mito do TDAH infantil*], p. 48.
3. GREENSPAN, *The Growth of the Mind* [*A evolução da mente*], p. 204.
4. NULAND em matéria do *The New York Times*, 10 de maio de 1998.

CAPÍTULO 32 – O QUE SIGNIFICA DAR ATENÇÃO

1. GREENSPAN, *The Challenging Child*, p. 46.

CONHEÇA ALGUNS DESTAQUES DE NOSSO CATÁLOGO

- Augusto Cury: Você é insubstituível (2,8 milhões de livros vendidos), Nunca desista de seus sonhos (2,7 milhões de livros vendidos) e O médico da emoção
- Dale Carnegie: Como fazer amigos e influenciar pessoas (16 milhões de livros vendidos) e Como evitar preocupações e começar a viver
- Brené Brown: A coragem de ser imperfeito – Como aceitar a própria vulnerabilidade e vencer a vergonha (600 mil livros vendidos)
- T. Harv Eker: Os segredos da mente milionária (2 milhões de livros vendidos)
- Gustavo Cerbasi: Casais inteligentes enriquecem juntos (1,2 milhão de livros vendidos) e Como organizar sua vida financeira
- Greg McKeown: Essencialismo – A disciplinada busca por menos (400 mil livros vendidos) e Sem esforço – Torne mais fácil o que é mais importante
- Haemin Sunim: As coisas que você só vê quando desacelera (450 mil livros vendidos) e Amor pelas coisas imperfeitas
- Ana Claudia Quintana Arantes: A morte é um dia que vale a pena viver (400 mil livros vendidos) e Pra vida toda valer a pena viver
- Ichiro Kishimi e Fumitake Koga: A coragem de não agradar – Como se libertar da opinião dos outros (200 mil livros vendidos)
- Simon Sinek: Comece pelo porquê (200 mil livros vendidos) e O jogo infinito
- Robert B. Cialdini: As armas da persuasão (350 mil livros vendidos)
- Eckhart Tolle: O poder do agora (1,2 milhão de livros vendidos)
- Edith Eva Eger: A bailarina de Auschwitz (600 mil livros vendidos)
- Cristina Núñez Pereira e Rafael R. Valcárcel: Emocionário – Um guia lúdico para lidar com as emoções (800 mil livros vendidos)
- Nizan Guanaes e Arthur Guerra: Você aguenta ser feliz? – Como cuidar da saúde mental e física para ter qualidade de vida
- Suhas Kshirsagar: Mude seus horários, mude sua vida – Como usar o relógio biológico para perder peso, reduzir o estresse e ter mais saúde e energia

Para saber mais sobre os títulos e autores da Editora Sextante,
visite o nosso site e siga as nossas redes sociais.
Além de informações sobre os próximos lançamentos,
você terá acesso a conteúdos exclusivos
e poderá participar de promoções e sorteios.

sextante.com.br